DÉMONSTRATIONS CLINIQUES

DES

MALADIES CONGÉNIALES

ET ACQUISES

DE L'ŒIL HUMAIN ET DE SES ANNEXES.

Paris. — Imprimerie de J.-B. Gros, rue du Foin Saint-Jacques, 18.

DÉMONSTRATIONS

CLINIQUES

DES MALADIES CONGÉNIALES

ET ACQUISES

DE L'ŒIL HUMAIN ET DE SES ANNEXES.

Ouvrage composé de 55 planches in-folio, contenant 865 dessins gravés sur pierre et coloriés avec soin, et d'une explication détaillée des planches suivie des considérations sur l'anatomie pathologique des organes de la vision.

PAR DR FRÉDÉRIC AUGUSTE D'AMMON,

MÉDECIN ORDINAIRE DE S. M. LE ROI DE SAXE, ETC., ETC.

Traduit de l'allemand et publié

SOUS LA DIRECTION DE VICTOR-FÉLIX SZOKALSKI,

DOCTEUR EN MÉDECINE ET EN CHIRURGIE DE LA FACULTÉ DE PARIS, ETC., ETC.

Berlin, — CHEZ G. REIMER, — Wilhelmstrasse, 73.

Paris, — CHEZ A. FRANCK, — rue Richelieu, 69.

1846

EXPLICATION DES PLANCHES.

PRÉFACE DE L'AUTEUR.

En publiant ces démonstrations cliniques des maladies congéniales et acquises de l'œil humain et de ses annexes, nous nous proposons de combler une lacune, qui n'est pas moins sensible pour celui qui étudie l'ophthalmologie que pour celui qui l'enseigne.

La science possède un grand nombre d'ouvrages contenant de bonnes et fidèles images des maladies oculaires, mais c'est en vain que nous y cherchons un tableau systématique représentant leur forme extérieure à côté des documents anatomiques relatifs à leur siége et à leur nature. Pour remédier à ce besoin scientifique de notre époque, nous avons réuni dans un ensemble systématique un grand nombre de figures dessinées sous nos yeux d'après nature, et et nous y avons ajouté des explications en rapport avec le sujet.

Les matériaux que nous allons offrir à nos lecteurs forment une collection choisie des transformations morbides des tissus de l'œil; car nous avons jugé à propos, afin de ne pas nous étendre outre mesure, d'exclure de nos cadres les phénomènes pathologiques, éphémères et fugaces qui n'aboutissent à aucune altération anatomique. Quant à la classification de ces matériaux, nous avons adopté la marche suivie pour l'anatomie physiologique; cette marche nous ayant paru plus commode pour établir l'ordre au milieu de tant d'observations et de recherches détaillées. Ainsi, nous commençons dans notre exposition par les altérations de la conjonctive, et nous procédons d'après l'ordre anatomique à la démonstration des maladies des organes plus profonds de l'œil. Tout autre système conduirait infailliblement à la séparation artificielle des états morbides que l'on observe réunis, et à la réunion de ceux qui sont séparés dans la nature; tandis que la méthode que nous avons choisie fait de chaque planche un groupe à part pourvu d'une description qui constitue, dans le texte en regard, un chapitre séparé. — Nous espérons que cette méthode sera plus avantageuse que toute autre à ceux qui se serviront de notre ouvrage, et qu'elle répondra aussi bien aux besoins des élèves qu'à celui des professeurs. Puisse ce traité rectifier dans l'esprit des uns et des autres les fausses opinions sur la nature et la pathogénie de plusieurs états morbides de l'œil! — Puisse-t-il étouffer des hypothèses par la seule autorité de faits qu'il contient! En favorisant l'étude de l'ophthalmologie, peut-être deviendra-t-il, un jour, le centre autour duquel se grouperont les travaux futurs des savants.

Un traité des maladies de l'œil et de ses annexes, que nous nous proposons de publier dans peu de temps, nous fournira l'occasion d'éclaircir plusieurs faits renfermés dans cet ouvrage, et de porter un jugement sérieux sur leur valeur. — Nous recommandons d'avance ce traité, comme étant le commentaire de l'œuvre que nous soumettons aujourd'hui à la publicité : il pourra, s'il est bien reçu par le monde savant, se compléter de temps en temps par des cahiers supplémentaires.

A ces quelques mots ajoutons encore une notice sur l'histoire de cet ouvrage, car il a déjà son histoire. Il y a environ deux ans que j'en ai conçu la première idée. Médecin du grand établissement des aveugles à Dresde, ainsi que de la société de charité pour le traitement des maladies des yeux, placé à la tête d'une nombreuse clientèle oculistique, j'ai pu facilement m'entourer de matériaux nombreux pour réaliser mon projet. Je vois encore devant moi les premiers dessins faits d'après nature. — Comme ils répondirent mal à mon désir! Combien de difficultés n'a-t-il pas fallu surmonter depuis ce moment pour trouver des artistes, pour stimuler leur zèle à reproduire fidèlement la nature, pour développer leurs talents dans cette direction! etc., etc. — Je les ai trouvés enfin, je les ai formés conformément à mon but. Que M. *Maurice Kranz*, le brave artiste, et M. *Hettenhausser*, le peintre distingué, veuillent bien recevoir ici mes remercîments. — Mais aussi combien n'a-t-il pas fallu vaincre de difficultés et faire d'instances, pour déterminer les malades à se laisser dessiner par eux! — Combien de fois n'a-t-il pas été nécessaire de recourir à des subterfuges pour ne pas laisser échapper l'occasion favorable d'enrichir la science, surtout quand il a été urgent de modeler après la mort, ou de recourir à des autopsies! Quels soins et quelle exactitude ne fallait-il pas pour obtenir des images fidèles des préparations anatomiques que le moindre retard pouvait endommager, et que leur conservation dans l'esprit-de-vin aurait pu détériorer! Combien de temps a été nécessaire pour achever la collection et compléter tous les détails! quelle persévérance a-t-il fallu opposer aux difficultés! Certainement je n'aurais pas envie de recommencer un si pénible travail une deuxième fois.

Mais qu'est-il arrivé plus tard? — L'ouvrage était terminé, n'attendait plus que la dernière main pour être achevé; mais il n'y avait pas d'éditeur pour le livrer à la publicité. J'étais loin d'être aussi heureux que *Demours*, qui avait pu publier son précieux ouvrage aux frais du gouvernement. Plusieurs maisons bien connues en Allemagne ayant refusé leur concours dans une entreprise évidemment plus avantageuse à la science que lucrative pour le commerce, j'eus l'idée de m'adresser en Angleterre, lorsque, grâce à l'intervention amicale de M. *Dieffenbach* de Berlin, M. *Reimer* se chargea de la publication. Cet homme honorable, qui soutint me laborieux et pénibles efforts, entrepris dans l'intérêt de la science et de l'humanite, trouvera dans sa conscience la récompense de son désintéressement ; il a assuré à l'Allemagne la propriété d'un ouvrage qui certainement pourra soutenir sa réputation de patiente activité et la gloire de ses artistes.

Avant de terminer cette préface, il me reste encore un devoir à remplir, — c'est celui de la reconnaissance envers mes honorables collègues, les docteurs *Seiler*, *Choulant*, *Hedenus*, *Schrag*, *Kuhn*, *Frænzel*, *M. Jæger*, *Gescheidt*, *Meding*, *Arnold*, *Zeis*, *Schœn*, *de Rosas*, *Beyer*, *Warnatz*, *Guinther*, *Behr*, *Sœmmering* et *Martini*. — C'est à leur bienveillante sympathie que j'ai dû souvent l'occasion d'examiner des cas rares et de disséquer des yeux malades. Que M. le professeur *Ficher* de Prague veuille surtout recevoir mes sincères remercîments pour l'envoi d'une collection de cristallins cataractés qu'il avait extraits sur l'œil vivant.

Dresde, octobre 1837.

Le docteur D'AMMON.

PREFACE DU TRADUCTEUR.

Il y a à peine six ans que cet ouvrage a été publié, et il a déjà en grande partie accompli les prévisions de son auteur, en devenant le centre autour duquel se groupent les travaux ophthalmologiques de l'Allemagne actuelle.

La cause de ce rare succès s'explique par les grandes qualités qui distinguent cet excellent recueil, qualités fondées sur l'esprit d'observation débarrassé de toute idée préconçue.

Mais comment se fait-il qu'un tel travail ait pu réussir en Allemagne, dans ce pays de systèmes et d'hypothèses? — Comment concilier ce fait avec des doctrines qu'on propageait récemment chez nous sous le nom de doctrines allemandes, et qui ont soulevé une si juste opposition ? — Comment expliquer, enfin, que les partisans de ces doctrines aient pu, dans si peu de temps, se dégager de leurs anciens préjugés, et revenir dans la voie sévère des recherches et de l'observation ? — Nous aborderions franchement ces questions, s'il ne s'agissait que d'indiquer la place qu'occupe l'ouvrage de M. *Ammon* dans l'ophthalmologie allemande; mais pour le moment, ce qui nous importe le plus, c'est d'indiquer le rôle que cet ouvrage est appelé à jouer dans la science générale, et de faire connaître les motifs qui nous ont déterminé à entreprendre sa publication en France.

Pour nous expliquer à ce sujet, il nous suffirait de jeter un coup d'œil rapide sur l'esprit qui dirige actuellement l'ophthalmologie française; mais puisqu'il n'est pas possible de le saisir sans nous reporter vers son passé, nous sommes obligé d'entrer dans quelques développements historiques.

On sait que dans les premières époques de la médecine, on rattachait le nom des maladies plutôt à certains états fonctionnels de l'économie qu'aux organes qui la composent. — On parlait par exemple de céphalalgies, d'asthmes, de coliques, de vomissements, de diarrhées, de toux, etc., sans s'inquiéter sérieusement de l'état des organes où se produisent ces phénomènes; ce n'est que plus tard qu'on a tenté de localiser les maladies. C'est par les organes externes que ce rude travail a commencé, et ce n'est qu'à mesure que l'anatomie fit connaître les secrets de l'organisme qu'on a étendu cette localisation aux organes internes. La transparence de l'œil et sa position superficielle permirent d'y saisir chaque mouvement morbide, et c'est pour cela que la connaissance des maladies de cet organe a marché si rapidement qu'elle n'a pas tardé à dépasser celle des maladies des autres organes. Et cependant, si l'on jette un coup d'œil sur l'ophthalmologie ancienne jusqu'au temps de Demours et de Wentzel, on y trouve que les maladies sont toujours considérées d'une manière plus ou moins abstraite, qu'elles constituent des *entités* définies par certains groupes des symptômes le plus souvent indépendants de la matière organique. Ainsi dans l'histoire de la myopie, de la presbytie, de l'amaurose, du glaucome, des différentes ophthalmies réputées spécifiques, on ne voyait que des corps de symptômes, plus ou moins persistants, et se modifiant d'après certaines règles tirées de l'observation, mais on s'inquiétait fort peu de les rattacher aux bases matérielles. Il est évident qu'on n'avait pas encore été pénétré de cette vérité, qu'une maladie ne peut exister sans matière, et qu'elle ne diffère de la santé que par les conditions dans lesquelles s'exercent les fonctions organiques. C'est probablement faute de cette conviction que les travaux oculistiques de cette époque sont dépourvus la plupart de cette admirable harmonie qui existe aujourd'hui entre l'anatomie et la physiologie d'un côté, et l'étude des modifications morbides de l'autre; harmonie qui nous conduit d'un pas ferme vers la connaissance de la nature, et qui assure à nos efforts un bel avenir.

Tel était l'état de l'ophthalmologie jusqu'à l'époque à jamais mémorable où les travaux de *Bichat* et l'influence incontestable de *Broussais* ont agité le monde médical. Ne pouvant pas entrer ici dans le développement qui appartient à l'histoire générale de la science, nous remarquerons seulement que c'est à dater de cette époque que la médecine a dirigé ses recherches vers l'étude des altérations matérielles, et que l'anatomie pathologique a acquis cette prépondérance qui n'a pas tardé à jeter une vive lumière sur toutes les parties de la science.

On conçoit facilement qu'au moment où il a fallu reconstruire l'ancien édifice médical sur des bases neuves et solides, on n'a pas pu s'occuper d'ophthalmologie qui fut pendant longtemps abandonnée, et tomba entre les mains de quelques spécialistes étrangers au progrès de la science.

Mais un tel état de choses n'a pas pu durer longtemps. Aussitôt qu'on a été d'accord sur un nouveau principe scientifique, les élèves de *Boyer* et de *Dupuytren* s'emparèrent de l'ophthálmologie pour la mettre d'accord avec le reste de la science. Au lieu de suivre l'exemple des anciens qui cherchaient à expliquer les phénomènes morbides de l'œil à l'aide d'hypothèses, souvent même à l'aide de rêves spéculatifs; au lieu de les rattacher à des principes spécifiques inconnus, ils se sont proposé d'étudier la nature et de rechercher la cause matérielle des modifications organiques et fonctionnelles qui constituent les maladies. C'est alors qu'on s'appliqua aux dissections fines et à l'étude des tissus qui devaient servir de base aux déductions pathologiques. — Cette belle tendance promettait les plus beaux résultats, mais malheureusement elle a été troublée par l'invasion d'idées étrangères qu'on s'accorda à désigner sous le nom de *doctrines allemandes*, bien qu'il ne soit pas plus juste d'en accuser la nouvelle génération germanique, que de rendre l'école médicale actuelle de France responsable des idées de *Sauvage* et de *Pinel*.

Ces doctrines avaient surtout rapport aux inflammations de l'œil, et avaient pour but d'établir parmi nous leur spécificité, conformément aux croyances de l'ancienne école de Vienne. — Elles ont exercé une telle influence sur l'état de l'ophthalmologie en France, que nous ne pouvons nous dispenser d'indiquer ici leurs bases et leur portée.

Nous commencerons, à cet effet, par quelques considérations sur la structure de l'œil, car il nous serait difficile sans ce préliminaire d'éviter des répétitions nombreuses.

Tout le monde sait que l'œil est composé de plusieurs organes, dont chacun remplit une fonction à part. Ces organes, tels que la conjonctive, la cornée, l'iris, etc., sont à leur tour composés d'éléments nombreux disposés pour la plupart en couches, et présentant des différences anatomiques bien marquées. Cette disposition seule suffit pour nous faire apprécier la raison en vertu de laquelle l'inflammation d'une même partie de l'œil peut présenter des formes différentes.

Ainsi, parmi les kératites, il y en a dans lesquelles l'inflammation se concentre à la surface, d'autres dans lesquelles le parenchyme est le foyer de la phlegmasie, d'autres dans lesquelles la lame de *Demours* paraît particulièrement souffrir, d'autres où la cornée est également affectée dans toute son étendue, d'autres enfin où l'inflammation est partielle. On voit donc que l'inflammation, même circonscrite dans un seul organe, peut présenter des formes différentes, suivant que l'un ou l'autre élément de cet organe sera plus ou moins envahi par le travail morbide.

Ces formes ont été depuis des siècles observées avec une attention toute particulière; mais on n'avait pas, au sujet des éléments des organes de l'œil, certaines notions indispensables pour expliquer cette diversité, comme nous le faisons aujourd'hui. Cependant l'esprit de la science, jaloux de connaître la vérité, ne se contentait pas plus, à cette époque, de la contemplation pure et simple des faits qu'il ne s'en contente aujourd'hui; on a senti le besoin de résoudre ces problèmes et de les rattacher aux principes ayant cours dans la science. *Beer*, ce célèbre fondateur de l'école ophthalmologique allemande, élevé dans des principes de l'ancienne école de Vienne, fut le premier qui tenta cette difficile entreprise. — Croyant avoir remarqué que certaines formes pathologiques de l'œil correspondaient à certains états généraux de l'organisme, il a établi que ces formes ne sont que des effets de modifications particulières de ce qu'on désignait alors sous le nom de *dyscrasies*. — C'est de cette manière qu'on a vu naître les ophthalmies spécifiques auxquelles on donnait le nom d'arthritiques, de rhumatismales, de scrofuleuses, de syphilitiques, sans s'inquiéter de leur siége ni de leur essence.

Cette doctrine était appuyée d'un côté sur la réalité des différentes formes inflammatoires, et de l'autre sur un certain nombre de coïncidences, telles, par exemple, que les conjonctivités pustuleuses, avec des engorgements des glandes lymphatiques, l'état variqueux de l'œil avec des dépôts arthritiques dans les articulations. — Exposée par son auteur avec un talent remarquable et brillant, appuyée de tout le poids de son autorité, elle ouvrait un nouveau champ aux rêves et aux spéculations dans lesquels commençait alors à se perdre la médecine allemande; elle ne pouvait donc manquer d'être reçue avec enthousiasme et d'être convertie en matière de foi par ses nouveaux adeptes.

Non contents des doctrines du maître, les élèves tombèrent dans des exagérations les plus extraordinaires, et à chaque instant on a vu naître de nouvelles ophthalmies, des abdominales, des menstruelles, des puerpérales, des hémorrhoïdales, des herpétiques, des psoriques, des hystériques, etc. Le *quelquefois* du maître fut converti en *toujours*, de sorte qu'il suffisait de reconnaître telle ou telle forme d'inflammation dans la cornée ou dans l'iris, pour déclarer que l'organisme était atteint de telle ou telle ophthalmie.

Nous serions entraîné trop loin, si nous voulions nous engager ici dans l'appréciation même superficielle de toutes ces subtilités; il nous importe, cependant, beaucoup de faire connaître ce que l'ancienne école de Vienne comprenait sous le nom de *dyscrasies*. C'étaient, selon elle, diverses modifications générales dans le mélange des liquides et des solides de l'économie, d'où non-seulement naissaient les diathèses particulières, mais qui pouvaient elles-mêmes se constituer à l'état de maladies, et fournir différents ensembles de phénomènes morbides. Ces phénomènes n'étaient cependant nullement indispensables, car cet être énigmatique et insaisissable, qui constituait l'essence de la maladie, pouvait rester caché dans le corps, et c'est à ce point, qu'on ne reconnaissait leur existence que par telle ou telle modification dans la marche d'une maladie, par tel ou tel aspect d'un ulcère, par telle ou telle forme d'éruption cutanée, etc., etc.

C'est à ces états généraux qu'on a rattaché les formes diverses des ophthalmies; si l'on en demandait des preuves, on obtenait pour toute réponse, que l'observation de tel ou tel auteur en a suffisamment démontré la vérité, et si l'on se donnait la peine d'interroger les travaux de cet auteur, on n'y trouvait la plupart du temps que des théories, au lieu de faits et d'observations.

Tel était l'état de l'ophthalmologie en Allemagne, jusqu'à l'époque où la direction anatomique, dont nous avons parlé plus haut, commença à se faire sentir dans les travaux des médecins français. — Dès ce moment, l'école de Vienne éprouva de grandes modifications. — Cernée de toutes parts par l'esprit du temps, prévoyant qu'elle ne pourrait échapper aux coups de ses adversaires, elle a tenté de se moderniser, pour ainsi dire, et de se rapprocher de leur opinion.

C'est M. *Walther* de Munich qui a entrepris cette restauration, et il a obtenu un tel succès que pendant quelque temps au moins on criait merveille. Ayant remarqué que les hypothèses sur les mélanges anormaux de la matière organique n'en imposaient plus à personne, il s'imagina de rattacher les dogmes de ses prédécesseurs aux résultats des immortels travaux de *Bichat*. C'est de cette manière qu'il a fait des scrofules une maladie du système lymphatique, du rhumatisme une maladie du système fibreux, de l'arthritisme une maladie des systèmes fibreux et séreux. Entre cette doctrine et le système d'ophthalmies spécifiques, il n'y avait qu'un pas. — Les organes de l'œil, nous dit M. *Walther*, contiennent dans leur structure des éléments appartenant à différents tissus, ils doivent donc participer à l'état général de ces tissus, d'où il résulte qu'il y aura des maladies particulières produites par le rhumatisme, d'autres par les scrofules, d'autres par la syphilis, d'autres par l'arthritisme, etc.

C'est avec de pareilles idées et hypothèses qu'on est venu, il y a une quinzaine d'années en France, entraver la marche de l'ophthalmologie qui commençait à peine à se développer sur les bases anatomo-pathologiques. Il faut avouer qu'on a réussi au point de faire croire aux hommes superficiels que cette doctrine était établie sur des preuves irrévocables, qu'on ne pourrait contester sans se rendre ridicule. L'étonnement que cette nouveauté éveilla par la prétendue infaillibilité de nos diagnostiques, qui d'un seul coup d'œil prétendait juger sans réplique non-seulement de l'état de l'organe malade, mais de toutes les conditions individuelles présentes, futures et passées; cet étonnement, dis-je, n'a pas tardé à procurer aux prôneurs de cette doctrine une certaine popularité, surtout parmi les amateurs du merveilleux et les partisans des anciennes traditions. Mais il est difficile, à l'époque où nous vivons, de s'opposer à ce bon sens pratique et à cet esprit d'observation nette et claire qui préside aux recherches scientifiques. Les partisans de ces nouvelles doctrines ont bientôt été accablés par le poids du progrès, car on n'a pas tardé à soulever une discussion sérieuse, dans laquelle on a vu disparaître une à une toutes leurs belles théories. Si l'on a suivi toutes les phases de la controverse à laquelle nous assistons depuis tant d'années, on a dû remarquer que les déclarations et les assurances des apôtres de la nouvelle doctrine devenaient de moins en moins bruyantes; et il est presque certain qu'ils battraient volontiers en retraite, s'ils n'avaient pas derrière eux brûlé leurs vaisseaux, en protestant sans cesse de l'infaillibilité de leur doctrine et de la solidité de leur expérience.

Voici quel est aujourd'hui l'état de l'ophthalmologie en France. — Il y a deux écoles et deux doctrines, une moderne, s'appuyant sur *Bichat* et ses élèves, qui marche avec l'esprit du temps à la recherche de la vérité; l'autre, chancelante et décrépite, qui s'empare des vieilles observations au profit d'idées préconçues, et ne nous donne pas d'autre garantie que cet éternel adage : « *Croyez, car c'est l'observation qui l'a démontré.* »

Mais laissons ces ridicules prétentions à l'infaillibilité, et occupons-nous de l'esprit qui préside aux travaux ophthalmologiques de l'Allemagne actuelle. — Poursuivant avec attention toutes les phases de la grande révolution médicale de France, l'Allemagne a pu remarquer sans peine qu'elle ne pourrait plus se dispenser de modifier les bases de ses doctrines, et elle a cédé à cette impérieuse nécessité, sans bruit, sans discussions orageuses. — L'influence des anciens systèmes se trouvant affaiblie, elle s'en est écartée peu à peu, tout en leur conservant le respect qu'on doit au passé; chose vraiment remarquable! il ne s'est pas rencontré une voix sérieuse pour défendre les anciens autels; il paraît que la génération, qui s'en allait, sentait bien que son rôle était fini; elle a préféré une retraite honorable à des discussions bruyantes, qui ne pouvaient que compromettre sa dignité.

L'école, qui succédait, a bien compris que pour déchiffrer l'état morbide de l'organisme, il fallait débuter par des études sérieuses sur l'état normal du corps; c'est pour cela qu'elle a commencé sa grande besogne par l'anatomie et la physiologie; les travaux de *Purkinje*, de *Burdach*, de *Müller*, de *Valentin*, de *Weber*, de *Bichof*, de *Tidemann*, de *Libich*, de *Henlé*, etc., qu'on connaît bien en France, grâce aux efforts de M. *Jourdan*, voilà les plus heureux fruits de cette belle direction. — On conçoit que l'anatomie pathologique, fondée sur des bases pareilles, n'a pu manquer d'acquérir une nouvelle valeur. Le développement que cette belle science a pris nouvellement à Vienne, entre les mains de M. *Rokitanski*, assure à la nouvelle école allemande un brillant avenir qui s'est déjà réalisé en partie par les travaux de M. *Skoda*.

Il ne s'agit plus actuellement en Allemagne d'expliquer les maladies par certaines idées plus ou moins plausibles, de les placer dans des cadres systématiques préparés d'avance, il s'agit de connaître leur valeur à force de comparer l'état morbide avec l'état sain. Le temps des rêves et des spéculations *à priori* est entièrement passé, et on ne reconnaît de valeur aujourd'hui qu'aux faits et aux déductions scrupuleuses. — S'il arrive encore quelquefois de rencontrer des abstractions et des idées spéculatives dans la presse médicale allemande, il faut bien se garder de les prendre pour l'expression de l'esprit qui préside aujourd'hui aux travaux de la nouvelle génération médicale.

Au milieu de cette tendance générale, l'ophthalmologie a joué un rôle digne d'envie, on pourrait même dire hardiment qu'elle s'est placée en première ligne dans le nouveau mouvement médical.

Grâce aux avantages que l'œil présente à l'observateur, il a fourni de nombreux matériaux à l'anatomie et à la physiologie des tissus, et ses transformations morbides, qu'on a plus étudiées en Allemagne que dans tout autre pays, nous paraissent destinées à jeter une grande lumière sur les transformations morbides des autres organes. On conçoit facilement qu'en suivant cette tendance, les opinions ophthalmologiques n'aient pas pu conserver le caractère que leur avait assigné l'ancienne école de Vienne. Il se forma une nouvelle école à Dresde, sous les auspices de M. *d'Ammon*, et c'est elle qui dirige aujourd'hui toutes les recherches ophthalmologiques d'Allemagne. Les grands travaux qu'elle a exécutés, suivant l'exemple de son savant fondateur, l'ont déjà placée, malgré la courte durée de son existence, à la tête du mouvement ophthalmologique de l'Europe. Il est à espérer que l'ouvrage que nous présentons ici à la France scientifique fera mieux connaître la tendance et les mérites de cette nouvelle école que ne le feraient de longues descriptions et de pompeux éloges.

La nouvelle école allemande reconnaît la différence des ophthalmies, mais elle ne s'avise plus de l'attribuer à des causes scrofuleuses, arthritiques, rhumatismales et d'autres virus spécifiques; elle explique leur existence par la diversité des tissus qui entrent dans la composition des différents organes de l'œil. — Mais au moment où elle se renferme dans les limites de la localisation, elle ne perd pas de vue le rapport des formes pathologiques de l'œil avec les maladies d'autres parties du corps. — Elle étudie, elle recherche, elle n'avance pas d'hypothèses, mais elle ne néglige pas non plus d'examiner s'il n'y a pas quelque chose de réel dans les anciennes doctrines. — Elle ne se croira sûre de son triomphe que lorsqu'elle en aura fini avec la recherche de la vérité; c'est en cela qu'elle diffère de l'école de *Beer*, que le temps a forcée à la retraite, au moment où elle se croyait encore en pouvoir de dicter des lois.

Si nous jetons maintenant un coup d'œil comparatif sur l'ophthalmologie d'Allemagne et sur celle de la France, nous remarquons que, dans l'état actuel, leur tendance est à peu près la même, et qu'on pourrait dire, et non sans raison, qu'il ne faut que s'entendre pour s'unir et tendre également vers le progrès.—La France, fidèle à l'esprit d'observation, a toujours marché d'un pas ferme à la conquête de la vérité; l'Allemagne, égarée par les prétentions philosophiques de l'ancienne école de Vienne, a racheté suffisamment cet égarement par des travaux consciencieux, qui lui ont fait la place honorable qu'elle occupe aujourd'hui.

Mais d'où vient ce retour rapide sur la seule voie qui assure de l'avenir? — D'où vient que l'ophthalmologie allemande, enchaînée dans les sophismes et les hypothèses, est parvenue en si peu de temps non-seulement à briser ses liens, mais encore à se placer à la tête des sciences médicales? — La réponse n'est pas difficile, c'est qu'en Allemagne on ne connaît pas ce parasite scientifique, qu'on appelle chez nous la *spécialité*. Dans ce pays, tous les travaux d'esprit s'enchaînent et se lient dans une seule unité intellectuelle qui domine tout, et répand partout sa vive lumière. Les progrès d'une science excitent la marche d'une autre, de sorte qu'il est impossible aux spécialistes de renfermer leur petit domaine dans les limites infranchissables qui les privent du libre accès de la lumière, et qu'on ose cependant vanter quelquefois sous le vain prétexte de l'utilité publique.

Je sais bien qu'en touchant à ce point je blesse la susceptibilité des partisans du spécialisme ; mais peut-on parler aujourd'hui d'ophthalmologie sans toucher à cette corde continuellement tendue, qui résonne au bruit de toutes les discussions? Le spécialisme dans l'ophthalmologie a son mérite, mais il a aussi de grands défauts; il a le mérite sous le point de vue de l'art, il a des défauts si l'on s'applique à la science. — J'admets qu'un oculiste de profession cautérise mieux les granulations conjonctivales, qu'il opère mieux une cataracte, qu'il sache mieux modifier une telle ou telle formule qu'il a reçue en héritage de ses maîtres, ou, en un mot, qu'il a plus de routine qu'un autre dans l'exercice matériel de son état; mais on ne lui demandera pas de faire avancer la science, car cette demande dépasse évidemment ses forces. — En effet, comment pourrait-on demander qu'un homme, qui s'enferme dans une spécialité, puisse se placer à une hauteur convenable pour apprécier ses besoins, qu'il puisse faire tourner à son profit le progrès de l'art qu'il ignore et qu'il néglige, et qu'il puisse apprécier ses propres observations au point de vue de la science générale qui l'intéresse à peine? — L'homme médiocre, placé dans cette position, devient un homme de routine; l'homme de génie devient rêveur et faiseur de systèmes, qu'il construit avec les débris des différentes doctrines oubliées depuis longtemps, et qu'il présente ensuite comme chef-d'œuvre de logique et d'observation; quant à la science, son sort est déplorable, elle végète, puis elle s'épuise, et enfin elle s'efface.

Voilà l'avenir que le spécialisme prépare à l'ophthalmologie française. — Heureusement que les fautes, si graves qu'elles soient, ne sont jamais irréparables dans un pays où l'empire de l'opinion appartient aux classes éclairées. Grâce à Dieu, il est encore temps de sauver l'ophthalmologie du danger qui la menace, et les efforts généreux que la chirurgie française fait tous les jours pour reconquérir ses droits nous donnent une garantie certaine que le temps n'est pas éloigné où nous verrons cette belle science occuper la place qui lui appartient de droit.

S'il en est ainsi, l'ouvrage que nous offrons aux ophthalmologistes français, et qui résume en lui les recherches consciencieuses et patientes dont la nouvelle école allemande a enrichi la science, pourra exercer parmi nous une grande influence sur l'état actuel de l'oculistique. Nous ne doutons pas que les services qu'il est appelé à rendre ne justifient la réputation qu'il a acquise au delà du Rhin, et que son importation en France ne nous fasse bientôt oublier les égarements amenés par l'invasion de l'école de *Beer*.

C'est dans cette intention que nous avions projeté depuis quelques années déjà la traduction de ce traité, mais nous avons en vain poursuivi plusieurs éditeurs de nos instances, aucun d'eux ne voulait se charger d'une entreprise aussi onéreuse, et qui ne promettait de profit qu'à la science. Nous étions sur le point d'abandonner notre projet, lorsque M. *Reimer* de Berlin, cédant à notre désir, nous déclara être prêt à faire un nouveau sacrifice pour une publication qui a déjà fait connaître au monde son rare désintéressement.

Les démonstrations cliniques des maladies de l'œil humain sont divisées en trois parties, dont la première contient les maladies du globe, la deuxième celles de ses annexes, et la troisième les vices congéniaux de l'œil, des paupières et des voies lacrymales. Cette dernière, qu'on peut citer comme un véritable chef-d'œuvre d'observation clinique éclaircie par des recherches physiologiques, traite un sujet qui n'a jamais été convenablement étudié en France; elle ne manquera certainement pas d'attirer l'attention des ophthalmologistes français.

Ces trois parties ont paru séparément en Allemagne, elles contiennent par conséquent trois cahiers distincts, dont chacun est pourvu d'un texte explicatif ayant le même format que les planches. Cet arrangement nous a paru peu commode, ainsi nous avons réuni les explications des trois parties dans un seul volume, auquel nous avons ajouté un atlas composé de 55 planches divisées en trois séries, ayant chacune son numérotage à part. Trois tables des matières de l'auteur ont été aussi remplacées par une seule, qui rend les recherches beaucoup plus commodes et plus faciles.

Telles sont des modifications peu importantes, au fond, que nous avons fait subir à l'ouvrage de M. *Ammon*. Quant à la traduction du texte explicatif, nous avons, dans l'intérêt de cette édition, fait tous nos efforts pour conserver scrupuleusement la pensée de l'auteur, sans nous attacher à ses expressions.

Nous ne terminerons pas cette préface sans prier notre honorable confrère, M. le docteur *Compérat*, d'accepter nos remercîments pour la révision scrupuleuse de notre traduction, travail pénible et assidu pour lequel nous lui serons toujours reconnaissant.

Paris, ce 3 février 1845.

VICTOR SZOKALSKI, D.-M.-P

TABLE ALPHABÉTIQUE

DES MATIÈRES

Contenues dans les planches des trois parties de cet ouvrage.

TABLE DES MATIÈRES.

(Les chiffres romains indiquent les planches et les chiffres arabes indiquent les figures.)

PREMIÈRE PARTIE.

MALADIES ACQUISES DE L'ŒIL HUMAIN.

DEUXIÈME PARTIE.

MALADIES DES PAUPIÈRES, DE L'ORBITE ET DES VOIES LACRYMALES.

TROISIEME PARTIE.

MALADIES CONGÉNIALES DE L'ŒIL ET DE SES ANNEXES.

FIN DE LA TABLE DES MATIÈRES.

PREMIÈRE PARTIE.

MALADIES DU GLOBE OCULAIRE.

EXPLICATION DES PLANCHES.

PLANCHE I, 1re. PARTIE.

Altérations des conjonctives palpébrale et oculaire.

Nous avons voulu démontrer, par une série de figures contenues dans cette planche, la manière dont plusieurs maladies de la conjonctive oculaire surviennent à la suite des affections de la muqueuse palpébrale et surtout des blennorrhagies de cette muqueuse. Nous avons choisi, comme représentant de ces dernières, la conjonctive de nouveau-nés (fig. 2-5), car elle attire très-promptement dans sa sphère morbide non-seulement la conjonctive du globe, mais aussi la cornée, l'iris et le cristallin; elle pourra donc nous servir, à cause de cette particularité, de terme transitoire entre les maladies des paupières et les maladies du globe. Cette planche représente, en outre, la manière dont la conjonctive devient malade lorsqu'elle prend part aux affections internes de l'œil (fig. 7-10). Elle fait voir enfin plusieurs altérations anatomiques communes et bien connues de la muqueuse oculaire.

Fig. 1. Blépharoblennorrhée commençante des nouveau-nés. — On y aperçoit, près du bord tarsal, une série de vaisseaux injectés se prolongeant sur le globe de l'œil; la paupière supérieure est légèrement œdémateuse et la cornée est un peu troublée, à cause de la sécrétion activée de la conjonctive.

Fig. 3. La même maladie à un plus haut degré. — La rougeur de la conjonctive palpébrale est un peu plus prononcée, et l'œdème de la paupière supérieure plus considérable. La sécrétion séreuse commence à faire place à la sécrétion du mucus puriforme, et on voit déjà quelques flocons jaunâtres sur la conjonctive oculaire, qui commence à son tour à devenir rouge.

Fig. 4. L'aspect que la conjonctive de la paupière supérieure offre dans nu degré encore plus avancé de la maladie.

Fig. 2. L'aspect de la maladie à son plus haut degré d'intensité. — Les paupières supérieures des deux yeux recouvrent en grande partie les paupières inférieures. Elles sont distendues par du mucus puriforme ramassé derrière elles. Ce mucus s'écoule en grande quantité de la fente palpébrale et y forme des croûtes par sa dessiccation.

Fig. 5. Représente la même période de la maladie, mais avec un caractère d'acuité moindre.

Fig. 6. Lorsqu'on soulève la paupière supérieure à cette époque de la maladie, elle se renverse facilement; la conjonctive enflammée sort alors par la fente palpébrale sous la forme d'un pli qui se laisse difficilement effacer. La fig. 7 représente un ectropion de l'espèce, qu'on pourrait nommer inflammatoire. On y voit aussi à droite un point lacrymal boursoufflé, et plus loin une tumeur lacrymale qui prouve que l'inflammation peut se propager de la conjonctive palpébrale au sac lacrymal.

Fig. 7. Affection inflammatoire de la conjonctive oculaire consécutive à l'inflammation de l'iris et de l'intérieur du globe. Le pus occupe le bas de la chambre antérieure (hypopyon) jusqu'au niveau du bord pupillaire. La conjonctive, gonflée et enflammée, forme autour de la cornée un bourrelet qui, du reste, ne présente aucune trace de désorganisation analogue à celle qu'on remarque dans la fig. 10. Ce gonflement dépend du relâchement de la conjonctive et d'une exsudation séro-sanguinolente dans les mailles de son tissu.

Fig. 8-9. Représentent des blépharoblennorrhées séro-purulentes. Cette maladie ressemble à l'ophthalmie des nouveau-nés. Elle a aussi une tendance à produire des ectropions inflammatoires qui présentent des degrés différents.

La fig. 9 démontre le plus faible degré, et la fig. 8, le degré le plus fort.

Fig. 10. Altération de la conjonctive consécutive au phlegmon oculaire. — Cette membrane est ici affectée dans toute son épaisseur et dans toute son étendue, depuis la cornée jusqu'au bord libre des paupières. En bas elle est tellement gonflée par l'exsudation séreuse entre ses lamelles, qu'elle sort de la fente palpébrale et se place à cheval sur le bord de la paupière inférieure;—lorsque l'œil est fermé, elle forme un bourrelet entre les deux paupières.— Examinée au microscope, elle fait voir, au milieu d'un parenchyme gorgé de sang, de gros troncs vasculaires se ramifiant en innombrables branches capillaires. — Dans les cellules du parenchyme on aperçoit çà et là de petits dépôts de sérum, du liquide sanguinolent et du pus. Ces dépôts disparaissent facilement pendant la guérison; mais ils laissent après eux une grande tendance aux dégénérescences de la conjonctive.

Fig. 11. Inflammation chronique de la conjonctive scléroticale et cornéale, sans boursoufflement de son tissu.—Maladie rare. On y voit une grande quantité de vaisseaux se ramifiant dans la moitié supérieure de la cornée.

Fig. 12. Ptérygion membraneux supérieur.— Sa base se trouve derrière la paupière supérieure; son sommet, qui est sur la cornée, n'a pas encore atteint le centre de cette membrane: —il paraît tronqué.—Sur le ptérygion on aperçoit une grande quantité de vaisseaux injectés droits, dont le volume va en diminuant de la base de cette production morbide à son sommet. La conjonctive est fanée et relâchée. —Cet état de la muqueuse oculaire est indiquée par les auteurs comme prédisposant au ptérygion.

Fig. 13. Ptérygion membraneux interne à l'état de transition du ptérygion mince au ptérygion charnu. — Son sommet commence à se former au centre de la cornée. Ses injections vasculaires sont plus nombreuses et plus grosses que dans le cas précédent.

Fig. 14. Ptérygion supérieur épais, sarcomateux.—Sa jonction avec la conjonctive palpébrale est rendue très-visible par le soulèvement de la paupière supérieure; depuis cet endroit, l'excroissance affecte la forme d'un tendon qui se dirige vers la cornée, où elle se termine sur deux points séparés et distincts. Ce ptérygion adhérait tellement à la sclérotique, qu'il a été impossible de passer un stylet fin entre lui et cette membrane.

Fig. 15. Pannus à un haut degré. — Les conjonctives palpébrale et oculaire sont également dégénérées, ce qui nous explique l'opacité de la cornée, opacité qui s'oppose à l'examen de l'intérieur de l'œil. — Cette métamorphose de la conjonctive a déjà réagi sur les bulbes des cils, qui paraissent amincis, rabougris et déviés de leur direction normale. — Le bord libre de la paupière supérieure est renversé et dirigé du côté du globe en forme d'ectropion.

Fig. 16. On voit dans cet œil, qui a un aspect terne, que la conjonctive oculaire dégénérée se prolonge sur la cornée et prive cette membrane de sa transparence et de sa fraîcheur normales; elle semble recouverte d'une couche de graisse où l'on remarque plusieurs vaisseaux sanguins disséminés.—On peut considérer cet état comme commencement de xérophthalmie. (Comparer fig. 18-23.)

Fig. 17. OEdème de la conjonctive, produit par un épanchement de sérosité entre la sclérotique et la conjonctive, et dans les mailles de cette dernière. La conjonctive soulevée par cet épanchement forme autour de la cornée un bourrelet considérable. Plusieurs gros vaisseaux provenant des parties profondes de l'orbite se ramifient dans la conjonctive.

Fig. 18. Xérosis de la conjonctive cornéale survenue à la suite d'ophthalmies souvent réitérées. — La conjonctive se montre ici à l'état de dessiccation commençante, qui est beaucoup plus avancé sur la cornée que sur la sclérotique.—En effet, la conjonctive de la sclérotique paraît plus blanche et plus épaisse; elle est parsemée d'une grande quantité de vaisseaux tortueux, dont plusieurs dépassent les limites de la cornée. Sur cette dernière la conjonctive, qui est plus sèche, présente dans plusieurs endroits des plaques opaques d'un aspect particulier, séparées par des intervalles plus transparents dans lesquels la conjonctive est évidemment moins épaissie et à travers lesquels on distingue une partie de la pupille. La vue, quoique très-imparfaite, peut cependant encore avoir lieu. — La maladie représentée ici persiste depuis plusieurs années déjà, sans faire de progrès.

Fig. 20. Xérosis total de la conjonctive à un faible degré. — On y voit une rougeur en haut, à l'endroit où le bord de la paupière supérieure, recourbée en arrière, dirige ses cils contre le globe de l'œil; puis, autour du cercle cornéal, la conjonctive forme un bourrelet dont le bord interne présente un aspect dentelé. — Sur la surface de la cornée cette membrane n'est pas très-épaisse, et on distingue assez bien à travers sa substance l'iris et la pupille. — On n'observe pas encore ici les plis de la conjonctive qui caractérisent le xérosis plus développé. (Voyez fig. 19-21.)

Fig. 19. Xérosis conjonctival à un haut degré, sans désorganisation du globe. — Ici la conjonctive n'est pas seulement devenue plus épaisse, terne et comme saupoudrée, mais elle forme en outre des replis valvulaires qui recouvrent la cornée à chaque mouvement de l'œil dans l'orbite. — Les paupières sont détournées de leur direction normale, et leurs bords présentent un développement excessif de leurs cils (pilesis). A travers la cornée on distingue à peine la chambre antérieure. Du côté des paupières; la conjonctive est un peu rougie.

Fig. 21. Xerosis total de la conjonctive à un haut degré; — atrophie de l'œil. — La conjonctive est d'une couleur sale, épaisse, ratatinée, — présente des plis qui se dirigent, du milieu de l'œil atrophié, en haut et en bas vers les paupières. — Dans le voisinage des paupières, se ramifient dans la conjonctive altérée plusieurs vaisseaux variqueux. — Au milieu du globe on voit un point jaune formé par un petit dépôt de matière graisseuse. — Les cils ne présentent aucune déviation et les paupières participent très-peu à la maladie.

Fig. 22. Dessin microscopique de la face antérieure d'une portion de la conjonctive xérotique.

Fig. 23. Une portion de la conjonctive oculaire excisée à l'endroit où cette membrane se recourbe sur la paupière. Elle présente un aspect qui rappelle la structure de l'épiderme. — Il n'y a rien qui indique le développement des poils.

Fig. 24. Dessin microscopique de la face postérieure du même morceau, où l'on voit, au milieu, une masse rouge, granuleuse, qui s'est formée entre la conjonctive et la sclérotique. — Sur les bords on distingue la section de la conjonctive épaissie.

PLANCHE II, 1re PARTIE.

Altérations pathologiques de la conjonctive des paupières et de celle du globe.

Cette planche contient une série de transformations organiques de la conjonctive scléroticale et cornéale. — Plusieurs préparations représentées ici ont trait aux maladies des paupières, dont l'exposition systématique aura lieu dans la deuxième partie de cet ouvrage.

Fig. 1. Altération de la conjonctive oculaire, surtout de la conjonctive cornéale, telle qu'on l'observe souvent dans le courant des ophthalmies blennorrhagiques. Cette figure représente l'œil d'un nouveau-né qui fut affecté de cette ophthalmie et qui mourut à la suite de convulsions dans la deuxième semaine après le début de sa maladie. — L'œil est dessiné à la loupe: on y voit la conjonctive cornéale circulairement coupée, rouge, épaisse et un peu opaque. La transparence de cette membrane est considérablement diminuée, ce qui fait paraître l'iris moins nette et la pupille un peu irrégulière.

Fig. 2. Inflammation chronique de la conjonctive oculaire chez un enfant qui a été affecté pendant plusieurs mois d'un blépharospasme. L'œil est dessiné au microscope. On y voit une couronne particulière formée par une multitude de vaisseaux injectés, s'irradiant autour de la cornée à l'endroit où la conjonctive s'attache à la sclérotique au moyen d'un cercle de tissu cellulaire épais que M. Ammon appelle *anneau conjonctival.* Trois vaisseaux considérables dépassent cet anneau et se dirigent vers le centre de la cornée; ils se trouvent au milieu de la substance de la conjonctive cornéale, où ils sont entourés d'un épanchement blanchâtre. Les épanchements disposés de cette manière sont très-rares; on les observe beaucoup plus souvent à l'extrémité des vaisseaux que dans toute leur surface comme, par exemple, dans la fig. 9 et 10. La conjonctive dans toute son étendue, est ici plus épaix que dans l'état normal.

Fig. 3. Dessin microscopique de la conjonctive de la paupière d'un enfant qui a été affecté d'une blépharoblennorrhée. La conjonctive palpébrale et surtout un repli présentent l'état des granulations commençantes.

Fig. 4. La partie supérieure de cette figure représente, à un faible grossissement, la conjonctive à l'état granuleux. On y voit une couche rougeâtre recouverte d'une autre couche verdâtre qui y forme des plaques entre lesquelles on distingue plusieurs ramifications vasculaires. — La partie inférieure de la figure représente, au même grossissement, la conjonctive de la paupière inférieure de l'œil de la fig. 2. — Outre l'état particulier des cils, on trouve encore ici dans le tissu conjonctival une multitude de petites ecchymoses. Nous parlerons longuement de cet état dans la deuxième partie de cet ouvrage.

Fig. 5. La cornée, placée sur une surface noire et vue par sa face postérieure.—Les lames antérieures de cette membrane sont détruites par une ulcération centrale, et les lames postérieures correspondantes à cette ulcération sont devenues opaques.

Fig. 6. Ulcération des lames antérieures de la cornée vue de face. — Tout autour d'elle, la cornée est opaque.

Fig. 7. Ulcération de la cornée vue de côté.— La perte de substance est ici très-considérable et le globe est menacé de perforation. Il arrive souvent dans des cas de ce genre que les couches postérieures de la cornée poussées par le fluide aqueux deviennent saillantes dans le fond de l'ulcération et constituent ce que plusieurs ophthalmologistes appellent *kératocèle.*

Fig. 8. La même ulcération de la cornée vue au microscope —On y aperçoit sur un fond blanc des taches verdâtres du pus; deux vaisseaux se croisent au fond de cette ulcération; leur présence prouve que la nature fait des efforts pour en opérer la cicatrisation.

Fig. 9. OEil affecté d'une conjonctivite scrophuleuse, représenté de face. — La moitié du pourtour cornéal est occupée par une couronne vasculaire dont plusieurs rameaux passent sur la cornée et y donnent naissance à des épanchements considérables de lymphe plastique.

Fig. 10. La même maladie ; mais il y a ici plusieurs épanchements correspondants aux extrémités des vaisseaux. Ces épanchements sont plus petits que dans le cas précédent. — Ils présentent des formes variées: les uns sont ronds, d'autres sont anguleux; ces derniers sont constitués par une matière plus consistante que ceux qui sont représentés dans la fig. 9, ce qu'on reconnaît d'après la différence de leur couleur. — Cette matière tient le milieu entre le pus et la lymphe plastique: — il y a des cas où elle ressemble à la matière tuberculeuse.

Fig. 11. Ptérygion sur un œil qui a été conservé pendant longtemps dans l'esprit-de-vin. La cornée est un peu déprimée; le ptérygion est un peu ratatiné; sa base adhère au repli de la conjonctive et à la caroncule lacrymale qu'on voit au bas de la figure.

Fig. 12. Ulcération de la cornée, représentée comme dans la fig. 5. — Elle ne diffère de cette dernière que par l'opacité qui l'entoure. (Lisez l'explication de la fig. 5.)

Fig. 13-14-15. Représentent les dépôts mélanotiques dans la conjonctive et la cornée d'un chien.

Fig. 15. La cornée, opaque, est recouverte d'une conjonctive dont un segment dégénéré ressemble, quant à sa forme, au ptérygion. — Il est épaissi, proéminent, et sa couleur noirâtre trahit sa nature mélanotique. — La conjonctive scléroticale, jaune verdâtre, est beaucoup plus épaisse qu'à l'ordinaire.

Fig. 13. La surface postérieure du même œil. —On y voit des dépôts de la matière mélanotique.

Fig. 14. La section transversale d'une portion de cet œil. — On y voit l'épaississement considérable de la cornée.

Fig. 16-17. Ces figures représentent l'œil d'un chien ayant du sang épanché dans la chambre antérieure.

Fig. 16. La cornée et la partie antérieure de la sclérotique ayant été excitées, l'iris est mis à nu. Il présente une coloration rouge différemment nuancée sur toute son étendue: en effet, elle est beaucoup plus claire au bord pupillaire de cette membrane qu'à son bord ciliaire, où elle se présente sous forme de plaques d'un rouge sombre. En outre, on voit en bas un opacité blanchâtre qui paraît descendre du bord pupillaire. La capsule cristalline qu'on distingue à travers la pupille irrégulière est d'un rouge très-prononcé.

Fig. 17. La cornée et la sclérotique de cet œil vues du dedans. — On y voit une grande quantité de sang épanché et formant un coagulum considérable.

Fig. 18. Représente l'hémisphère antérieur de l'œil humain, dont la cornée contient dans sa substance un épanchement puriforme considérable, appréciable surtout au milieu. — A côté de cet épanchement on distingue une exsudation plastique qui obscurcit la cornée. — Cet état donne souvent lieu à la dégénérescence leucomateuse.

Fig. 19. Section longitudinale d'un œil dont la cornée fut détruite par une métastase de la rougeole chez un enfant cachectique à un très-haut degré. La cornée a entièrement disparu, comme si elle eût été enlevée avec un couteau ; on n'en voit qu'un mince rebord à sa jonction avec la sclérotique sans aucune trace d'ulcération. — L'iris est aussi détruit au point qu'on le reconnaît à peine par quelques lambeaux diffus que la figure représente fidèlement. La rétine a été trouvée dans cet œil à l'état normal; elle fut excisée pour faire voir la choroïde, dont le pigment est ramolli et beaucoup moins foncé que dans l'état de santé.

PLANCHE III, 1re PARTIE.

Maladies de la cornée.

On trouve ici une série de transformations du tissu cornéal résultant de l'inflammations de cette membrane. Leur diversité mérite à un haut degré l'attention de l'observateur.

Fig. 1-3. Ces trois premières figures représentent trois genres différents de la *kératite*. Les yeux sont dessinés à la loupe, pour qu'on puisse apprécier les modifications morbides de la chambre antérieure.

Fig. 1. OEil gauche affecté d'une kératite chez une fille de seize ans. — La sclérotique est enflammée, ce qu'on reconnaît à la couronne vasculaire qui existe autour de la cornée, et surtout à sa coloration particulière. — Les branches vasculaires qui forment cette couronne aboutissent au *cercle ciliaire;* la cornée, ayant perdu sa transparence, ressemble à un verre dépoli ou recouvert de vapeur d'eau. — L'iris est un peu décoloré, bleu-verdâtre à son grand cercle; — sa couleur devient plus claire près de son bord pupillaire. — La pupille paraît un peu déformée: on voit aussi, sur la surface antérieure de l'iris et la surface postérieure, de la cornée des vaisseaux de nouvelle formation se dirigeant, sous forme de rayons imparfaits, du cercle ciliaire vers l'axe de l'œil.

Fig. 2. L'inflammation de la cornée est ici moins forte, la rougeur de la sclérotique est moins prononcée et l'iris moins affecté. — La cornée est plus opaque que dans le cas précédent.

Fig. 3. Kératite scrophuleuse à sa période de déclin, accompagnée de l'inflammation de la couche antérieure de l'iris. — La sclérotique est affectée, ainsi que la conjonctive, et surtout celle de la cornée, où l'on distingue en bas des injections nombreuses, telles qu'on en rencontre ordinairement dans les inflammations de la membrane de Demours. — Sur la surface postérieure de la cornée on aperçoit plusieurs exsudations plastiques, de forme arrondie vis-à-vis le centre de la pupille, et de forme irrégulière un peu au-dessous de cette ouverture. Le bord de la cornée est bleuâtre en haut et en dedans. L'iris a conservé sa couleur normale, mais on y voit plusieurs injections qui se glissent entre le bord de la cornée et le ligament ciliaire, se ramifient sur sa surface antérieure, s'amincissent peu à peu à mesure qu'ils s'approchent du bord pupillaire et se recourbent ensuite vers l'*uvée*. — La pupille est anguleuse.

Fig. 4. Epanchement purulent dans la totalité du parenchyme cornéal, à l'exception d'une petite portion en haut qui conserve encore sa transparence (V. pl. II, fig. 18.)

Fig. 5. A la suite de kératite, sclérotite et iritis rhumatismales sur un individu scrophuleux, sont survenues les transformations suivantes des tissus: dans le parenchyme cornéal on remarque deux exsudations sanguines, une en bas, semi-lunaire, siégeant près du bord de la cornée, l'autre plus haut, d'une forme arrondie; le reste de la cornée est obscurci par une exsudation purulente; cependant on distingue encore à travers cette membrane une partie de l'iris et de la pupille. L'opacité de la cornée est disséminée et forme des plaques irrégulières et mal circonscrites.

Fig. 6. Un autre cas semblable, avec cette différence que l'opacité occupe à peu près la moitié inférieure de la cornée, et qu'elle dépend d'un épanchement purulent dont la forme circonscrite s'explique facilement par la pesanteur même du liquide épanché qui a pris sa source en face de la pupille.

Fig. 7. Ulcération cornéale centrale, à la suite d'une inflammation rhumatismale chez un individu scrophuleux. Elle est par moitié remplie d'une matière plastique. (V. pl. II, fig. 6,7,8.)

Fig. 8. Exsudation plastique et purulente formant des plaques circulaires entre les lames de la cornée et surtout au centre de cette membrane. — La substance cornéale est ramollie et plus épaisse qu'à l'état normal, ce qu'on voit mieux dans les pl. IV, fig. 5, où l'état pareil est représenté et est rendu plus appréciable par la section transversale de la cornée. —L'altération de cette membrane lui donne un aspect particulier. — L'état de la conjonctive cornéale mérite ici une attention particulière : elle présente plusieurs troncs vasculaires se ramifiant dans des directions différentes.

Fig. 9. A la suite d'un épanchement interlamellaire analogue à celui de la pl. II, fig. 18, il s'est formé ici une tache opaque avec épaississement considérable de la substance cornéale. On peut voir ce dernier cas dans la fig. 12, où la cornée est représentée de profil. — L'opacité présente ici différents degrés d'intensité; le plus fort est en bas de la cornée, où l'on remarque aussi plusieurs injections vasculaires. Au milieu de cette opacité on aperçoit une tache noirâtre qui ne dépend nullement de la procidence de l'iris, comme on pourrait le croire au premier coup-d'œil, mais bien d'un dépôt de pigment noir. En l'examinant à la loupe, on distingue l'état granuleux de ce pigment. L'inspection latérale du globe démontrait qu'il n'y avait pas même dans ce cas de *synéchie* antérieure.

Fig. 10. Opacité très-prononcée de la cornée résultant d'une exsudation plastique entre ses lamelles, compliquée de l'épaississement de cette membrane. — La pupille n'est pas entièrement masquée.

Fig. 11. Opacité bleuâtre annulaire sur la cornée, tout près de sa jonction avec la sclérotique. En outre, au milieu de cette membrane, on aperçoit une tache bleuâtre masquant la pupille, qui est formée de plusieurs couches d'épaisseur et d'opacité différentes; cette tache est le résultat d'une ulcération cicatrisée. Quant à l'opacité annulaire, elle résulte de l'état inflammatoire dn bord sclérotical qui touche au *ligament ciliaire* et à la cornée. A la suite de cet état inflammatoire il est survenu une exsudation plastique dans les mailles du bord cornéal; l'anneau ciliaire a disparu, et l'iris, poussé en avant, a rétréci considérablement la chambre antérieure. La figure suivante, qui représente cet œil vu de profil, laisse voir plus distinctement ce rétrécissement.

Fig. 12. Même œil représenté de côté. La cornée, très-aplatie, est pourvue d'une tache centrale; l'iris est appliqué contre la cornée. — Cet état est diamétralement opposé à celui qui est représenté dans la figure suivante.

Fig. 13-21. Ces figures représentent le staphylome transparent de la cornée (hyperkératosis).

Fig. 13. Staphylome pellucide de la cornée peu développé, compliqué d'une cataracte centrale et d'amaurose, ce qu'on trouve assez souvent dans des cas semblables, surtout lorsqu'ils sont congénitaux. — Le sommet du staphylome correspond ici au centre de la pupille.

Fig. 14. OEil affecté de staphylome pellucide à un haut degré, représenté de profil. — La cornée forme une pyramide dont le sommet commence à devenir opaque.

Fig. 15. OEil droit du même individu pourvu de la même anomalie, mais à un plus faible degré que dans la figure précédente (1).

Fig. 16. Staphylome pellucide de la cornée représenté au moment où l'œil était tourné en bas. — La conicité est très-prononcée et le sommet est opaque.

Fig. 17. OEil de la figure 13 représenté encore une fois ici, mais dans la direction en bas.

(1) Nous devons ces dessins à la bonté du docteur Martini de Leubus en Silésie.

Fig. 18. Végétation de la cornée survenue à la suite d'une kératite chronique, représentée de profil. — Contrairement aux cas précédents, la cornée est ici proéminente dans sa totalité et forme une tumeur globuleuse; tout en conservant sa transparence, elle est également distendue sur tous les points.

Fig. 19. Le même état morbide, seulement la cornée est un peu opaque.

Fig. 20. Staphylome transparent inférieur. —Le sommet de la pyramide n'est pas placé au centre de la cornée, mais plus bas.

Fig. 21. Conicité de la cornée survenue à la suite de l'ophthalmie scrophuleuse, accompagnée de *blépharo-spasme*. Cette anomalie se fait ici d'autant plus remarquer, que l'œil est excisé de l'orbite et soigneusement dénué de la graisse qui l'entourait. — Sur le sommet du cône on aperçoit une légère opacité ; plus bas et à droite on trouve quelques lambeaux de la conjonctive, qu'on a laissés exprès dans cette préparation pour faire voir que cette membrane a été enflammée.

Fig. 22. Hydropisie de la chambre antérieure de l'œil d'un garçon scrophuleux âgé de douze ans. — Cette anomalie doit son origine à l'inflammation survenue à la suite d'un coup de couteau dont on voit encore des traces au milieu de l'œil près de la pupille. La cornée est également distendue sur tous les points de sa surface. La rétine a perdu sa sensibilité.

Fig. 23. Le même œil dessiné quelques mois plus tard. — Son volume est considérablement augmenté. La sclérotique et la cornée forment un corps bleuâtre. La cornée, toujours très-grande, est circonscrite par un large anneau de couleur claire ; elle est très-vasculaire, et à son milieu on distingue une exsudation siégeant dans la chambre antérieure.

Fig. 24. Une portion de la cornée qui a été excisée dans le but de provoquer l'atrophie de l'œil représenté au n° 23. Au moment de l'opération il s'était écoulé de l'œil une grande quantité de liquide transparent dans lequel il n'y avait pas de trace du cristallin. — La portion excisée est représentée ici par sa surface interne ; elle est très-mince, un peu plus épaisse à l'endroit qui correspond à la sclérotique qu'à celui qui correspond à la cornée. La finesse de cette partie se fait remarquer par des plis nombreux. L'opération a eu pour résultat un collapsus du globe oculaire.

PLANCHE IV, FIG. 1-25.

Maladies de la cornée et de la sclérotique.

Cette planche contient surtout les maladies de la cornée et de la sclérotique occasionnées par des influences traumatiques.

Fig. 1. Synéchie antérieure provenant d'une procidence de l'iris à travers une petite ulcération de la cornée. — Cette ulcération se cicatrisa plus tard, et on ne voit actuellement qu'une adhérence de l'iris à la cicatrice et un déplacement de l'iris vers cet endroit.

Fig. 2. Un autre œil présentant la même anomalie, mais avec cette différence que l'iris, faisant hernie à travers la cornée ulcérée, se trouve mis à nu dans une grande étendue. Cette petite tumeur herniaire a quelque ressemblance avec une tête de mouche, ce qui lui a valu le nom particulier de *myocéphalon*. Toute la surface de cette portion d'iris hernié et son pourtour s'étaient recouverts d'une couche blanchâtre résultant d'une exsudation plastique.

Fig. 3. Dégénérescence fongeuse de l'iris et de la cornée survenue à la suite d'une procidence étendue de l'iris.—Cet œil s'atrophia plus tard et présenta alors beaucoup de ressemblance avec celui de la fig. 25.

Fig. 4. Synéchie antérieure totale avec leucome. Le pourtour entier de la pupille est accolé à la cornée, devenue opaque à son centre.—Cet état est survenu à la suite d'une ulcération fistuleuse centrale de la cornée, par laquelle la chambre antérieure s'est vidée. L'iris, mis en contact immédiat avec la cornée, contracta avec elle des adhérences solides; en même temps, la perte de la substance cornéale était remplacée par un tissu inodulaire qui constitua la tache leucomateuse.

Fig. 6. Représente un œil de lapin dans lequel l'iris a été mis à nu par une large incision pratiquée dans la cornée. — Le dessin fait voir que cette membrane est ramollie, et par cela même changée dans son aspect. Au fond de la plaie on remarque l'iris recouvert d'une couche épaisse de lymphe plastique.

Fig. 5. Fait voir une coupe de la cornée gonflée et ramollie du même œil. On y reconnaît bien la structure lamellaire. La surface interne et la surface externe de la cornée sont revêtues d'une couche blanchâtre; l'intervalle qui les sépare est occupé par un espace de couleur foncée parsemé d'une grande quantité de petites stries noirâtres résultant d'un épanchement de lymphe plastique dans les mailles de la cornée.

Fig. 7-8. Aspect intérieur de deux cornées de lapin; elles présentent plusieurs cicatrices provenant de lésions traumatiques.—Ces figures démontrent le procédé dont se sert la nature pour opérer la guérison des plaies de la cornée.

Fig. 7 (Celle de dessus). Fait voir une cicatrice qui va obliquement vers le centre de la cornée; elle est épaisse, opaque, et d'un aspect particulier, à cause de l'exsudation plastique qui l'entoure. — A l'endroit de la plaie on voit un dépôt linéaire d'une matière noire qui ne dépend nullement du pigment noir de la choroïde. A gauche, la membrane de Demours forme une quantité de plis concentriques à la cicatrice; la cornée est blanc bleuâtre et un peu épaissie par une exsudation séreuse dans son parenchyme.

Fig. 8 (Celle de dessous). Ressemble à la précédente.—La cicatrice a lieu ici plus près du centre de la cornée; elle est large, opaque, blanche, formée par un tissu très-serré et parsemé de points noirs qui n'ont rien de commun avec le pigment choroïdal. Autour de la cicatrice il y a des plis, mais la cornée est moins opaque que dans la figure précédente.

Fig. 9. La surface interne d'un morceau de la cornée affectée, d'un staphylome commençant, vu à la loupe.—Outre l'adhérence de l'iris à la cornée, on y voit la coloration bleuâtre de cette membrane, dont la substance est un peu ramollie par une exsudation séreuse.

Fig. 10. Lésion traumatique de l'iris chez une vieille femme qui a eu la sclérotique traversée par un fragment d'os très-pointu. — La plaie met à nu une grande partie du corps vitré et de la choroïde; tout autour d'elle la conjonctive forme un bourrelet d'un rouge très-vif. La pupille est tiraillée vers la plaie, quoique l'iris n'ait éprouvé aucune lésion. Ce dessin a été fait dans la troisième semaine après l'accident; il atteste que la réaction inflammatoire n'a pas été très-forte. Cet œil a guéri parfaitement. La plaie se boucha par un prolapsus choroïdal qui s'est recouvert ensuite d'une membrane blanchâtre. La pupille est restée difforme, mais la vue n'a nullement souffert.

Fig. 11. Un œil staphylomateux sur lequel M. Ammon excisa une partie de la sclérotique dans le but d'y établir une pupille artificielle. Ce dessin a été fait le lendemain de l'opération.— A gauche de la cornée opaque on voit à la sclérotique une plaie triangulaire qui présente entre ses lèvres un lambeau de la choroïde. La conjonctive est enflammée autour de la plaie. La portion de cette membrane qui fut destinée à recouvrir la pupille artificielle s'est rétractée et forme un bourrelet.

Fig. 12. Représente le même œil douze jours après l'opération. — La plaie de la sclérotique s'est rapetissée et l'état phlogistique de la conjonctive est sensiblement diminué. Tout autour de la procidence choroïdale s'est formée une exsudation plastique.

Fig. 13. Plaie de la sclérotique avec perte de substance, faite à titre d'essai pour établir une pupille artificielle dans la sclérotique d'un œil staphylomateux. — Le dessin a été fait dans la sixième journée qui a suivi l'opération, et on voit déjà que la plaie a commencé à cette époque à se rapetisser. Elle est devenue ovalaire, ses bords se rapprochent, et la conjonctive est enflammée et ecchymosée.

Fig. 14. Représente cet œil six jours plus tard, où l'on voit à peine une petite cicatrice linéaire à l'endroit de la pupille artificielle.

Fig. 15. Un œil entièrement cicatrisé après l'opération infructueuse de la pupille artificielle dans la sclérotique. — A droite et en haut, où la paupière paraît un peu soulevée, on aperçoit une marque bleuâtre qui indique l'endroit où l'établissement d'une pupille artificielle a été tenté. Cet œil fut dessiné à peu près un an après l'opération.

Fig. 16. L'œil gauche d'un garçon dans le même état que celui de la figure précédente. — On y voit au milieu un petit bouton entouré d'un cercle rouge : c'est le rudiment de la cornée. — Plus haut, à droite, on voit un petit enfoncement semi-lunaire: c'est l'endroit où la perte de substance de la sclérotique s'est cicatrisée. Cet œil s'atrophia plus tard.

Fig. 17. Un œil sur lequel on a enlevé le staphylome cornéal, représenté dans la sixième journée après l'opération.—La sclérotique et la conjonctive sont enflammées, et d'une couleur particulièrement foncée. On aperçoit dans la conjonctive un réseau vasculaire qui s'étend jusqu'à la plaie, dont les bords, irrégulièrement tranchés dans la substance dégénérée de la cornée, présentent des taches rouges qui sont en rapport avec l'exsudation blanchâtre filiforme qui recouvre le milieu de la grande plaie cornéale. Cette plaie est, outre cela, remplie par une couche plastique transparente qui remplace en quelque sorte la cornée, mais qui devient de plus en plus opaque à mesure qu'elle avance dans son organisation.

Fig. 18. Cicatrice de l'œil après l'excision du staphylome cornéal.—La conjonctive et la sclérotique sont encore rouges; au milieu du globe il se formait, par le rapprochement des bords de la plaie, une cicatrice linéaire qui présentait quelques traces de la matière pigmenteuse noire.

Fig. 19. Rudiment de la sclérotique trouvé au milieu d'un cancer de l'œil. — Il constitue un anneau irrégulièrement dentelé d'un brun foncé.

Fig. 20. Hydropisie de l'œil, avec amincissement et extension de la sclérotique. — La conjonctive est injectée, et elle contient un petit dépôt de graisse qu'on appelle *pinguecula.* L'œil est très-saillant; il présente un aspect mat et inanimé. L'iris, d'un bleu grisâtre, présente une pupille très-irrégulière. (Voyez pl. VII, fig. 8, 9, 10, 11, qui représentent l'anatomie de cet œil.)

Fig. 21. Staphylome annulaire de la sclérotique vu en face et en haut. —La sclérotique est bosselée, d'un bleu foncé; on y distingue une grande quantité de vaisseaux variqueux. (Voyez pl. VII, fig. 5-6, pour l'anatomie de cet œil.)

Fig. 22-23. Représentent deux yeux dont chacun est pourvu d'une excroissance particulière de la sclérotique.—L'excroissance de l'œil gauche est située du côté de l'angle interne, et celle de l'œil droit, au contraire, a son siège dans l'angle externe (fig. 22). Elles sont jaunes, saillantes, formant relief sur la sclérotique, et ne sont nullement douloureuses. Au premier coup-d'œil elles ressemblent aux ptérygions, ayant leurs bases tournées vers la cornée; mais elles diffèrent beaucoup de ces derniers par la nature de leur tissu. Elles donnent facilement lieu à des dégénérescences carcinomateuses, surtout si on les traite par des caustiques. (Comparez pl. XXI, fig. 12, 13, 14, 15, où, à la suite du pareil procédé, sont survenus des fongus de l'œil.)

Fig. 24-25. Atrophies particulières des globes de l'œil.

Fig. 24. Représente un œil très-rapetissé. La conjonctive oculaire est pâle et presque blanche; la cornée, ovalaire et très-petite, fait voir à travers son tissu une masse blanche verdâtre ressemblant à un iris sans pupille. L'autre œil du même individu présentait la même altération. Dans l'intérieur de tous les deux il y avait des concrétions calcaires que nous verrons représentées dans la pl. XVIII, fig. 12, 13, 14.

Fig. 25. OEil d'un autre individu présentant l'état analogue à celui de la fig. 24. — Le globe est ici encore plus rapetissé (V. pl. XVIII). La cornée est ovalaire, mais transparente; derrière elle on trouve une masse jaunâtre qui ressemble à une cataracte. Le corps bleu qui remplace ici l'iris, et qui provient probablement de l'altération de cette membrane, contient des exsudations jaunâtres.

—Pour mieux comprendre l'explication des figures 11, 12, 13, 14, 15 et 16, consultez l'ouvrage de M. Ammon : Die Sclerocto mic oder die Pupillenbilduing in der Sclerotica nach eigenen Erfahrnngen nud. Operationsversuchen an staphylomatoes en Augen Lebeuder.— Dresden, 1831. — Et le Recueil intitulé : Zeitschrift für die Ophtalmologie von Fr. Aug. von Ammon, J. 1. p. 183. — 227.

PLANCHE V, 1re PARTIE.

Maladies de la cornée. — Staphylomes de la cornée.

Cette planche représente une série d'yeux affectés de staphylomes de la cornée. On voit ici ces altérations dans leur début, dans leur développement entier et à l'état de transformation en staphylomes partiels ou généraux de la sclérotique.—Nous représenterons en outre dans cette planche les yeux sur lesquels on a enlevé les staphylomes au moyen d'une opération, et nous les ferons voir immédiatement après cette opération et à différentes périodes de la guérison.

Fig. 1. OEil droit dont les couches postérieures de la cornée sont détruites par la suppuration.—Cette membrane est aplatie et présente de nombreuses taches grisâtres qui s'expliquent par l'accumulation du pus plus grande dans certainsen droits que dans d'autres. — La sclérotique est très-rouge ; la conjonctive, au contraire, ne présente pas de trace d'inflammation.

Fig. 2-3. Deux yeux d'un enfant affecté d'une ophthalmie de nouveau-nés, dessinés après la mort. — Les paupières ont été fendues et leurs lambeaux mis de côté, afin qu'on puisse voir en même temps et leur surface interne et la totalité des globes.

Fig. 2. OEil droit. La conjonctive palpébrale se trouve à l'état granuleux, qui est remarquable surtout à l'endroit des replis conjonctivaux. — Le globe est représenté au moment où le cristallin ayant quitté sa place sort par une crevasse qui se formait dans la partie inférieure de la cornée. A cause de ce déplacement le globe a pris la forme longitudinale.

Fig. 3. OEil gauche. La conjonctive palpébrale présente aussi des granulations. — La cornée est rendue opaque par un épanchement purulent dans sa substance ; elle est détruite au milieu et il n'en reste à l'état transparent qu'une petite portion semi-lunaire correspondant à l'angle interne de l'œil, quoiqu'on y voie une petite exsudation noirâtre en bas et une autre en dedans.

Fig. 4. Petit staphylome de la cornée vu de face. — La cornée n'est que très peu bombée; elle est blanchâtre en bas. — Au milieu il se trouve un petit rond qui indique le sommet du staphylome et qui constitue en même temps le noyau de la dégénérescence staphylomateuse.

Fig. 5. Grand staphylome cornéal de l'œil gauche vu de face. — La cornée est entièrement opaque; dans son milieu on voit le sommet du staphylome d'un blanc, très-prononcé, qui s'incline un peu en bas et en dedans (Staphylome cornéal conique.)

Fig. 6. Autre staphylome pareil , mais plus grand, son sommet est un peu rouge et tellement prononcé que les paupières ne peuvent plus se fermer. — La conjonctive et la sclérotique présentent une pâleur remarquable.

Fig. 7. Grand staphytome de l'œil droit représenté de profil (staphylome cornéal sphérique.)

Fig. 8. Autre staphylome pareil représenté dans la même position.

Fig. 9. Grand staphylome sphérique de l'œil droit d'un enfant, développé à la suite de l'ophthalmie des nouveau-nés.—Il est tellement proéminent, que les paupières ne peuvent plus le recouvrir. La croissance excessive des sourcils mérite d'être mentionnée ici; on pourrait l'attribuer peut-être à l'état spasmodique du muscle frontal et du muscle surcilier. A cause de cet état spasmodique qui est en rapport intime avec la contraction habituelle des paupières chez les personnes devenues aveugles dans leur enfance, la figure de ces malheureux acquiert une expression sérieuse, pensive, solennelle, je dirai même homérique. Dans des staphylomes de ce genre la cornée est ordinairement très-mince (Voyez pl. VI, fig. 7.

Fig. 10. Staphylome pyramidal de l'œi gauche d'une jeune fille de treize ans.—Sur son sommet on voit une petite ulcération qui y existait déjà depuis plusieurs années sans aucun changement. Ce sommet est blanc, lardacé ; le reste de la cornée est bleuâtre (pl. VI, fig. 10).

Fig. 11. Staphylome conique de la cornée, occasionné par l'ophthalmie des nouveau-nés dan l'œil d'un enfant (pl. VI, fig. 11).

Fig. 12-13. Ces deux figures représentent le procédé dont se sert la nature pour guérir les plaies résultant de l'ablation des staphylomes.

Fig. 13. Œil représenté dans la fig. 11 peu de temps après l'ablation du staphylome. — La plaie présente un espace noir au milieu duquel on distingue un endroit plus clair. — L'incision a intéressé seulement la dégénérescence sans se prolonger sur le reste du globe.

Fig. 12. Le même œil dessiné plus tard. — L'espace noir est couvert d'une couche plastique blanche : il paraît rond. — Plusieurs vaisseaux rampent jusqu'à la surface antérieure de la cornée pour y épancher la matière plastique.

Fig. 14. Un autre œil dessiné vingt heures après l'opération. On y voit la plaie large, béante, entourée de bords blancs. — Le corps vitré paraît dans le fond, et la sclérotique est un peu enflammée.

Fig. 15. Le même œil, trois jours après l'opération ; — L'état inflammatoire est augmenté, plusieurs gros vaisseaux venant du pli de la conjonctive rampent jusqu'au bord de la plaie qui est déjà un peu rapetissée. — Ces bords un peu arrondis font voir de petits coagulums sanguins donnant naissance à une couche plastique, transparente au début, mais devenant opaque et blanche plus tard. Cette membrane, qui remplace pendant quelque temps la cornée, disparaît peu à peu par résorption, ce qui produit un collapsus de l'œil tel que nous le voyons dans la fig. suivante.

Fig. 16. Démontre un œil cicatrisé après l'ablation d'un staphylome.

Fig. 17. L'œil d'un garçon affecté d'un staphylome du corps ciliaire. Il est représenté de telle manière qu'on y voit la partie inférieure du bord cornéal et la portion voisine de la sclérotique amincie et bleuâtre. La conjonctive de la paupière inférieure est rouge.

Fig. 18. L'œil droit d'une vieille femme d'*Erlangen*, observé par M. le professeur *Jaeger*. Cet œil présente un staphylome total de la sclérotique avec un amincissement considérable de cette membrane. En haut on observe une bosselure sphérique qui se forme par la pression excentrique des humeurs de l'œil contre la sclérotique. Du reste, cette membrane est tellement confondue avec la cornée qu'il serait difficile de discerner le tissu de l'une de celui de l'autre.

Fig. 19. Staphylome du corps ciliaire total (*Staphyloma racemosum totale*) dans l'œil droit d'un jeune homme.

Fig. 20. Autre staphylome de ce genre représenté de profil, chez un garçon.

Ces deux dernières figures ont été déjà publiées dans la dissertation de M. Rosenmüller, *De staphylomate scleroticae, nec non de melanosi et cataracta nigra*. Erlangen, 1830, in-4°, *cum tabulis*, fig. 2-3. — Elles ont été communiquées à l'auteur de cette dissertation par M. Ammon.

PLANCHE VI, 1re PARTIE.

Staphylomes de la cornée.

Cette planche contient l'anatomie pathologique du staphylome cornéal. — La série de préparations qu'elle représente pourra étendre quelque lumière sur la nature du staphylome, sur la place qu'il doit occuper dans la famille des altérations morbides des tissus et sur l'influence qu'il exerce sur la nutrition de l'organe oculaire.

Fig. 1. Portion de la base du cerveau d'un individu affecté d'un staphylome total des deux yeux. — L'œil droit, dont le staphylome est peu développé, ne présente, d'ailleurs, aucune anomalie. — De l'œil gauche il ne reste ici que l'hémisphère postérieur, la moitié antérieure étant représentée à part dans la fig. 3. — On voit dans ce segment postérieur une portion de la rétine normale, avec la tache jaune de Sœmmering; mais cette tache est dépourvue de son trou central. — Les nerfs optiques sont plus minces qu'à l'état normal, aussi bien avant qu'après leur entrecroisement.

Fig. 2. L'intérieur de l'œil droit de la figure 1.

Le globe est divisé en quatre lambeaux par deux sections longitudinales se croisant au centre de la cornée. — Le corps vitré et le cristallin de cet œil étaient à l'état normal, seulement sur la capsule antérieure, à l'endroit situé tout près de l'iris, qui est accolé à la cornée, on remarquait une exsudation plastique, large comme un petit pois et rendant la capsule non-seulement opaque mais encore plus épaisse. — La rétine et sa tache jaune ne présentaient aucune anomalie; seulement les ramifications de l'artère centrale s'avançaient davantage qu'à l'ordinaire vers la chambre antérieure. La section de la cornée prouve que cette membrane était un peu épaissie. — L'iris est totalement accolé à la cornée. — Sur le sommet du staphylome on remarque un petit tubercule : c'est la production pathologique particulière du staphylome.

Fig. 3. L'hémisphère antérieur de l'œil gauche de la fig. 1. — On y voit la rétine épaissie s'avançant sur les procès ciliaires et sur l'uvée, et recouvrant presque en entier ces organes, qui sont très-altérés dans leur structure, mais qu'on peut, du reste, encore assez bien distinguer à travers la rétine dégénérée, et surtout à cet endroit où elle se termine par deux languettes particulières. Le corps vitré était dans cet œil entièrement transparent; le cristallin était normal, à l'exception de sa capsule antérieure, qui était opaque et épaissie.

Fig. 4. Aspect intérieur d'un staphylome enlevé par l'opération. — La coupe de cette dégénérescence démontre que la cornée altérée dans sa structure n'est pas partout également épaissie. — Au milieu on voit un petit tubercule rond, blanc, et tout autour de lui une masse noire qui devient rougeâtre en bas.

Fig. 5. Autre staphylome retranché, vu de dedans. — On y voit la même inégalité dans l'épaisseur et le même tubercule blanc entouré de la substance noire que dans la fig. précédente.

Fig. 6. Le tubercule mentionné plus haut, siégeant sur la surface interne de la cornée, où il fait une saillie. — Il est entouré de pigment noir. — La cornée est entièrement blanche.

Fig. 8. Présente le même sujet.

Fig. 7. Les surfaces internes de deux fragments de la cornée staphylomateuse, enlevée par l'opération. La substance cornéale est blanche et un peu plus épaisse. La surface interne est recouverte d'une couche brunâtre au milieu de laquelle on distingue des parcelles, tantôt blanches, tantôt noires, d'une matière étrangère.

Fig. 9. Dessin microscopique d'une cornée staphylomateuse enlevée par l'opération. — On y trouve un développement considérable de vascularités au milieu d'un pigment étendu en nappes et des taches blanches irrégulièrement disséminées.

Fig. 13. Le même morceau représenté au plus fort grossissement. — On n'y distingue plus de vaisseaux, mais toute la surface staphylomateuse est rouge, parsemée çà et là de taches de matière noire sur lesquelles on distingue, surtout en bas, des épanchements plastiques de couleur blanche.

Fig. 10. Morceau de cornée staphylomateuse représenté à la loupe fortement grossissante. — La masse staphylomateuse a l'aspect lardacé. La coupe de la substance dégénérée présente des vascularités d'une formation nouvelle et de petits dépôts de matière pigmenteuse. — C'est de cette manière que la substance de la cornée est altérée dans les staphylomes.

Fig. 11. Une coupe d'un staphylome dessiné au microscope plus grossissant encore. — On y voit plusieurs couches : en haut la conjonctive cornéale et la couche externe du staphylome; puis vient une autre couche qui contient une quantité de stries noires au milieu de la substance lamellaire ramollie; ensuite on voit une couche blanche assez mince, et enfin une autre couche rouge contenant des taches noires. Cette dernière forme la surface postérieure du staphylome.

Fig. 12. Aspect intérieur d'un œil divisé en deux hémisphères par une section longitudinale. — Le corps vitré et le système cristallin étaient à l'état normal, sauf une légère opacité de la capsule antérieure. On voit ici que la partie postérieure de l'œil, qui contient la rétine en lambeaux, ne présente aucune anomalie. Les altérations pathologiques ne commencent qu'à l'endroit des procès ciliaires. — L'iris est attaché dans toute son étendue à la surface postérieure de la cornée; il est en même temps très-altéré dans sa structure. — L'uvée est masquée par une couche plastique, — La cornée est conique et sa coupe démontre que son épaisseur n'est pas partout la même. Dans cette coupe à droite on distingue une petite exsudation sanguine.

PLANCHE VII, 1re PARTIE.

Maladies de la cornée et de la sclérotique.

Cette planche contient, comme la précédente, l'anatomie pathologique du staphylome, de la cornée et de la sclérotique. — Elle contient, en premier lieu, des préparations qui nous permettront d'apprécier la part que prend l'iris dans le développement des staphylomes ; en second lieu elle représente une série de staphylomes de la sclérotique. On sera à même d'apprécier, d'après cette dernière, quelle est l'influence du staphylome sclérotical sur les autres organes de l'œil tels que la choroïde, la rétine, le corps vitré, le cristallin, etc., etc.

Fig. 1. Représente l'hémisphère antérieur de l'œil, affecté d'un staphylome cornéal, vu de l'intérieur du globe. — On aperçoit une partie de la choroïde dont la couleur est un peu plus claire que dans l'état habituel. — Dans le voisinage des procès ciliaires cette membrane forme un anneau blanc, dépourvu de pigment, à cause de son adhérence à la cornée, qui s'en est éloignée. Les procès ciliaires sont un peu amincis. — L'uvée est détachée du ligament ciliaire dans plusieurs parties de son pourtour inférieurement, et forme par cela plusieurs pupilles artificielles remplaçant la pupille naturelle qui n'existe plus. — Parmi ces pupilles il y en a une triangulaire un peu plus grande que les autres ; elle est divisée en plusieurs compartiments par des filaments plastiques. — Le cristallin repose sur l'uvée; il est transparent et enveloppé dans la capsule entièrement normale. L'iris est fortement accolé à la surface postérieure de la cornée.

Fig. 2. Staphylome de l'autre œil vu dans la même position que le précédent. La face interne de la choroïde est très-pâle, les procès ciliaires ont presque disparu. L'uvée est séparée d'eux dans une étendue considérable, et la grande pupille artificielle qui en résulte est divisée comme celle de la fig. précédente en plusieurs parties des filaments plastiques. L'iris est accolé à la cornée et on distingue sur sa surface postérieure à gauche une petite tache blanche et à côté d'elle, à droite, un petit tubercule de la même couleur, siégeant sur la surface postérieure de la cornée. — C'est le noyau du staphylome tel que nous l'avons déjà vu pl. VI, fig. 4,5,6,8.

Fig. 3. Représente l'état analogue à celui de la fig. première. Dans cette figure le cristallin, resté en place, ne présente aucune anomalie. —La choroïde est aussi décolorée, et il s'est également formé des ouvertures artificielles dans l'iris, mais au lieu de s'être formées par décollement de cette membrane, comme dans les deux cas précédents, ces ouvertures artificielles doivent leur existence à la résorption d'une portion du parenchyme iridien. — Ces ouvertures sont jaunes, ce qui provient de la coloration jaune de la cornée; au milieu de l'œil, on aperçoit le noyau du staphylome.

Fig. 4. Hémisphère antérieur d'un œil staphylomateux, vu de l'intérieur. – La section, au lieu d'être circulaire comme dans l'état normal, est longitudinale, ce qui provient de l'aplatissement morbide du globe. — On y aperçoit quelques rudiments de la rétine et une grande partie du corps vitré, devenu opalin par son séjour dans l'esprit-de-vin. — La couleur pâle de la choroïde et des procès ciliaires provient probablement aussi de l'action de ce liquide employé comme moyen de conservation. — Au milieu de l'œil on voit un corps allongé pourvu de bords irréguliers : c'est le cristallin et sa capsule. Tout près d'eux on aperçoit dans l'uvée plusieurs trous occasionnés comme dans la fig. précédente par la résorption du parenchyme iridien. — Ils paraissent jaunes, à cause de la surface postérieure de la cornée qui présente cette coloration et qui est, comme dans d'autres cas que nous avons vus jusqu'à présent, exactement réunie à l'iris.

Fig. 5-6-7. Ces figures peuvent servir d'exemples de staphylomes latéraux et circulaires de la sclérotique sur des yeux séparés de leur orbite et nettement préparés.

Fig. 6. Staphylome sclérotique représenté de profil. — On aperçoit ici autour de la cornée une éminence bleuâtre bosselée dont la largeur s'étend à peu près sur toute la moitié du globe.

Fig. 5. Autre staphylome circulaire sclérotical présentant autour du globe un anneau irrégulier dont la plus forte éminence se trouve à droite. — Autour de la cornée on trouve entre elle et le staphylome une bande circulaire exempte de dégénérescence : elle contient une grande quantité de vaisseaux variqueux. La cornée et l'iris, sont sains, mais le cristallin est opaque.

Fig. 7. Staphylome sclérotical latéral formant une bosselure considérable à gauche A droite on voit un autre staphylome beaucoup plus petit. La cornée est entièrement opaque. (V. fig. 12.)

Fig. 8. Fait voir la base du cerveau d'un individu staphylomateux. — L'œil gauche, qui se trouve ici à droite, a déjà été représenté dans la pl. IV, fig. 20.—Il était atteint d'un staphylome sclérotical postérieur. — Le globe entier paraît distendue, et il forme surtout en arrière, à côté du nerf optique, une bosselure considérable qui lui donne une forme allongé d'avant en arrière. —L'iris et le cristallin restent à leur état normal. — Le nerf optique de cet œil et celui de l'autre œil atrophié sont très minces aussi bien dans leur entrecroisement qu'au-delà de cet endroit.

Fig. 9. Hémisphèr postérieur de l'œil représenté dans la fig. précédente. — On peut constater ici la dilatation considérable du fond de l'œil, par suite de laquelle la gaîne du nerf optique a pris une direction oblique. — Le globe était littéralement converti en une vessie remplie d'un liquide et était sillonné de plusieurs vaisseaux rampants à sa surface. — Le nerf optique paraît ici beaucoup plus gros que dans la fig. 8: cette différence s'explique par l'épaisseur de son névrilême.

Fig. 10. La même pièce pathologique vue par devant. — Le corps circulaire de l'œil permet de constater ici l'amincissement considérable de la sclérotique, qui a perdu par cela même sa résistance normale et paraît en plusieurs endroits repliée sur elle-même. La surface interne de la choroïde est presque entièrement dépourvue de son pigment dont on aperçoit seulement encore çà et là quelques débris brunâtres. — Au fond de l'œil la rétine a disparu et il ne reste plus de cette membrane qu'une couronne circulaire dont le bord postérieur est intimement lié à la choroïde.

Fig. 11. Hémisphère antérieur du même œil vu de l'intérieur du globe. — La sclérotique est ici beaucoup plus épaisse et la rétine ne présente aucune anomalie. — Le corps vitré est un peu ramolli, mais nullement liquide ; le pigment choroïdal est beaucoup plus clair qu'à l'état normal. — La capsule postérieure fait voir une opacité circulaire parallèle au bord du cristallin : c'est le cercle sénile de la capsule (*gerontoxon*). Plusieurs stries opaques partant de ce cercle, cette opacité s'avancent vers le centre de la capsule.

Fig. 12. Coupe latérale de l'œil représenté au N° 7. La sclérotique est évidemment distendue et amincie à l'endroit du staphylome. Elle est séparée de la choroïde, qui est brune et décolorée, par un intervalle qui était rempli d'un liquide aqueux.

Fig. 13. Surface postérieure de la cornée du même œil. — Elle est colorée en rouge et pourvue de taches anguleuses.

Fig. 14. Staphylome sclérotical commençant, vu de côté et existant au fond du globe oculaire. En haut on distingue une portion amincie et saillante de la sclérotique : cette saillie constitue le staphylome.

Fig. 15. La même préparation vue de l'intérieur de l'œil. La couleur du pigment choroïdal est moins foncée qu'à l'ordinaire. — Le point blanc représente l'endroit où la choroïde est réunie à la sclérotique. Cette membrane (la choroïde) est dépourvue de sa couche pigmenteuse.

Fig. 16. Staphylome circulaire total (*straemosum*) sur un œil que nous avons déjà fait voir de face au N° 9, pl. V. — On voit ici l'intérieur de son hémisphère antérieur, et on n'y trouve plus ni l'iris, ni la cornée, ni la moindre trace du cristallin ; on ne voit plus qu'une surface inégale, raboteuse dont les petites cavités, sont remplies de dépôts de matière noire.

Fig. 17. La coupe longitudinale d'un globe affecté de staphylome postérieur représenté déjà au N° 8 de cette planche. — La sclérotique est de plus en plus mince à mesure qu'elle s'éloigne de la cornée.—La rétine , plus mince que dans l'état normal, mais encore assez résistante, en se rétractant, se séparait des autres membranes de l'œil.—Le corps vitré est ramolli et entièrement détaché du cristallin, qu'on aperçoit dans l'hémisphère droit du globe. Le pigment choroïdal, brun clair, manque dans plusieurs endroits et persiste dans d'autres, ce qui explique l'existence des taches blanches sur la choroïde, dont on ne découvre plus de trace dans les parties profondes de l'œil où cette membrane paraît avoir été résorbée en entier.—La cornée, l'iris et la couronne ciliaire ne présentent aucune anomalie.

PLANCHE VIII, 1re. P RTIE.

Maladies du cercle ciliaire et des membranes séreuses de l'iris et de la cornée.

Fig. 1. L'hémisphère antérieure de l'œil affecté d'une synéchie cornéale vue de l'intérieur du globe. — La membrane séreuse qui tapisse la surface interne de la cornée est opaque et plus épaisse dans son milieu où se trouve une exsudation plastique à laquelle l'iris se trouve accolé tout près de l'ouverture pupillaire.— L'anneau ciliaire séparé de la sclérotique, replié en forme de pyramide et placé en haut, est blanc, gonflée et plus large qu'à l'état normal. Il est évidemment hypertrophié. La couche séreuse qui recouvre l'iris est aussi plus épaisse et opaque.

Fig. 2. Autre préparation pareille dessinée à la loupe. La portion cornéale de la membrane de Demours est plus épaisse et présente une coloration opaline. — Elle laisse apercevoir dans son centre une ulcération contenant un dépôt de pigment noir.—L'iris présente sur son fond bleu une quantité de stries blanches qu'on peut poursuivre jusqu'au bord du ligament ciliaire blanchi, hypertrophié et parsemé de taches pigmenteuses.

Fig. 3. Cette préparation fait voir la chambre antérieure d'un œil affecté d'hypopyon et de suppuration de la cornée. — On voit d'un côté la cornée et de l'autre l'iris rejeté en haut et en dehors. La choroïde est colorée en rouge par suite de l'état inflammatoire dont elle est le siège. Le cercle ciliaire est plus gros, plus épais et plus dur que dans l'état normal; il est pourvu d'une lisière noire à son bord interne. La surface antérieure de l'iris est terne; elle adhère à la cornée, qui présente en ce point une coloration blanchâtre et un petit dépôt du pigment. En haut on aperçoit entre le cercle ciliaire et le bord pupillaire un crps allongé et jaunâtre constitué par un épanchement plastique sur le point de s'organiser.

Fig. 4. OEil affecté d'une inflammation de l'anneau ciliaire vu de face. — La conjonctive scléroticale est le siège d'une grande vascularité disposée par couches qui se terminent brusquement sur le bord cornéal. Ces vaisseaux fournissent des ramifications nombreuses au tissu cellulaire qui entoure et réunit la cornée à la sclérotique, et que M. Ammon appelle *anneau conjonctival.*

Fig. 5. Dessin microscopique d'un œil dont on a excisé la cornée et une grande portion de la sclérotique. — On y voit à nu l'iris, la surface antérieure du cristallin et une portion de la choroïde. Sur cette dernière on distingue une couche d'un tissu blanchâtre provenant de l'inflammation de sa couche externe. Cette couche ne s'étend pas plus loin que jusqu'au bord du ligament ciliaire, qui, sans être gonflé, est plus dur, résistant, plus coloré en brun et parsemé de petites crevasses. L'iris est d'une couleur pâle; sa structure vasculaire est moins distincte, à cause d'une couche plastique très-mince qui recouvre sa surface. Le bord pupillaire est blanc; le cristallin et la capsule sont un peu troublés dans leur transparence.

Fig. 6. OEil d'un ictérique, dont la cornée et la sclérotique sont enlevées et les organes sous-jacents mis à nu. L'iris bleu est à l'état normal; l'anneau ciliaire est entièrement jaune; la sclérotique cependant conserve sa couleur naturelle. La choroïde a acquis une coloration rouge brunâtre qui provient probablement aussi de l'influence de l'ictère. Les nerfs ciliaires sont blancs.

Fig. 7. L'iris détaché de la cornée et soutenu au moyen d'une épingle à une distance convenable de cette membrane, pour permettre de voir dans la chambre antérieure.—La région de l'anneau ciliaire et le sinus veineux de l'iris sont rouges; l'iris, au contraire, et la choroïde conservent leurs couleurs normales.

Fig. 8. Hémisphère antérieur d'un œil de cheval vu de l'intérieur du globe et représenté au microscope. — L'iris et la choroïde sont détachés, et il n'en reste que quelques lambeaux noirâtres. Le canal de Fontana est ouvert dans toute son étendue, et il représente une gouttière circulaire colorée en rouge. Dans plusieurs endroits on distingue des injections vasculaires provenant de la choroïde qui traversent la gouttière de Fontana et se ramifient dans la cornée, devenue jaunâtre par suite d'épanchement dans son parenchyme.

Fig. 9. La chambre antérieure ouverte au moyen d'une excision partielle de la cornée et de la sclérotique. — On voit que la surface antérieure de l'iris est recouverte d'une exsudation plastique qui forme des lignes blanches circulaires. Le bord iridien est occupé par une exsudation noire. L'anneau ciliaire est blanc et plus dur qu'à l'ordinaire. Sur la choroïde on distingue une multitude de taches blanches et noires. La surface interne de la cornée est troublée.

Fig. 10. Pour faire voir l'iris, on a excisé dans cette préparation la cornée et une grande portion de la sclérotique. — La couche séreuse de l'iris est ici rendue plus épaisse par un épanchement plastique, et qui a considérablement changé l'aspect vasculaire et la coloration de cette membrane. La pupille est irrégulièrement dentelée; elle présente dans plusieurs endroits de son bord des stries blanchâtres; à gauche et en haut surtout, ces stries s'étendent sur la surface de l'iris, dont la teinte foncée a pour effet de les faire ressortir davantage. L'uvée n'est pas adhérente à la capsule.

Fig. 11. L'aspect interne de l'hémisphère antérieur d'un œil humain dessiné à la loupe. L'iris, à moitié détaché de la cornée, laisse voir la chambre antérieure. La face postérieure est devenue opaque par suite d'un épanchement qui y forme des figures irrégulières. L'anneau ciliaire est plus épais, brunâtre sur son bord externe; il est le siège en cet endroit de plusieurs traces d'un épanchement plastique. La surface antérieure de l'iris porte aussi des traces de cet épanchement, qui se fait aussi remarquer sur la surface antérieure de l'iris, dont le tissu paraît plissé et plus épais qu'à l'ordinaire. Le bord pupillaire est recouvert de pigment. La surface externe de la choroïde présente aussi un réseau de matière plastique qui change considérablement la coloration et la texture de cette membrane.

Fig. 12. La surface externe de la choroïde du cercle ciliaire et de l'iris, vue à la loupe. — La choroïde est rougeâtre; l'anneau ciliaire présente une exsudation particulière qui se prolonge aussi sur l'iris.

PLANCHE IX, 1re PARTIE.

Maladies du cristallin et de la capsule.

Cette planche et celle qui suit contiennent une série de transformations morbides du cristallin et de sa capsule depuis la plus légère opacité de ces organes jusqu'aux cataractes les plus compliquées. Ces transformations sont ici représentées telles qu'on les observe dans l'œil sain d'ailleurs intact. Ici nous les verrons à leur état le plus simple. La planche suivante fera connaître leur complication, ainsi que leur anatomie pathologique.

Fig. 1. Cataracte capsulaire centrale antérieure chez un enfant de douze ans. — La tache blanche occupe le milieu de la prunelle et n'est pas entièrement ronde.

Fig. 2. Cataracte capsulaire antérieure centrale compliquée de synéchie antérieure chez un adulte. — Cette synéchie, qui est formée par le pourtour inférieur de l'iris est pyramidale. Elle a provoqué au centre de la pupille une légère opacité de la cornée, qui paraît un peu jaunâtre; la cataracte est ronde. (Pl. VIII, fig. 1.)

Fig. 3. Cataracte capsulaire centrale antérieure compliquée d'une taie de la cornée siégeant en face de la pupille. — Le point opaque cataracteux est rond. Il s'est rencontré dans l'œil gauche d'un adulte.

Fig. 4. Cataracte capsulaire pointillée (purulente) compliquée d'un trouble léger dans le cristallin, et d'une opacité cornéale observée dans l'œil gauche d'un adulte. Le point blanc dans la capsule antérieure n'est pas placé au centre de la pupille, mais latéralement en dedans et en bas.

Fig. 5. Cataracte capsulaire antérieure de la même nature chez une jeune fille de dix-huit ans. — Elle est constituée par une opacité assez considérable située un peu en dedans de la pupille.

Fig. 6. Cataracte étoilée (c. stellata) régulière dans l'œil d'un adulte.—La vue est assez bonne. Le bord iridien présente une lisière blanchâtre. La pupille a été dilatée par la belladone au moment de l'exécution de cette figure.

Fig. 7. Une autre cataracte pareille irrégulière, dans l'œil d'un vieillard. — Ses rayons sont inégaux relativement à leur épaisseur; plusieurs d'entre eux se divisent en deux, près du bord du cristallin.

Fig. 8. Cataracte en forme d'araignée (c. arachnea) dans l'œil gauche d'un enfant. — Cette cataracte, par la disposition de ses rayons semi-lunaires partant d'un point central, affecte la forme d'une araignée. Les paupières de cet œil ont été très-écartées au moment du dessin; la pupille n'a point été dilatée par la belladone.

Fig. 9. Une autre cataracte étoilée observée dans l'œil d'un homme.

Fig. 10. Cataracte antérieure en toile d'araignée. — La capsule antérieure est troublée comme si on l'eût couverte d'un morceau de toile d'araignée. La tache brunâtre qu'on trouve ici sur la conjonctive du globe en dehors et en haut est digne d'être remarquée; c'est un petit dépôt d'une matière brunâtre.

Fig. 11. Le cristallin transparent tombé dans la chambre antérieure de l'œil gauche chez un adulte. La pupille est tiraillée obliquement en haut, l'iris fluctuant est repoussé un peu en arrière.

Fig. 12. Cataracte striée (c. striata) lenticulaire totale dans l'œil droit d'une jeune femme. La pupille est dilatée par la belladone.

Fig. 13. Cataracte centrale lenticulaire dans l'œil droit d'un adulte. Cette opacité est ronde et circonscrite. Elle siège évidemment dans la substance du cristallin.

Fig. 14. Le même œil représenté de profil peut faire apprécier la position profonde de l'opacité par laquelle se distingue la cataracte capsulaire centrale de la cataracte lenticulaire centrale.

Fig. 15. Cataracte striée lenticulaire partielle dans l'œil d'une vieille femme. —On aperçoit ici des opacités linéaires au fond de la substance cristalline.—La pupille est dilatée par la belladone.

Fig. 16. Cataracte capsulo-lenticulaire pointillée sur la surface antérieure de la capsule. On y remarque six points irréguliers. — La substance du cristallin est blanchâtre. — La pupille a sa grandeur naturelle.

Fig. 17. Cataracte capsulo-lenticulaire du même genre dans l'œil gauche d'un enfant de quelques mois. On y remarque une opacité circonscrite dans la substance de la lentille. — La capsule offre à la vue une autre opacité considérable et très-étendue.

Fig. 18. Cataracte capsulo-lenticulaire totale. — La capsule et le cristallin sont opaques au même degré.

Fig. 19. Cataracte lenticulaire totale compliquée d'une opacité capsulaire circonscrite.—La pupille de cet œil a été dilatée par la belladone. On aperçoit ici un trouble considérable dans la substance du cristallin, au milieu duquel la capsule présente une tache quadrilatérale proéminente qui contient dans son centre un petit noyau rond. — C'est là une espèce de cataracte pyramidale dont nous parlerons plus tard. —Tout autour de l'opacité cristalline on voit un cercle noir de la substance cristalline saine.

Fig. 20. Cataracte traumatique lenticulaire compliquée d'hémophthalmie occasionnée par un coup de pierre.— Le cristallin avec sa capsule, séparés de leurs liens, se sont placés dans la pupille, de telle manière qu'ils présentent à la vue leur bords supérieurs. — La chambre antérieure contient un épanchement sanguinolent.

Fig. 21. Cataracte traumatique lenticulaire dans l'œil d'un jeune homme. — La substance molle du cristallin opaque s'est épanchée dans la chambre antérieure à travers une plaie de la capsule.

Fig. 22. Cataracte capsulo-lenticulaire calcaire. — Le cristallin et la capsule paraissent tellement secs que la cataracte qui résulte de leur opacité mérite bien le nom de calcaire. L'iris singalièrement pâle, l'arc sénile total de la cornée, la sclérotique bleuâtre et injectée, méritent d'être remarqués. Cet œil a été entièrement dépourvu de sensibilité pour la lumière.

Fig. 23. Cataracte capsulo-lenticulaire plissée dans un œil qui présente des traces d'une atrophie commençante. Le cristallin et sa capsule sont ratatinés, ce qui donne naissance à la grande quantité de plis qu'on remarque dans la capsule.

Fig. 24. Cataracte capsulo-lenticulaire totale. Cet œil est représenté avec la pupille largement dillatée.—L'iris est d'une couleur brune incertaine.—La pupille est bordée d'un anneau foncé; elle offre à la vue une cataracte très-blanche à son centre, et brunâtre à sa circonférence.

PLANCHE X, 1re PARTIE.

Maladies de la capsule cristalline, du corps vitré, de la rétine et de la choroïde.

La planche précédente nous a fait voir les cataractes à leur état le plus simple, maintenant nous allons les voir compliquées de maladies des autres parties du globe oculaire.

Fig. 1. Cataracte capsulo-lenticulaire compliquée d'une synéchie postérieure complète dans l'œil gauche d'un adulte.—On aperçoit plusieurs points blancs sur la capsule antérieure. Le bord pupillaire entier est accolé à cette capsule. Il tiraille l'iris en arrière.

Fig. 2. Cataracte capsulo-lenticulaire pigmenteuse compliquée d'une synéchie postérieure complète dans l'œil gauche d'un adulte.—L'iris, dont le bord pupillaire est accolé à la capsule, a perdu son aspect vasculaire et présente une coloration foncée. Sur la capsule antérieure, devenue opaque, on aperçoit un anneau noir concentrique au pourtour de la pupille. Cet anneau contient des taches noires en forme d'écailles.—Sur le dernier plan on aperçoit le cristallin opaque.

Fig. 3. Cataracte capsulo-lenticulaire avec synéchie postérieure complète dans l'œil gauche d'un adulte.—A l'endroit où l'iris est adhérent à la capsule, on voit des taches de pigment. Le cristallin est jaunâtre et il présente la couleur qu'on observe dans la cataracte purulente. (Cataracta cum bursa ichorem continente.)

Fig. 4. Cataracte capsulo-lenticulaire branlante dans l'œil droit d'un adulte. — La pupille est très-dilatée, la cataracte pousse l'iris devant elle et manifeste une grande tendance à passer dans la chambre antérieure. — La pupille est devenue difforme par la force de la pression qu'elle éprouve.

Fig. 5. Cataracte lenticulaire corticale postérieure dans un œil affecté d'une fente iridienne (colobome iridien).

Fig. 6. Cataracte lenticulaire striée dans un œil affecté d'un colobome iridien, à l'angle duquel on aperçoit un espace noir.

Fig. 7. Cataracte capsulo-lenticulaire dans un œil dépourvu d'iris (iridorémie). L'anneau noir qui borde la cornée est constitué par les procès ciliaires. — Sur la cataracte on distingue deux cercles opaques, concentriques entre lesquels on distingue des lignes foncées, régulièrement ordonnées. — Ces lignes et ces eercles dépendent du racornissement du cristallin. — La capsule étant trop large se plisse sur la lentille.

Fig. 8. Cataracte capsulo-lenticulaire pyramidale dans un œil affecté d'une conicité de la cornée (hyperkeratosis) représentée de profil.

Fig. 9. Cataracte capsulo-lenticulaire recouverte d'une exsudation noire. Une autre exsudation pareille masque la surface antérieure de l'iris; l'œil est entièrement insensible à la lumière.

Fig. 10. Cataracte lenticulaire commençante dans un œil affecté d'une synéchie antérieure qui a déplacé la pupille en haut. — La cornée présente une légère opacité.

Fig. 11. Représente les résultats d'une commotion de l'œil par l'explosion d'une capsule fulminante. — A la suite de cet accident l'œil était tellement ébranlé qu'il en est résulté une inflammation des organes profonds du globe. — La capsule antérieure était ouverte, et à travers cette ouverture est sortie une grande quantité d'humeur cristalline qui s'est répandue dans la chambre antérieure ; elle paraît colorée en jaune et elle est posée à cheval sur le bord pupillaire. — La coloration anormale de l'iris trahit une lésion profonde de cette membrane. — La pupille est très-dilatée. — La sclérotique présente de nombreuses injections.

Fig. 12. Cataracte capsulo-lenticulaire postérieure consécutive à une lésion de l'artère centrale de la rétine. — L'affection se porta en premier lieu sur la rétine et le corps vitré. — Elle s'est communiquée ensuite à la capsule postérieure qui était devenue opaque, et enfin au cristallin lui-même qui commença alors à se troubler. — C'est de cette manière que se forma cette cataracte, qui dans sa marche a présenté tous les caractères d'une cataracte glaucomateuse. (Comparez fig. 20).

Fig. 13. Cataracte glaucomateuse dans un œil affecté d'un colobôme iridien. (Lisez : article de M. *Schoen*, dans Zeitschrift de M. Ammon fuer Ophtalmologie, tome 4, pag. 75. pl. I. fig. 9.)

Fig. 14 et 15. Ces figures représentent les yeux d'une femme devenue rapidement aveugle à l'époque de la cessation de ses règles. — Remarquons ici combien les sourcils sont développés au milieu des plis du front. — Les yeux sont hagards et comme privés de la vie. — Les sclérotiques sont sillonnées d'injections vasculaires nombreuses qui attestent que l'intérieur des deux yeux est le siège d'une irritation inflammatoire. — Les pupilles, très-dilatées, sont irrégulières et présentent une coloration noire particulière ; les deux iris sont verdâtres. — Plusieurs médecins ont considéré cette maladie comme des cataractes noires. Je suis d'avis que les cristallins étaient entièrement étrangers à l'affection dès son début, que cette affection consistait en une apoplexie rétinienne résultant d'un épanchement de sang provenant de l'artère centrale et des vaisseaux ciliaires, qui a ensuite provoqué l'état inflammatoire de la choroïde. — Le cristallin n'a souffert que plus tard, consécutivement à cette inflammation, comme nous en allons voir la preuve dans des exemples que vont nous présenter les cinq cas suivants :

Fig. 16. Ce cas représente le moment où le pigment choroïdal et uvéal commence à se modifier consécutivement à l'inflammation qui résulte de l'épanchement mentionné plus haut. Le cristallin commence aussi à se troubler, surtout dans ses couches corticales postérieures. La pupille, de couleur verdâtre foncé, est un peu déplacée en haut où l'iris paraît moins large qu'en bas. — La couleur de l'iris n'est pas naturelle, elle indique que cette membrane commance à prendre part à l'affection de la choroïde. — Les vascularités de la sclérotique sont ici un peu plus épaisses qu'à l'ordinaire, elles ont évidemment une tendance à passer à cet état variqueux, qu'on remarque à son plus haut degré de développement, dans la fig. 19.

Fig. 17. Le même état morbide, mais plus avancé ; il se manifeste par des injections scléroticales et par la décoloration de l'iris. — Le bord pupillaire est difforme, noir et renversé en avant dans plusieurs points de son contour (ectropion pupillaire). Le centre du cristallin est blanchâtre, tandis que le reste de cet organe est d'un gris foncé.

Fig. 18. Cette figure nous offre l'état encore plus avancé de la maladie. — La cataracte présente la coloration verdâtre particulière à la cataracte glaucomateuse. — La lisière noire de l'iris s'élargit par suite de l'altération de cette membrane dont la couleur subit un changement progressif. — On distingue un gros vaisseau variqueux qui se glisse entre la cornée et le ligament ciliaire et rampe sur la surface iridienne.

Fig. 19. Cataracte glaucomateuse encore plus développée. La lésion de l'iris n'est pas dans ce cas aussi évidente que dans les deux figures qui précèdent, quoique sa couleur soit considérablement modifiée et que la pupille soit altérée dans sa forme circulaire. — Les vaisseaux variqueux de la sclérotique sont dignes d'être remarqués.

Fig. 20. Cataracte glaucomateuse entièrement formée. — L'état inflammatoire de la choroïde commence à se calmer, de sorte que la cataracte constitue le point principal de la maladie. — Plusieurs vaisseaux variqueux rampent sur la sclérotique. — Le cristallin opaque présente des rayons qui se rencontrent dans son centre devenu blanchâtre. La capsule est également opaque.

Fig. 21. Dans cet œil, représenté avec les paupières largement écartées, on voit les vaisseaux de la sclérotique à l'état variqueux, une opacité profondément située dans la pupille et une décoloration de l'iris. — Il paraît que l'irritation inflammatoire a pris naissance au fond de cet iris et qu'elle s'est propagée de là à la surface postérieure de la cornée qui présente une opacité fumeuse.

Fig. 22. Cataracte branlante compliquée d'un staphylôme latéral de la sclérotique. Pour faire voir ce staphylôme il a fallu représenter l'œil fortement tourné en dehors. — La sclérotique, très-fine et bleuâtre est sillonnée de vaisseaux variqueux.

Fig. 23. Le même œil tourné en dedans.— On voit dans l'angle externe un autre staphylôme sclérotical; mais moins avancé que le précédent. On voit aussi qu'il y a une grande quantité de vaisseaux variqueux sur la sclérotique.

Fig. 24. Cataracte glaucomateuse de l'œil d'un vieillard. La conjonctive présente de nombreuses injections veineuses; l'iris est très-étroit, la pupilletrès-dilatée et le cristallin coloré en vert de mer.

PLANCHE XI, 1re PARTIE.

Maladies du cristallin et de la capsule.

Les deux planches précédentes nous ont fait voir les cataractes, d'après leur aspect externe, et en rapport avec d'autres organes de l'œil. La planche XI ainsi que celle qui suit sont destinées à l'anatomie pathologique du cristallin et de ses annexes.

Fig. 1. Représente la face interne de l'hémisphère antérieur d'un œil. — On y observe le cercle sénile de la capsule antérieure qu'on aperçoit à travers le cristallin et la capsule postérieure qui ont conservé leur état normal.

Fig. 2. Cercle sénile de la capsule postérieure. Plusieurs taches blanches ayant leur siège dans la capsule postérieure forment un anneau concentrique avec la pupille.

Fig. 3. Cataracte capsulaire centrale postérieure dans un œil dont l'hémisphère antérieur vu de l'intérieur est ici représenté.

Fig. 4. Cataracte capsulaire antérieure centrale. Le cristallin, la capsule qui le recouvre, le corps ciliaire et la rétine sont extraites l'œil d'un enfant.

Fig. 5. Cataracte lenticulaire postérieure centrale extraite de l'œil d'un enfant. — Des couches corticales postérieures du cristallin sont seules opaques, tandis que la capsule conserve sa transparence normale.

Fig. 6. Dessin microscopique d'une cataracte flottante (natatilis). — On voit ici au milieu de la capsule opaque de petits dépôts plastiques.

Fig. 7. On a conservé dans cette préparation les rapports qui existent entre la capsule antérieure et la couronne ciliaire après l'ablation du cristallin.—On voit que cette capsule est opaque.

Fig. 8. La même préparation vue par sa face postérieure. - On y voit la capsule postérieure également opaque et fendue pour donner issue au cristallin.

Fig. 9. L'aspect microscopique d'un œil dont on a excisé l'iris, la cornée et une portion considérable de la sclérotique pour faire voir la capsule antérieure entourée de la couronne ciliaire. — On aperçoit ici cinq petits troncs vasculaires prenant naissance aux procès ciliaires et se ramifiant dans la capsule antérieure; leur branches s'anastomosent dans plusieurs endroits et donnent lieu à une opacité assez considérable constituée par un épanchement de lymphe plastique dans la substance de la capsule.

Fig. 10. Cataracte lenticulaire centrale. On y voit une opacité au centre des couches antérieures corticales du cristallin. — Cette figure présente l'œil de grandeur naturelle.

Fig. 11. Dessin microscopique du cristallin enfermé dans sa capsule et entouré de la couronne ciliaire vue de l'intérieur du globe. —

On voit ici à travers la capsule transparente une grande portion de la substance cristalline ramollie et opaque; la couronne ciliaire est boursoufflée et ramollie d'une manière particulière.

Fig. 12. Un cristallin représenté à la loupe. Sa surface postérieure est tournée en haut. On y voit une opacité centrale blanchâtre d'où partent des rayons de même couleur, qui s'observent également à la surface antérieure de la capsule placée au-dessous; le centre du cristallin commence à devenir opaque.

Fig. 13. Cataracte molle, retirée de l'œil d'un septuagénaire, représentée au microscope; ses couches extérieures sont converties en un détritus pultacé; mais il se trouve dans son intérieur un noyau dur, jaune, dont nous ne voyons ici que la surface externe.

Fig. 14. Cataracte lenticulaire centrale, antérieure, moyenne et postérieure. Dans ce cristallin vu de côté, on remarque une petite opacité en haut, à sa surface antérieure. — Dans le noyau on voit un autre opacité plus considérable. — Les couches corticales postérieures en présentent une troisième encore plus considérable. — Le reste du cristallin conserve sa transparence normale.

Fig. 15. La substance cristalline ramollie de la fig. 12 représentée au microscope.

Fig. 16. La surface antérieure d'une cataracte lenticulaire privée de sa capsule et représentée au microscope. — Les couches antérieure et moyenne de cette cataracte sont ratatinées et présentent dans leur milieu une large crevasse.

Fig. 17. Une autre cataracte dure représentée au microscope dans la position latérale. La surface antérieure tournée à gauche est plate; la face postérieure tournée à droite, est très-convexe; le bord tranchant de cette cataracte mérite d'être noté.

Fig. 18. La surface postérieure d'une cataacte dure, racornie et revenue sur ellemême, de telle façon qu'elle a perdu sa forme normale. — En haut on remarque plusieurs taches de matière pigmenteuse.

Fig. 19. La face antérieure d'une cataracte dure. — Elle présente à son centre une figure étoilée qui est consécutive à un racornissement de la substance cristalline.

Fig 20. Cataracte lenticulaire dure vue de côté; on remarque sur son bord une gouttière qui la divise en deux disques.

Fig. 21. Cataracte lenticulaire dure vue de face. — Elle est remarquable par les aspérités tortueuses qui existent à sa surface antérieure.

Fig. 22. La surface postérieure d'une cataracte lenticulaire dure ayant la forme irrégulière. Elle présente à son centre une coloration noirâtre.

Fig. 23. Représente la coupe longitudinale d'une cataracte dure; on y remarque deux couches concentriques blanches, séparées par une couche de couleur foncée. — Au milieu se trouve un noyau de couleur jaune.

Fig. 24. Cataracte dure vue de face; elle est pointillée de blanc et de jaune.

Fig. 25. Une autre cataracte dure vue de face.

Fig. 26. La surface postérieure d'une autre cataracte dure.

Fig. 27. La coupe longitudinale d'une autre cataracte dure.

Fig. 28. Cataracte lenticulaire dure représentée de face. — Elle offre une couleur blanche mélangée de jaune.

Fig. 29. Cataracte lenticulaire dure vue de face, où l'on remarque une figure étoilée.

Fig. 30. La surface antérieure d'une cataracte étoilée.

Fig. 31. La face antérieure d'une cataracte dure parsemée des taches pigmenteuses

Fig. 32. Cataracte dure rouge vue de face.

Fig. 33. Une autre cataracte rouge.

Fig. 34, 35, 36. — Fig. 34 présente la surface antérieure d'une cataracte jaune pourvue d'une crevasse centrale.

Fig. 35. Présente la coupe transversale de cette cataracte.

Fig. 36. Fait voir la surface postérieure de cette cataracte.

Fig. 37. Cataracte rouge.

Fig. 38. Représente la surface postérieure d'une cataracte sanguinolente.

Fig. 39. Fait voir la surface antérieure de cette cataracte.

Fig. 40. Cataracte dure déhiscente vue en face.

Fig. 41. Coupe longitudinale d'une cataracte dure recouverte de sa capsule. — Cette dernière est d'un blanc bleuâtre. — Le cristallin est brun et présente des stries de diverses couleurs.

Fig. 42. Cataracte dure vue de face.

Fig. 43. Coupe longitudinale d'une autre cataracte dure.

Fig. 44, 45 et 46. Trois autres cataractes dures représentées de face.

PLANCHE XII, 1re PARTIE.

Maladies du cristallin et de sa capsule.

Cette planche contient, jusqu'à la fig. 29, la continuation de l'anatomie pathologique du cristallin et de sa capsule. — Les figures qui suivent représentent les différents états pathologique de l'œil qui accompagnent l'opération de la cataracte.

Fig. 1 et 2. Représentent à l'état de grossissement des concrétions calcaires retirées d'un œil staphytomateux.

Fig. 1. Représente le cristallin altéré et pourvu de la production pathologique en question. — *Fig.* 2. Fait voir la surface postérieure du staphylôme où l'on aperçoit aussi des concrétions de la même nature.

Fig. 3. Capsule antérieure d'un cristallin opaque et atrophié. — Elle est ratatinée et plissée.

Fig. 4 et 5. Cataracte dure recouverte d'une capsule ratatinée. La fig. 4 la fait voir de face et par devant, et la fig. 5 par derrière. On y observe des figures bizarres formées par des plis de la capsule.

Fig. 6 et 7. Un autre cas pareil. La fig. 6 représente la face antérieure, et la fig. 7, la face postérieure. La capsule est blanche et contient au milieu de ses replis des taches pigmenteuses.

Fig. 8. Une autre cataracte pareille vue de côté: on y remarque aussi des plis disposés très-régulièrement sur les deux surfaces de la capsule et sur le bord du cristallin.

Fig. 9. Coupe transversale d'une autre cataracte pareille enveloppée de sa capsule. On peut juger ici de l'épaisseur de la capsule et de la disposition de la substance cristalline.

Fig. 10. Dessin microscopique de deux segments de la capsule dégénérée.

Fig. 11. Etude microscopique de l'intervalle qui sépare le segment antérieur du segment postérieur d'une capsule cristalline opaque. On voit que ces deux segments ne sont réunies entreeux, qu'à l'aide de faibles filaments.

Fig. 12. Etude microscopique des taches pigmenteuses noires qui se trouvent quelquefois sur les cataractes qu'on nomme choroïdales ou pigmenteuses.

Fig. 13. Une capsule opaque noirâtre qui enveloppe une cataracte dure pourvue d'un noyau jaunâtre.

Fig. 14. L'aspect antérieur d'un œil cataracté qu'on a dépouillé de la sclérotique, de la choroïde de la cornée et de l'iris, de sorte qu'il n'en reste plus que le corps vitré recouvert de la rétine, et le cristallin en rapport avec lui. — L'œil est représenté dans sa grandeur naturelle, la capsule a perdu sa transparence normale; elle est opaque, blanche et fait voir dans plusieurs endroits de son segment antérieur des dépôts de matière jaunâtre. L'endroit correspondant à la couronne ciliaire est d'une couleur foncée; le corps vitré présente la même couleur.

Fig. 15. Une autre préparation semblable sur un œil dont les organes internes ont été gravement affectés: cet œil est dépourvu de la sclérotique; la choroïde, dont on ne voit ici qu'une partie, présente une coloration d'un brun-clair presque rougeâtre. — La capsule démasquée par l'excision de l'iris est très-épaisse, opaque et parsemée de taches jaunes. — A côté du cristallin on remarque la rétine colorée en brun et s'étendant jusqu'à la couronne ciliaire.

Fig. 16. L'hémisphère antérieur d'un œil cataracté vu de l'intérieur du globe. En bas on voit la rétine très-épaisse; au-dessus et au milieu, la pupille ; à côté d'elle, l'uvée, une partie des procès ciliaires, et la face interne de la choroïde; plus haut se trouve au milieu du corps vitré le cristallin opaque recouvert de sa capsule.

Fig. 17 et 18. Ces deux figures représentent les deux coupes longitudinales de deux globes cataractés d'un chien. — La cornée se trouve considérablement épaissie; cet état pathologique, très-fréquent chez les chiens, est très-rare chez l'homme. Dans la fig. 17, l'iris est converti en une masse blanchâtre qu'on voit au-dessus et à côté du cristallin.—Dans la fig. 18, cette membrane présente le même état, sauf qu'elle est située au-dessous de la lentille.—Dans chacune de ces figures la capsule présente une épaississement considérable; son intérieur est blanc-bleuâtre. — Dans la fig. 17, le cristallin opaque est repoussé en bas. — La rétine de l'un et de l'autre œil paraît beaucoup plus épaisse, elle est séparée en plusieurs endroits de la choroïde par suite de l'écoulement d'une partie de l'humeur vitrée, liquefiée. Dans la fig. 18, on aperçoit en bas sur la choroïde un épanchement plastique assez considérable.

Fig 19. Représente un œil cataracteux dont on a excisé la cornée et l'iris avec des portions circulaires de la sclérotique et de la choroïde.—Le corps vitré mis à nu, fait voir dans son centre un cristallin cataracteux, enfermé dans sa capsule qui présente plusieurs plis provenant du racornissement de la lentille.

Fig. 20. Une autre préparation semblable dans laquelle on a ôté la cornée et l'iris. — Au milieu on voit aussi la lentille opaque enfermée dans sa capsule.

Fig. 21. On a excisé ici la cornée et la moitié antérieure de la sclérotique. — En haut, on aperçoit la choroïde, l'anneau ciliaire et une partie des procès ciliaires dont on a détaché l'iris et démasqué par ce moyen le cristallin opaque enfermé dans sa capsule.—En bas, cette capsule est séparée des procès ciliaires et de la choroïde qui est divisée en quatre lambeaux et renversée en dehors. Sur la surface interne de ces lambeaux on aperçoit la rétine blanc-bleuâtre qui s'étendant jusqu'aux procès ciliaires.

Fig. 22, 23, 24, 25. Ces figures représentent des entozoaires que M. Ammon a trouvés dans des cataractes. *Fig.* 22. *Filaria* de grandeur naturelle découverte par M. Nordmann et appellée par lui *filaria de l'œil humain.* — Il fut trouvé dans une cataracte opérée par extraction chez un homme âgé de 61 ans. — Cette cataracte était composée d'une matière pultacée pourvue d'un noyau dur (Pl. XI, fig. 13). — *Fig.* 23. Représente le même entozoaire au microscope. — *Fig.* 24. *Distoma* de l'œil humain vu de face et représenté au microscope. — *Fig.* 25. Le même distoma vu par derrière.

Fig. 26. La cornée est excisée ainsi qu'une portion de la sclérotique. — Dans la choroïde on a pratiqué une excision semi-lunaire : on l'a détachée ensuite avec précaution du cristallin et mis de côté. Cette préparation présente en haut le bord de la sclérotique; plus bas, le lambeau de la choroïde; au milieu, un cristallin jaunâtre enfermé dans sa capsule. — Au centre de cette dernière, on remarque une tache jaune et plusieurs replis capsulaires. — Tout autour se trouve la substance cristalline tirant sur le noir et parsemée de taches pigmenteuses dont la présence explique très-bien la liaison intime qui eut lieu entre le cristallin et l'uvée. — Au bas du cristallin on voit l'iris renversé et représenté de telle sorte qu'on aperçoit sa surface interne (uvée). Elle est noire et pourvue de flocons nombreux encore plus foncé.

Fig. 27. Coupe longitudinale d'une cataracte représentée à la loupe. Au milieu de la capsule antérieure tournée en haut on aperçoit un épaississement opaque qui forme une bosse considérable. Le cristallin enfermé dans cette capsule prét sente dans son centre une opacité sous forme d'une couche mince qui s'étend d'un côté à l'autre de cet organe. — En outre, on remarque une autre opacité qui a la forme d'un cône, don la base est tournée vers la capsule postérieure et le sommet vers le centre de la capsule antérieure.

Fig. 28. Section de l'œil cataracteux d'un

chien : La cataracte se trouve immédiatement derrière la cornée dans la chambre antérieure.

Fig. 29. L'hémisphère antérieur d'un œil de nouveau-né vu de l'intérieur du globe. — Le cristallin s'échappait de cet œil à travers une large ulcération cornéale occasionnée par une ophthalmie des nouveau-nés. Cet accident a déplacé la pupille qui ne se trouve plus au centre ; la capsule affaissée et opaque occupe la partie inférieure de la figure.

Fig. 30. L'hémisphère antérieur d'un œil opéré de la cataracte vu de l'intérieur du globe: Une inflammation violente de l'iris, survenue après l'opération, a donné naissance à un épanchement plastique qui a bouché la pupille, à recouvert non-seulement l'uvée, mais encore les procès ciliaires, et s'est étendu en forme de rayons sur la surface postérieure de la choroïde. — Au milieu de cette exsudation on aperçoit au centre de l'iris un corps épais et blanchâtre, c'est le reste de la capsule.

Fig. 31. Coupe longitudinale d'un œil sur lequel est survenu à la suite d'une kératonixis un staphilôme de la cornée. — En outre, on remarque une exsudation plastique considérable dans la chambre antérieure, et une autre non moins étendue derrière les procès ciliaires. Dans le fond, le globe ne présente aucune anomalie.

Fig. 32. L'aspect interne de l'hémisphère antérieur d'un œil opéré par abaissement et disséqué huit ans plus tard. — On y voit deux voiles semi-lunaires durcis dans l'esprit de vin, ce sont les restes de la capsule.

N. B. Cette préparation a été communiquée à M. Ammon, par M. Sœmmering de Francfort (consultez à ce sujet la dissertation de cet auteur sur les changements anatomiques de l'œil à la suite de l'opération de la cataracte. Francfort, 1828, pl. I, fig. 1).

Fig. 33. L'aspect interne de l'hémisphère antérieur de l'œil gauche d'une femme opérée de la cataracte par dépression. — La capsule postérieure paraît opaque et jaunâtre, en bas et à gauche se trouve dans cette capsule un trou rond ; à droite et en dehors on aperçoit le cristallin jaune opaque. — La choroïde est recouverte à cet endroit d'une exsudation plastique.

Fig. 34. L'aspect interne de l'œil droit d'un vieillard opéré par dépression. — La vue de cet individu a été très-imparfaitement rétablie, car la partie supérieure seule de la pupille était démasquée. — Après la mort on a trouvé une masse jaunâtre à la place de la capsule et de la lentille. — Ces deux organes étaient tellement confondus avec elle qu'il a été impossible de les distinguer. — La masse jaunâtre mentionnée obstruait la pupile, recouvrait en partie l'uvée et s'étendait plus loin en bas.

Fig. 35. L'intérieur de l'hémisphère antérieur d'un œil opéré par kératornixis. — La cataracte qui est dure se trouve en bas. — A l'endroit de la pupille et de l'uvée on voit une exsudation blanchâtre.

PLANCHE XIII, 1re PARTIE.

Altérations de l'œil consécutives à l'opération de la cataracte.

Nous avons déjà donné plus haut des exemples de staphylômes de la cornée et des suppurations de cette membrane. — On observe quelquefois ces maladies à la suite des opérations de la cataracte et surtout après les opérations faites à l'aide de l'aiguille. Comme dans ces cas elles ne présentent rien de particulier, nous préférons renvoyer, aux Pl. II, V et VI, que de nous engager dans des répétitions inutiles.

Fig. 1. Epanchement sanguin dans la chambre antérieure, tel qu'on l'observe quelquefois, après l'opération de la cataracte par dépression. — Rarement cependant l'épanchement s'observe à un degré aussi considérable que le représente cette figure. — M. Ammon l'a vu seulement une seule fois après l'opération d'une cataracte glaucomateuse. — Dans le cas représenté par cette figure, la chambre antérieure était entièrement remplie de sang, au travers duquel on distinguait à peine la pupille. — On remarquait aussi dans la conjonctive des vaisseaux variqueux qui firent présumer l'état pathologique grave des parties profondes de l'œil.

Fig. 2. Cataracte secondaire résultant de l'obscurcissement de la capsule après la dépression de la cataracte par la ponction scléroticale. Ce voile blanchâtre, pointillé, qu'on voit ici au bas de la pupille dilatée par la belladone, porte une empreinte de l'aiguille sur son bord supérieur. —Cette empreinte résulte des efforts qui ont été faits pour désobstruer la pupille; malheureusement ces efforts furent inutiles, car la cataracte remontait peu de temps après l'opération chaque fois qu'on la déprimait.

Fig. 3. Cataracte broyé dont plusieurs morceaux sont tombés dans la chambre antérieure.

Fig. 4. Fragment d'une cataracte jaune, tombée dans la chambre antérieure après la dépression par la ponction scléroticale. La base de ce fragment repose entre l'iris et la cornée, son extrémité supérieure remonte jusqu'à la pupille. — Le globe se trouve à l'état d'irritation inflammatoire.

Fig. 5. Représente un œil opéré avec succès par kératonixis, quelques jours après l'opération. — La membrane de l'humeur aqueuse présente quelques exsudations qui changent l'aspect de la cornée et celui de l'iris. La sclérotique s'offre à l'état de subinflammation.

Fig. 6. Cataracte capsulaire secondaire avec synéchie postérieure survenue après la dépression par la ponction scléroticale.

Fig. 7. Un autre cas semblable avec cette différence que l'iris présente un changement considérable dans sa couleur résultant de l'inflammation dont il a été atteint.

Fig. 8. Un épanchement plastique dans la chambre antérieure, consécutive à la kératonixis. — L'iris est entièrement masqué par une couche plastique qui bouche en même temps la pupille. La chambre antérieure est presque entièrement envahie. — L'état phlogistique de la sclérotique fit présumer que l'inflammation persistait encore dans le fond de l'œil, à l'époque où ce dessin a été exécuté; et, en effet, on s'est assuré plus tard par l'autopsie que le corps vitré était considérablement rappetissé, que la rétine était racornie, que la choroïde était enflammée et qu'elle contenait un épanchement séreux considérable.

Fig. 9. On a tâché de déprimer cette cataracte par la ponction de la sclérotique; mais l'opération a échoué, le cristallin et sa capsule sont tombés dans la chambre antérieure et se sont placés immédiatement derrière la cornée. — Le bord pupillaire est un peu refoulé en arrière.

Fig. 10. Cataracte broyée et déprimée par la ponction de la sclérotique, remontée plus tard en grande partie. La pupille est transversalement ovalaire, démasquée à droite elle est bouchée à gauche au moins dans les trois quarts de son étendue par la cataracte remontée. — La sclérotique présente des traces d'irritation.

Fig. 11. Représente un œil dépourvu d'iris et opéré de la cataracte par broiement. Cette cataracte s'est entièrement résorbée; mais la surface postérieure de la cornée s'est ensuite recouverte d'un épanchement plastique qui est représenté ici à son début. Plus tard, cet épanchement s'est étendu à ce point que la cornée perdit entièrement sa transparence.

Fig. 12. Représente un œil dont le cristallin a été déprimé par la ponction de la cornée. — La pupille dilatée par la belladone présente un cercle noir qui peut nous servir pour reconnaître l'espace qui existe entre le bord de l'iris et la capsule qui offre ici l'aspect d'une toile d'araignée. — Au milieu de cette membrane on voit une figure de forme cruciale qui provient de l'incision faite avec l'aiguille dans le but d'en ouvrir le segment antérieur pendant l'opération.

Fig. 13. Cataracte capsulaire secondaire déprimée par une nouvelle ponction de la sclérotique. La pupille est artificiellement dilatée; on aperçoit le bord supérieur de l'opacité.

Fig. 14. Cataracte secondaire avec épaississement de la capsule et accolement à l'iris dont la couleur est changée à la suite d'une inflammation chronique.

Fig. 15. Pupille défigurée par la dépression du cristallin à l'aide de la ponction scléroticale. On voit dans la chambre antérieure un débris de la cataracte; plusieurs autres se trouvent derrière la pupille.

Fig. 16. Cataracte secondaire derrière la pupille artificiellement dilatée. — Elle provient de l'épaississement de la capsule après la dépression du cristallin. — On pourrait conclure de l'inégalité de sa couleur qu'elle est plus épaisse dans plusieurs endroits que dans d'autres.

Fig. 17 et 18. L'aspect microscopique des iris de deux yeux affectés de cataractes secondaires. Dans la fig. 17, la couleur de l'iris est brun foncé, terne; sa structure vasculaire est très-peu distincte. — La pupille dilatée par la belladone est très-régulière ; derrière elle, on distingue une voile blanchâtre masquant le fond de l'œil. Ce voile est constitué par la capsule irrégulièrement opaque et épaissie sous l'influence d'une irritation inflammatoire d'inégale intensité et laissant après elle des épanchements plastiques très-différents sous le rapport de leur épaisseur et de leur étendue. — La capsule est tantôt blanche, tantôt bleuâtre, tantôt très-épaisse, tantôt très-mince. On y observe même plusieurs ouvertures qui sont surtout très-distinctes dans la fig. 18, laquelle fait voir aussi un épanchement plastique plus considérable que dans la fig. précédente.

Fig. 19. L'aspect microscopique de l'iris et de la pupille d'un œil opéré par broiement. — La cataracte, mise en pièce par ce procédé, commença bientôt à se gonfler et à se ramollir ; elle s'engagea ensuite dans la pupille et occasionna un déplacement considérable de l'iris. — On voit dans la pupille la masse cataractée. — La partie supérieure de la pupille est tiraillée en bas, et la partie inférieure est affaissée sous le poids du détritus lenticulaire. — L'iris se trouve dans l'état de subinflammation. — Sur le bord pupillaire on voit une quantité notable du pigment noir qui menace de se réunir avec la masse cataractée.

Fig. 20. Représente un œil après l'extraction de la cataracte. — La cornée est opaque en bas à l'endroit de l'incision. — Il est très-probable que l'iris a été blessé pendant l'opération, et que c'est pour cela que le bord inférieur de la pupille est réuni avec la cornée. — Ce bord est peu distinct au premier coup d'œil. — La pupille est libre de toute opacité et le malade voit très-bien.

Fig. 21. L'œil droit pourvu du cercle sénile opéré de cataracte par extraction. — L'incision qu'on a voulu pratiquer en bas a mal réussi, elle s'est réunie en donnant lieu à une large cicatrice. — L'iris est un peu modifié dans sa structure et sa coloration, la pupille est tiraillée en bas, son bord paraît plus noir qu'à l'ordinaire. — Derrière la pupille est située la partie de la capsule qui est sur le point de devenir opaque. — La sclérotique trahit l'état d'irritation du globe.

Fig. 22. Œil gauche opéré par extraction au moyen d'une incision cornéale supérieure : l'incision est guérie et on n'y voit qu'une légère cicatrice. — La surface iridienne est voilée par une légère exsudation plastique qui obstrue la pupille. L'état de la conjonctive et de la sclérotique trahit l'inflammation du fond de l'œil ; la vue est entièrement anéantie.

Fig. 23. Un état semblable après l'incision supérieure de la cornée. — Cette incision a donné naissance à une large cicatrice. — La cornée est aplatie ; la pupille est obstruée et l'iris modifié dans son aspect par une exsudation plastique.

Fig. 24. Œil opéré par extraction au moyen d'une incision inférieure. — La cornée est si bien guérie qu'on découvre à peine quelques traces de cicatrice. — Mais il s'est formé dans la chambre antérieure, entre la pupille et la cornée, une exsudation réticulaire qui gêne considérablement la vision.

PLANCHE XIV, 1re PARTIE.

Altérations de la séreuse iridienne du parenchyme iridien et de l'uvée.

Les vingt premières figures font voir les différents états morbides de l'iris tels qu'on les observe pendant la vie. — Les six derniers représentent des préparations anatomiques.

Fig. 1. et 2. Représentent de face et de profil un œil dans lequel a pénétré un petit morceau de grès à travers de la cornée qui s'est ensuite cicatrisée. — Le petit corps étranger à l'air d'une tache jaune. — Si l'on examine l'œil de côté, on découvre que la pupille est un peu tiraillée à gauche et en haut. — La sclérotique offre à la vue des traces d'inflammation. — Au-dessous de la fig. 1, on voit deux petits dessins, dont l'un représente la surface antérieure, et l'autre la surface postérieure de ce petit fragment de grès retiré de l'œil. — Il est recouvert de plusieurs taches jaunes provenant de concrétion plastique accolée à sa surface.

Fig. 3. Ce même œil débarrassé du corps étranger par une incision en T dans la portion supérieure de la cornée où l'on reconnaît encore la cicatrice. — La pupille est tiraillée vers cette cicatrice ; mais la vue est saine.

Fig. 4. A la suite d'un coup violent dirigé sur l'œil, l'iris se détacha en haut du cercle ciliaire et en s'abaissant rapetissa la pupille qui laisse voir derrière elle une opacité commençante du cristallin. — L'iris et la sclérotique sont enflammés.

Fig. 5. Une autre altération pareille, occasionnée par un coup de fouet, et dessinée un mois après l'accident.—La pupille est déformée et l'iris est aussi détaché du ligament ciliaire. — L'iris présente une coloration lilas : ce qui prouve que la cause traumatique avait exercé une forte influence sur la sécrétion du pigment et sur la nutrition de la substance iridienne. La vue de cet œil a un peu souffert.

Fig. 6. Un œil qui a éprouvé des changements considérables dans sa structure à la suite d'une percussion violente produite par un éclat de bois. — L'iris est recouvert d'une exsudation présentant des lignes blanchâtres, la pupille est oblitérée par une fausse membrane. — En dehors, on remarque dans l'iris une ouverture longitudinale derrière laquelle on aperçoit le bord du cristallin opaque. — En dedans et en haut, on voit une autre ouverture qui a lieu au milieu d'une exsudation plastique ; la substance iridienne qui l'entoure est déchirée en lambeaux. Dans le fond de cette ouverture on découvre plusieurs filaments plastiques qui se rendent du bord de l'ouverture à la surface antérieure du cristallin opaque.

Fig. 7. Représente un œil qui a été blessé en haut et en dedans, près de la jonction de la cornée avec la sclérotique. — L'iris formait en cet endroit une tumeur saillante située entre les bords de la plaie qui se cicatrisa plus tard ; la cicatrice conserva une coloration bleuâtre, ce qui lui donnait l'aspect d'un staphylôme commençant de la sclérotique. L'iris est rétracté à l'endroit qui correspond à la cicatrice ; en bas et en dehors, il conserve son aspect normal. (Voyez pl. XV, fig. 9).

Fig. 8. Altération inflammatoire du parenchyme iridien à la suite d'une iritis scrofulo-mercurielle.

Fig. 9. Iritis avec épanchement plastique dans la chambre antérieure.

Fig. 10. Exsudation plastique sur la membrane séreuse de l'iris et la surface antérieure de son parenchyme.

Fig. 11. Un autre cas semblable, avec cette différence que l'iris modifié dans sa structure par l'exsudation plastique est attaché en haut et en dedans, à la surface postérieure de la cornée.

Fig. 12. Fongus de l'iris, selon M. Ritterich. (Jaehrliche Beitræge zur Vervollkommenung der Agenheilkunst. tome 1, 1827, pl. I, fig. 3).

Fig. 13. La surface antérieure de l'iris est masquée par une exsudation plastique. La pupille a entièrement disparu. — A droite, on aperçoit dans la chambre antérieure une grande masse plastique qui tient d'un côté à l'iris et de l'autre à la cornée.

Fig. 14. Un œil affecté d'une iritis chronique observé à la loupe. La conjonctive et la sclérotique sont injectées. — Cette dernière présente un anneau bleuâtre autour de la cornée. La surface antérieure de l'iris est troublée, on n'y voit plus rien de cette structure striée, belle et vivement colorée qui caractérise son parenchyme. — Il se présente au contraire comme une masse brunâtre, sale, boursoufflée et pourvue à son bord pupillaire d'une lisière plastique qui donne à la pupile un aspect étoilé.

Fig. 15. Un œil affecté depuis long-temps d'une iritis chronique qui donna lieu à l'épaississement du parenchyme iridien (Iridonosis). Cet épaississement se fait remarquer surtout près du bord ciliaire ; du côté de la pupille, l'iris est aplati, l'ouverture pupillaire est considérablement rétrécie. La sclorétique présente un anneau bleuâtre comme dans le cas précédent.

Fig. 16. Un œil affecté de la même désorganisation de l'iris dans laquelle on a pratiqué une pupille artificielle par décollement (Iridodialysis ; comparez l'explication de la fig. 25).

Fig. 17. A la suite d'une uvéite il s'est formé dans la chambre postérieure des exsudations brunâtres qui donnent à la pupille un aspect étoilé. — Il y a des oculistes qui désignent ces épanchements par le nom de condilômes de l'iris.

Fig. 18. Un cas d'épanchement uvéal, mais moins considérable.

Fig. 19. L'aspect microscopique de l'iris avec épanchement près de son bord pupillaire.

Fig. 20. Un autre cas du même genre.

Fig. 21. Dessin microscopique d'un iris qui a été atteint d'une inflammation chronique sur ses deux surfaces antérieure et postérieure. — La séreuse iridienne est blanche et laisse apercevoir à travers sa substance le parenchyme iridien comme à travers un voile. — La pupille offre seulement à son centre un petit espace libre, ses bords sont hérissés de petits épanchements pyramidaux qui prennent naissance de la surface séreuse de l'iris et avancent vers la capsule antérieure. — Parmi ces épanchements il y en a plusieurs de couleur noire qui naissent de l'uvée et obstruent en partie la pupille. — Sur la surface antérieure de l'iris on remarque une grande quantité de vaisseaux qui glissent dans la chambre antérieure entre la cornée et le ligament ciliaire et rampent vers le bord pupillaire. — Ces vaisseaux se sont probablement formés consécutivement à l'épaississement de la séreuse iridienne, car dans leur trajet on ne distingue pas la moindre trace d'épanchement plastique.

Fig. 22. Un épanchement plastique produit par la séreuse iridienne, dessiné à la loupe. — On voit qu'il est à peu près organisé en membrane indépendante qui présente différentes modifications dans son épaisseur.

Fig. 23. Segment antérieur de l'œil affecté d'une uvéite exsudative chronique vue de l'intérieur du globe et représenté au microscope. — On voit que l'uvée est recouverte d'une exsudation brunâtre parsemée des filaments blanchâtres. — L'ouverture pupillaire est très-rapetissée, irrégulièrement dentelée. — Sur la surface postérieure de la choroïde rampent plusieurs vaisseaux qui se dirigent vers la pupille; le pigment choroïdal est brunâtre. — La capsule antérieure qui ne se trouve plus dans cette préparation a été adhérente à l'uvée; elle a été un peu troublée dans sa transparence et a présenté plusieurs taches pigmenteusese. —Les membranes superficielles du globe ne présentaient aucune anomalie.

Fig. 24. L'aspect microscopique d'un œil dans lequel la séreuse iridienne a été modifiée d'une manière particulière par l'inflammation chronique et l'exsudation de la lymphe plastique. — La particularité de cette exsudation dépend de son siège dans la chambre antérieure où elle paraît constituer une membrane séparée de l'iris et de la cornée. — Elle prend naissance à la circonférence de l'iris par des filaments qui avancent en forme de rayons vers le centre de la pupille et aboutissent à une plaque ronde.

Fig. 25. La chambre antérieure considérablement grossie, vue à sa partie supérieure. — On remarque que le parenchyme iridien brunâtre est très-épaissi et que la pupille est obstruée. — En haut on voit la pupille accidentelle formée par le décollement de l'iris du ligament ciliaire, et au milieu d'elle on trouve une exsudation plastique qui repose sur le corps vitré et rétrécit considérablement la pupille.

Fig. 26. La chambre antérieure remplie par une exsudation plastique représentée au microscope.— L'iris avec une portion de la choroïde et l'anneau ciliaire sont séparés de la cornée.— La surface postérieure de cette membrane présente une exsudation plastique qui porte au milieu une petite facette entourée de bords blancs constitués par une adhérence de l'iris à cet endroit. — La surface antérieure de l'iris et de la choroïde est recouverte d'une exsudation plastique qu'on remarque surtout sur l'iris où elle forme des lignes concentriques.

PLANCHE XV, 1er PARTIE.

Maladies de l'iris, de la choroïde, du corps vitré et de la rétine.

Cette planche doit être considérée comme la continuation de la précédente ; mais avec cette différence que l'anatomie pathologique de l'iris, au lieu d'être isolée comme dans la pl. XIV, est représentée ici concurremment avec des altérations pathologiques de la choroïde du corps vitré et de la rétine. — Les préparations que nous allons décrire peuvent jeter quelque lumière sur le domaine encore fort obscur de l'amaurose.

Fig. 1. Cataracte glaucomateuse compliquée de l'atrophie de l'iris avec décoloration de sa substance, remarquable surtout en bas.— Amincissement considérable de la sclérotique avec prédisposition prononcée aux varicosités des vaisseaux qui accompagnent ordinairement ces altérations.

Fig. 2. Un œil affecté d'une choroïdite chronique (comparez les fig. 22, 23 et 24 de cette planche) avec changement dans la coloration de l'iris.—Cet état se fait remarquer surtout par des varicosités de la sclérotique et par l'aspect particulier de l'iris qui présente une coloration brunâtre.— Plusieurs vaisseaux variqueux, qui se glissent dans la chambre antérieure entre le cercle ciliaire et la cornée, rampent ensuite sur la surface iridienne et forment un anneau concentrique vers le bord pupillaire. — Les cils hérissés et la coloration bleuâtre et veineuse de la conjonctive sont dignes d'être remarqués.

Fig. 3. Œil gauche d'un homme adulte présentant un épanchement plastique au milieu du parenchyme de l'iris, qui paraît voûté dans le milieu de son cercle, et va en s'amincissant vers la pupille. Sa substance, d'une couleur sombre et sale, a pris un aspect rayé, l'œil a perdu sa serénité et son lustre vital, et a acquis, en outre, une expression particulière d'immobilité et d'hébétude. — Autour de la cornée on aperçoit un anneau bleuâtre dans la sclérotique qui paraît un peu rougie. — En haut on remarque une partie saillante de l'iris — M. Ammon appelle cet état iridoncosis commençant.

Fig. 4, et 5. Cet œil, représenté de grandeur un peu au-dessus de la grandeur naturelle, fait voir une désorganisation particulière de l'iris que la fig. 5 nous démontre d'une manière encore plus évidente. — Le parenchyme iridien est ramolli et épaissi depuis son bord ciliaire jusqu'au-delà des deux tiers de la largeur de l'iris. — Cette désorganisation est circonscrite par une ligne tortueuse; le reste de l'iris, qui est enfermé entre cette ligne et le bord pupillaire est, décoloré.— La pupille se présente sous la forme d'une ouverture noire sans qu'on puisse nettement distinguer son contour. — La partie proéminente de l'iris striée est d'une couleur incertaine et sale ; on y reconnaît plusieurs vaisseaux variqueux tirant leur origine du tissu même de cet organe. — En bas, entre les ramifications des vaisseaux, on aperçoit une exsudation blanche rougeâtre; plus haut, on trouve une exsudation noire.— La partie aplatie de l'iris, qui touche à la pupille, est rouge et présente aussi une quantité de vaisseaux variqueux rampant vers la pupille. — Cet état constitue l'*iridoncosis* parfaite.

Fig. 6. Œil gauche d'un individu arthritique, âgé de 40 ans, sur lequel on remarque une coloration particulière de la sclérotique et de la conjonctive, qui forment autour de la cornée un anneau jaunâtre. — La forme et la couleur de l'iris sont à peine changées; mais la pupille présente une teinte jaunâtre. — Cet œil s'atrophia plus tard. — M. Ammon considère cette maladie comme une inflammation du corps vitré. (Voyez pl. XVIII, fig. 2, 15, 16.)

Fig. 7 et 8. Ces deux yeux laissent apercevoir au fond de leurs pupilles une coloration rouge particulière qui est plus foncée dans la fig. 7 que dans la fig. 8.— Le malade (jeune homme) a perdu peu à peu la vue malgré les soins des nombreux médecins, qui présumèrent, non sans raison, que ses yeux étaient affectés d'une ophthalmie interne.—Cet individu est plus tard décédé dans l'institution des aveugles de Dresde. La pl. XX, fig. 7 et 8, fait voir le résultat de l'autopsie des yeux.

Fig. 9. L'œil déjà représenté dans la pl. XIV, fig. 7, vu à distance et à la lumière solaire; on y aperçoit la coloration rouge particulière du fond de la pupille.

Fig. 10 et 11. On observe ici dans chaque œil, la maladie nommée par Beer, *œil de chat amaurotique*. — Les arcades surciliaires sont recouvertes de sourcils touffus. — L'œil droit présente au fond une couleur blanc-bleuâtre, la cornée est oblongue, la pupille irrégulière et pourvue d'un bord noir. — L'œil gauche présente les mêmes changements, mais au plus haut degré. — La pupille est ronde, dilatée et bordée d'une lisière noire, son fond est blanc et présente des ramifications vasculaires. *V*. pl. XVI, fig. 14.

Fig. 12. Un autre cas pareil, présentant une altération particulière de l'iris, qui paraît strié et épaissi; son bord ciliaire est noir et son bord pupillaire dentelé. — C'est l'iridoncosis au faible degré.

Fig. 15. Cette figure représente le même état, mais beaucoup plus avancé. — L'iris y est boursoufflé, à ce point qu'il touche à la surface postérieure de la cornée. — Il est décoloré et forme un anneau blanchâtre, rayé, devenant de plus en plus foncé du côté de la pupille qui est presque entièrement effacée. — La sclérotique présente des injections vasculaires; la vue est anéantie, les cils très-forts sont en même temps très-noirs, ce qui indique que la sécrétion pigmenteuse est très-abondante dans leur substance.

Fig. 13 et 14. Deux dessins différents d'un œil amaurotique. La figure 13 représente cet œil dans la position latérale, et la figure 14, le fait voir en face.

Fig. 14. Ossification de la face interne de la choroïde dans un œil vue de face. — La sclérotique paraît très-résistante, elle contient des vaisseaux variqueux très-nombreux et présente un anneau bleuâtre à sa jonction avec la cornée. — L'iris est détruit, il n'en reste qu'une bordure étroite, brun-grisâtre, plus large en haut et en dehors que dans d'autres endroits de son pourtour. — Cet état de l'iris permet d'examiner en entier la chambre postérieure qui présente en haut et en dehors un noyau résistant, blanc-jaunâtre; c'est probablement le cristallin ratatiné et recouvert de sa capsule. — A côté du cristallin la vue pénètre au fond de l'œil qui présente une coloration blanc-verdâtre, due à l'ossification de la choroïde. (Voy. pl. XVIII, fig. 6).

Fig. 13. Le même œil tourné en dedans et en bas, de manière à ce qu'on puisse mieux voir son fond. — Le corps jaunâtre, que nous avons considéré comme le cristallin, est placé ici en haut et en dehors. — La difformité de l'iris est plus visible; il se présente sous la forme d'une lisière étroite autour de la cornée.

Fig. 16. OEil d'une vieille femme affecté d'une amaurose congestive, compliquée d'un état variqueux de l'iris et d'un épanchement plastique sur cette membrane. — La présence de cet épanchement donne à la surface externe de l'iris une teinte jaune. — La surface postérieure de la cornée est dure et raboteuse. — En haut, il s'est formé entre la cornée, l'iris et la sclérotique, un dépôt pigmenteux qui donne à ces organes un aspect mélanotique. La sclérotique est parsemée de vaisseaux variqueux. — Cet œil passa plus tard à l'état d'ossification et finit par s'atrophier complètement.

Fig. 17, 18 et 19. — Ces trois figures dessinées à la loupe représentent l'œil d'une jeune fille scrofuleuse de 9 ans (Zeitschrift für Ophtalmologie, tom. I, pl. 103), atteinte d'une inflammation particulière de l'iris. — Les différents degrés de l'altération anatomique commancent dans la fig. 19 et se terminent dans la fig. 17.

Fig. 19. L'iris est très-pâle, jaune-verdâtre, un peu bombé en avant, tiraillé d'une manière particulière et présente des plis sous forme de rayons. — La pupille n'est pas au centre, mais évidemment déplacée en dedans; sa forme est difficile à reconnaître à cause du pigment noir déposé sur le bord pupillaire; on voit cependant qu'elle est floconneuse et inégale. — Sur la surface externe de l'iris on distingue des vaisseaux nombreux qui prennent leur source à l'anneau ciliaire, passent dans la chambre antérieure et rampent vers la pupille.

Fig. 18. Le même œil représenté quelque temps plus tard. — La maladie a fait des progrès, la sécrétion pigmenteuse sur la surface antérieure de l'iris est considérablement augmentée, la couleur de l'iris est par conséquent un peu plus foncée, et le pourtour de la pupille ne se laisse plus reconnaître. —Le cristallin, détaché de ses adhérences, est tellement incliné en avant qu'il touche à la cornée.

Fig. 17. Le même œil représenté encore plus tard : la sécrétion pigmenteuse sur la surface antérieure de l'iris est encore plus considérable; elle s'étend jusqu'au bord ciliaire où elle paraît moins foncée. — Les contours de la pupille se perdent au milieu de ce pigment. — L'iris contient une grande quantité des vaisseaux qui ont fourni dans plusieurs endroits de son parenchyme des épanchements sanguins. — Ces épanchements se présentent sous la forme de taches rouges à la surface de l'iris. — En bas, dans la chambre antérieure, on découvre un autre épanchement sanguinolent qui provient aussi des vaisseaux de l'iris.

Fig. 20. L'hémisphère postérieur de cet œil est fendu en six lambeaux, le corps vitré, le cristallin et la rétine sont retirés du globe pour faire voir la surface interne de l'iris. — La choroïde est partout très-rouge, elle a conservé seulement çà et là, quelques parcelles de pigment qui paraissent très-noires et forment des lignes et des stries irrégulières. — L'uvée est aussi dépourvue de pigment et présente de nombreux vaisseaux variqueux. — La couronne ciliaire est très rouge.

Fig. 21. Un œil ouvert par derrière et de telle manière que la vue peut se porter entre la choroïde, la rétine et le corps vtiré où elle rencontre un épanchement sanguin. — Le nerf optique est laissé à sa place. — Quatre lambeaux de la sclérotique, doublés de la choroïde, laissent voir la surface interne de cette membrane, qui est recouverte d'une couche de sang, au travers de laquelle on remarque des parcelles de pigment. — Sur le dernier lambeau à gauche, qui est le plus grand, on aperçoit à la surface interne d'une portion de la rétine. — Elle est sanguinolente et parsemée de taches rouges foncées. — Le corps vitré, qu'on aperçoit à l'endroit où l'on a détaché la rétine, est aussi rouge et porte des taches de sang coagulé.

Fig. 22. Une partie de la choroïde malade, vue au microscope.— On y voit le pigment en grande quantité; il est plus foncé qu'à l'ordinaire, ses grains sont ramollis, commencent à se dissoudre et à s'effacer; ils ont cessé de présenter cet arrangement régulier en mosaïque qu'ils présentent dans l'état naturel.

Fig. 23. Un autre morceau de la choroïde malade avec le pigment anormal vu au microscope; ce pigment forme ici des stries séparées par d'autres intervalles striés blancs où il manque entièrement.—Il est mou et ses grains sont peu serrés et peu adhérents les uns aux autres.

Fig. 24. Un autre morceau de la choroïde malade présentant le même état que la figure précédente, mais beaucoup plus prononcée.

PLANCHE XVI, 1re PARTIE.

Altérations pathologiques de la sclérotique, de l'uvée et de la choroïde.

Cette planche contient les maladies compliquées de la sclérotique, de l'uvée et de la choroïde, ainsi que quelques altérations morbides de la sécrétion du pigment.

Fig. 1. Segment antérieur de l'œil d'un ictérique, vu de dedans. — L'iris et la choroïde ont été retirés, et la cornée avec la sclérotique renversée de manière à rendre leur surface interne convexe. — La sclérotique est d'un jaune sale, la cornée a perdu sa rotondité, et on y observe une figure étoilée dépendant de l'enfoncement de son parenchyme.

Fig. 2. Cette figure représente la coque oculaire, divisée en cinq portions à partir du nerf optique jusqu'au bord de la cornée dont on a enlevé les organes internes de l'œil, afin de mettre à nu la surface interne de la sclérotique et de la cornée.

—Cet œil, qui est ici représenté au microscope, appartient à un enfant affectéde l'ophthalmie des nouveau-nés. — Il est remarquable par l'embranchement des vaisseaux propres de la sclérotique qu'on voit sortir d'un point central de chaque lambeau et s'étendre sur sa surface en forme des rayons. — Ces vaisseaux prennent leur origine de petits troncs ciliaires qui traversent la sclérotique pour se rendre à la choroïde; ces troncs se trouvent ici gorgés de sang.

Fig. 3. L'aspect microscopique d'une plaie scléroticale qui est sur le point de se cicatriser. — On y voit seulement une raie noire entourée de vaisseaux très-nombreux.

Fig. 4. Vue de la chambre antérieure de l'œil d'un veau. Cet œil fut gardé pendant quelque temps dans l'esprit de vin ; son hémisphère antérieur est renversé de telle façon que la surface interne, de la cornée mise à nu par la séparation de la sclérotique de la choroïde de l'iris, est devenue convexe. — La cornée est opaque ; entre elle et l'irisdétaché, on remarque une masse tuberculeuse qui a rempli toute la chambre antérieure. —La surface antérieure de l'iris est singulièrement blanche et ne présente pas de trace d'inflammation.

Fig. 5. L'hémisphère antérieur de l'œil d'un chien vu en dedans. — On y voit la coupe de la sclérotique, les procès ciliaires et une partie de la choroïde qui sont très-pâles ; on aperçoit ensuite le cristallin cataracté, et enfin une exsudation sanguinolente entre la cataracte et les procès ciliaires. (Comparez fig. 11.)

Fig. 6. L'intérieur de l'hémisphère antérieur de l'œil d'un bœuf. — La coupe de la sclérotique est grise. — Sur la choroïde on remarque une exsudation plastique qui recouvre presque en entier les procès ciliaires. — La sécrétion du pigment uvéal est augmentée, ce qui empêche de voir distinctement les bords de la pupille.

Fig. 7. L'Hémisphère antérieurd'un œil humain vu de dedans et représenté au microscope. —Le cristallin et le corps vitré sont enlevés; on voit, à la coupe du globe qu'il a perdu, sa rotondité. — Les procès ciliaires sont blancs, très-tendus et changés dans leur aspect normal. — L'uvée est devenue brune-claire et parsemée d'exsudations blanches, mêlées de stries noires. — On remarque près du bord pupillaire d'autres exsudations pareilles qui convertissent la forme ronde de la pupille en une forme triangulaire.

Fig. 8. L'intérieur d'un œil qui a été affecté de l'ophthalmie des nouveau-nés, représenté au microscope. — Il est fendu en cinq parties, d'avant en arrière. — Les lambeaux qui résultent de ces incisions sont mis de côté de manière à laisser voir l'intérieur de l'œil.—Le cristallin, le corps vitré et une partie de la rétine ont été extraits afin qu'on puisse voir la surface interne de la choroïde. — On remarque ici que le pigment manque sur la partie postérieure de l'iris, qui est divisée en cinq portions ainsi que la cornée. — La surface interne de la choroïde est rouge; son pigment, plus noir qu'à l'ordinaire, est étendu en nappe; dans plusieurs endroits il est détaché par l'action de l'eau dans laquelle cette préparation a été gardée pendant qu'on en faisait le dessin. — La rétine est fortement injectée, ses plis sont distendus par l'action de l'eau qui a pénétré entre elle et la choroïde. — La tache jaune de Sœmmering manque ici, comme c'est l'ordinaire dans les yeux des nouveau-nés.

Fig. 9. L'iris et la choroïde de l'œil d'un taureau séparés de la sclérotique et de la cornée. — La choroïde est très- rouge. — L'anneau ciliaire est rendu blanc par une exsudation plastique. — La surface antérieure de l'iris est jaune et marquée de stries parallèles au bord pupillaire, sur lequel on distingue des dépôts plastiques.

Fig. 10. La surface interne de la choroïde dans un œil affecté de l'ophthalmie des nouveau-nés et fendu en cinq portions d'arrière en avant. — Le cristallin, le corps vitré et la retine sont retirés de cette préparation qui a été lavée à grande eau dans le but de détacher son pigment. — La choroïde est très-rouge, elle est séparée de l'iris pour faire voir la surface interne de la cornée ; cette dernière est perforée à son centre, l'iris est engagé presque en totalité dans cette ouverture et y forme une procidence considérable qu'on aperçoit sous forme d'une plaque noire située au centre de la cornée.

Fig. 11. La préparation du n° 5, débarrassée de l'exsudation sanguinolente au moyen du lavage à grande eau. — Ce qui permet d'apprécier l'état des procès ciliaires qui sont agglomérés en partie et en partie séparés les uns des autres. — Leur structure est très-changée, le cristallin est situé en dehors de l'ouverture pupillaire qui par le rapetissement pathologique de l'iris a changé entièrement sa configuration.

Fig. 12. L'hémisphère antérieur de l'œil humain dont on a éloigné la rétine et le corps vitré; son pigment est plus clair qu'à l'ordinaire, cependant on en voit quelques flocons plus foncés entre les procès ciliaires. — A travers le cristallin qui est resté à sa place, on voit l'uvée dont la couleur est aussi moins foncée. — Le cristallin présente un commencement d'opacité.

Fig. 13. La moitié postérieure de la choroïde du même œil, représentée au microscope. — Elle est renversée de manière que sa surface interne est devenue convexe. — La rétine affaissée forme une tresse blanchâtre. — On reconnaît très-bien la structure de la choroïde, le pigment de cette membrane est très-clair et la recouvre très-imparfaitement. — La tache de Sœmmering (*macula badia Sœmmeringi*) disparut de la choroïde. Les vaisseaux propres de cette membrane vasculaire sont oblitères; au-dessus d'eux on aperçoit d'autres vaisseaux rouges nouvellement formés. — La rétine est plus épaisse et plus résistante qu'à l'ordinaire; elle est pourvue de sa tache jaune.

Fig. 14. La surface interne de la choroïde et de la rétine d'un œil atrophié, fendu d'avant en arrière. — La coupe de la sclérotique fait voir que le racornissement de cette membrane est déjà assez avancé. (Comparez fig. 2, 5, 15, pl. XVIII). La rétine est épaissie, recouverte, çà et là d'exsudations plastiques jaunâtres formant des replis très-prononcés. — A travers la rétine on voit la surface interne de la choroïde dépourvue en grande partie de son pigment, le peu qui en reste encore est noirâtre et étendu en nappes. — Il y en a très-peu qui ait conservé l'aspect normal.

Fig. 15. L'intérieur de l'hémisphère postérieur de l'œil dessiné au microscope. — La rétine a disparu, il n'en reste qu'une petite trace en bas. — Les vaisseaux sanguins de la choroïde se présentent sous forme d'un amas confus de filaments blancs et rouges.

Fig. 16 et 17. Intérieur de deux coupes longitudinales de deux globes qui ont été affectés d'une métastase scarlatineuse : l'enfant succomba quelques jours plus tard à la suite d'une affection cérébrale.

Fig. 16. Une moitié du globe lavée à grande eau. — La cornée en haut est très-ramollie. — La sclérotique paraît saine dans sa coupe. — Le bourrelet rouge représente l'iris et les procès ciliaires. — La surface interne de la choroïde, dénuée de son pigment, paraît jaune et rouge, et porte les caractères d'une affection très-grave. — En bas on voit la rétine et le corps vitré retiré du globe et mis de côté, et on y remarque des taches pigmenteuses.

Fig. 17. La moitié de l'autre œil vu en dedans, telle qu'elle s'est présentée au moment de de la dissection. — On y reconnaît à peine des organes, tant ils sont modifiés dans leur structure. — En haut, on voit la coupe de la cornée qui est très-épaisse, opaque et rendue jaunâtre par suite d'un épanchement purulent dans son parenchyme; plus bas est située une portion de la rétine colorée en rouge et s'étendant en bas et à gauche.—Plus loin existe un amas de pigment qui recouvre la choroïde, dont une portion, mise à nu et colorée en rouge, se fait remarquer en bas. — Le corps vitré, qui ne présentait aucune anomalie, est retiré de cette préparation. — Le cristallin a été ramolli, il a disparu par la résorption à ce point qu'il n'en reste que quelques traces. — Il paraît que la capsule s'était déchirée en cédant au gonflement du cristallin.

Fig. 18. Un œil détruit sous l'influence d'une ophtalmie des nouveau-nés, divisé dans son fond en plusieurs lambeaux qui ont été écartés pour permettre à la vue de pénétrer dans l'intérieur de l'œil. —Au lieu du corps vitré et du cristallin, on y trouve un amas informe de pus, de lymphe et de pigment. — La surface interne de la choroïde est recouverte de pigment brunâtre.

PLANCHE XVII, 1re PARTIE.

Altérations morbides du corps vitré et du canal de Petit.

Fig. 1. Corps vitré, coloré en rouge, de l'œil d'un enfant affecté de l'ophthalmie des nouveau-nés, et sur lequel on observait en même temps une rougeur particulière de la peau, résultant d'une altération du sang. La rougeur du corps vitré est très-prononcée; la capsule est aussi colorée en rouge et le cristallin commence à se troubler.

Fig. 2. Corps vitré d'un œil amaurotique présentant une coloration verte. Il est racorni, plus petit que dans l'état normal.—On voit dans la direction de son axe un filament blanchâtre qui se rend à la capsule postérieure et se divise sur elle en plusieurs branches. C'est l'artère centrale de la rétine oblitérée et altérée dans sa structure.

Fig. 3. Le corps vitré et la capsule colorée en jaune, retirés de l'œil d'un ictérique. — Les ramifications des vaisseaux rouges sur le corps vitré méritent d'être remarquées.

Fig. 4. Le corps vitré et le cristallin opaques. — A l'endroit de la couronne ciliaire on voit une exsudation sanguinolente.

Fig. 5. Le corps vitré, la capsule et le cristallin colorés en rouge clair, retirés d'un œil malade. Le cristallin commence à devenir opaque.

Fig. 6. Un autre cas analogue au précédent, avec cette différence que le cristallin paraît très-petit en comparaison du volume du corps vitré, qui présente une organisation particulière, et fait voir de nombreux vaisseaux injectés sur sa surface.

Fig. 7. Un œil détruit par l'ophthalmie des nouveau-nés, divisé au fond en cinq lambeaux qui sont écartés pour faire voir l'intérieur du globe.—La rétine et le corps vitré sont convertis en masse purulente et floconneuse, qui est recouverte d'un réseau vasculaire de nouvelle formation. — La surface interne de la choroïde est rouge et présente quelques traces de pigment.

Fig. 8. La section transversale du globe, pratiquée immédiatement derrière la capsule postérieure. — La figure représente le segment antérieur vu de l'intérieur de l'œil. — Le cristallin est retiré du sac capsulaire par une ouverture pratiquée dans son segment postérieur. — Une exsudation purulente occupe le canal de Petit; cependant le cristallin et sa capsule ne présentent aucune trace d'opacité.

Fig. 9. Coupe longitudinale d'un œil de cheval affecté d'atrophie du corps vitré. — La cornée et la sclérotique sont entièrement saines; la rétine est un peu plus épaisse qu'à l'ordinaire. —Le corps vitré, dont une couche opaque voile la rétine, présente au centre un grand espace vide qui provient du racornissement de ce corps dont la substance est uniformément obscurcie.

Fig. 10. Atrophie du corps vitré de l'œil d'un cheval, vu d'arrière en avant. La sclérotique est très-fine et contractée sur elle-même dans plusieurs endroits de sa surface. — La choroïde paraît verdâtre; le corps vitré, qui commence à s'atrophier, quoiqu'il soit encore assez transparent, offre des plis innombrables qui sont fortement attachés à la capsule postérieure. Le cristallin qu'on voit à travers est opaque, surtout sur sa surface postérieure.

Fig. 11. Hémisphère antérieur de l'œil d'un cheval affecté de l'atrophie du corps vitré vu de l'intérieur. Dans la coupe de la sclérotique qui, au lieu d'être ronde est ovale, on aperçoit de nombreux vaisseaux sanguins se ramifiant dans sa substance.—La choroïde est un peu plus épaisse qu'à l'ordinaire, sa surface interne est recouverte d'une couche très-mince de lymphe plastique. Le corps vitré est rétracté vers la pupille et forme une masse blanchâtre qu'on voit surtout au milieu et à gauche. — La rétine, au lieu de rester en place, comme dans la figure précédente, a suivi le corps vitré à mesure qu'il se rapetissait; elle recouvre toujours sa surface; elle est très-fine, jaunâtre et tellement transparente, qu'on peut distinguer à travers elle des plis du corps vitré. — Ces derniers sont coordonnés comme dans le cas précédent, ils sont ramassés autour de la circonférence du cristallin de telle sorte que le centre de sa surface postérieure est presque entièrement dévoilé. — Sur le corps vitré on voit trois faisceaux vasculaires se dirigeant de la partie postérieure du cristallin à la partie postérieure de ce corps.

Fig. 12. Coupe longitudinale de l'œil gauche d'un veau qu'on a tué quelques jours après sa naissance, à cause de ses yeux défectueux, que M. le docteur Behr de Bernbourg a ensuite envoyé à M. Ammon. — Cet œil est très-distendu, par conséquent la cornée et la sclérotique sont très-amincies. — Sa chambre intérieure est remplie d'une masse rouge sale, de consistance de blancs d'œuf caillé. La membrane de l'humeur aqueuse est fortement attachée à cette masse, et elle paraît beaucoup plus épaisse que dans l'état normal. — Le cristallin est opaque; il manque ici d'un segment qui a été enlevé au moment où l'on a coupé l'œil en deux. — Le corps vitré forme une masse jaunâtre autour du cristallin. — La rétine est restée à sa place.

Fig. 13. Le cristallin et le corps vitré de l'œil droit du même veau vu en face; ils sont opaques, jaune-paille. Le corps vitré, ramassé autour du cristallin, forme une masse applatie. — La couronne ciliaire, au premier coup d'œil, ne présente aucune anomalie; mais si on l'examine de près, on découvre que son pigment est ramolli, que son contour est mal dessiné et beaucoup moins net que dans l'état normal.

Fig. 14. Œil gauche d'un homme de soixante ans, représenté à la loupe. Dans cet œil les organes internes, et surtout le corps vitré, présentent des signes d'une altération profonde. Le globe est incisé transversalement à distance du tiers de la longueur de son axe; le segment séparé est mis de côté et il ne tient au reste qu'au moyen d'une portion de la sclérotique de l'œil. — On voit que le contour de la sclérotique est oblong, la surface interne de la choroïde est rouge brunâtre, les procès ciliaires sont déplacés et recouverts d'une exsudation plastique. L'iris a disparu et à sa place on découvre une exsudation plastique, qui s'étend à droite et en haut. — Le cristallin, dont on aperçoit la surface postérieure, est brunâtre, mais transparent et rond; il a été trouvé au moment de l'autopsie, exactement tel que nous l'avons représenté ici. — Il est libre, détaché du corps vitré et on pouvait le déplacer aisément dans l'enceinte du corps ciliaire. Quant à la portion postérieure du globe, il fait voir l'adhérence morbide de la rétine à la choroïde. — Le corps vitré est converti en une masse rouge brunâtre de consistance de blanc d'œuf coagulé. Une pareille transformation manifeste une grande tendance à l'ossification.

Fig. 15. L'œil droit du même individu, représenté de la même manière, mais la section transversale du globe est ici un peu plus éloignée de la cornée que dans la figure précédente. La surface interne de la choroïde est normale. — La forme des procès ciliaires est longitudinale, comme celle du globe. — L'endroit ou se trouve l'iris présente une tache noire au milieu des procès ciliaires, et un peu sur le côté se trouve le cristallin opaque, dont la surface postérieure seule est visible. — Il est libre, séparé du corps vitré, aussi bien que des procès ciliaires, qui n'offrent pas la moindre trace d'adhésion normale à la hyaloïde. — Dans la partie postérieure du globe on aperçoit la sclérotique déformée dans son contour et la coupe du corps vitré qui est altéré dans sa structure. — Le chaton hyaloïdien est recouvert d'une membrane opaline pourvue d'un point blanchâtre au centre qui jette autour de lui des rayons de la même couleur. — Derrière le chaton se trouve le corps vitré enduré, contenant des points blancs et colorés.

Fig. 16. La surface postérieure du chaton hyaloïdien représenté au numéro 15, dans la direction en face. — Elle est rouge, convexe et irrégulière.

Fig. 17. Le segment postérieur de l'œil, représenté à la fig. 15, incisé encore une fois. — La coupe que nous voyons ici est parallèle à la coupe de la fig. 15, mais elle est plus rapprochée du fond de l'œil. — La sclérotique est épaisse, la choroïde et la rétine sont tantôt réunies, tantôt séparées. Le corps vitré converti en une masse opaque, jaune à sa surface est rougeâtre à son centre. — On y observe la structure cellulaire, surtout au milieu où l'on remarque une altération rouge qui provient évidemment de la métamorphose de l'artère centrale de la rétine.

PLANCHE XVIII, 1re PARTIE.

Atrophie et ossifications du globe.

Cette planche nous fera voir les nombreuses altérations des membranes de l'œil, relatives aux ossifications de ses différentes parties qu'on observe dans les atrophies du globe. — Elle nous donnera l'idée de l'origine et du développement de l'atrophie et de son influence sur la partie interne de l'œil. — Il est à espérer que l'histoire de l'ossification du globe gagnera quelque chose à ce rapprochement des différentes formes que nous nous sommes efforcés de réunir ici.

Fig. 1. Une partie de la base du cerveau, chez un individu affecté d'une atrophie des deux yeux. Les globes sont situés plus en arrière que dans l'état normal, derrière le bord antérieur du cerveau : ils sont anguleux et irréguliers. La gaîne du nerf optique à gauche est fendue et même excisée en partie pour faire voir la substance du nerfs atrophié. — L'entrecroisement des nerfs optiques (chiasma) est très-mince, son bord postérieur est aplati en forme de ruban; derrière lui des nerfs optiques sont très-amincis.

Fig. 2. Fait voir la coupe d'un œil atrophié, où l'on remarque les bosselures de la sclérotique racornie et épaissie.—Il n'y reste pas la moindre trace de cornée, et la cavité du globe ne contient rien autre qu'une matière noire et une exsudation plastique.

Fig. 3. Un œil atrophié imparfaitement divisé en deux parties, qui sont écartées l'une de l'autre et représentées de manière à permettre de voir l'intérieur de l'œil. — La sclérotique, plus épaisse dans plusieurs endroits, est plus mince dans d'autres. — Au centre du globe se trouve une ossification jaunâtre recouverte d'une couche noire.

Fig. 4. Segment antérieur d'un œil atrophié, qui présente des bosselures considérables recouvertes à l'intérieur des couches pigmenteuses.

Fig. 5. Un œil atrophié, dénué du tissu cellulaire qui l'entourait et représenté de profil.— Il a perdu sa forme ronde et est devenu bosselé. — Il présente en haut un petit rudiment de la cornée, derrière laquelle se trouve une masse verdâtre. En bas on aperçoit un rudiment du nerf optique.

Fig. 6. Coupe longitudinale d'un œil ossifié où l'on voit une grande portion de la sclérotique pourvue du nerf optique. — La cornée est mince et ressemble à la sclérotique amincie et enfoncée. Sur la choroïde, dont on voit ici plusieurs portions, on aperçoit une couche blanche grisâtre en arrière, pourvue çà et là de plusieurs ouvertures rondes et ovalaires. — Cette couche est formée par un dépôt de substance calcaire dans le tissu cellulaire très-fin qui tapisse l'intérieur de la choroïde et s'étend depuis le passage du nerf optique jusqu'aux procès ciliaires (ossificatio membranæ serosæ choroideæ); il présente en arrière une ouverture considérable pour le passage du nerf optique. Au milieu du globe, et dans la direction de son axe on aperçoit la rétine repoussée en dedans et formant un cône dont le sommet est tourné vers le nerf optique et la base vers la cornée. — L'espace qui existe entre la lame osseuse et la rétine est rempli d'un liquide transparent, qui ressemble à l'humeur aqueuse. Sur la rétine on aperçoit une tache rouge.

Fig. 7 et 8. Ces deux figures représentent deux coupes de deux yeux atrophiés, mais à un degré beaucoup moins considérable que dans la première et la deuxième figure. On aperçoit des plies à la sclérotique, provenant du rapetissement de l'œil; leur présence nous explique d'où viennent les bosselures représentées dans la fig. 5. Sur la surface interne de la sclérotique on aperçoit une couche d'une masse blanche résistante, qui s'oppose au progrès du rapetissement du globe. — Cette masse a repoussé vers le centre de l'œil les organes qui y sont contenus, tels que la choroïde, la rétine, le corps vitré et le cristallin; la compression de leurs vaisseaux a provoqué une altération dans leur nutrition, en vertu de laquelle ils se sont atrophiés, et ne se présentent plus ici que sous forme de petits pelotons noirs qu'on remarque au milieu de chaque œil, et qui sont représentés à la loupe du côté droit de la fig. 7 et du côté gauche de la fig. 8.

— Ces petits débris font voir des traces de dépôts plastiques.

Fig. 9. Coupe d'un œil ayant la choroïde ossifiée. — L'endroit correspondant à la cornée est tourné en bas. — La sclérotique paraît çà et là plus épaisse que dans l'état normal. La cornée est méconnaissable, elle est amincie, aplatie et ressemble en tout à la sclérotique.—La choroïde présente une couche noire en dehors et blanche en dedans. Sa surface interne se trouve recouverte d'une croûte blanche ossifiée, qui laisse entrevoir à travers des espaces plus minces la couleur foncée de la choroïde. L'intérieur de l'œil présente un aspect marbré.

Fig. 10. Un œil atrophié divisé en deux moitiés. — Dans plusieurs endroits la sclérotique est plus épaisse, dans d'autre elle l'est moins qu'à l'ordinaire. — La cavité du globe est remplie d'une masse qui n'est pas ici en dehors, mais en dedans de la choroïde.

Fig. 11. L'aspect intérieur d'un œil ossifié sans qu'il soit atrophié. Le globe est représenté dépourvu de la sclérotique. —La choroïde présente sa couleur naturelle seulement un peu plus claire; les procès ciliaires sont aussi à l'état normal. — Dans un espace assez considérable, la choroïde est séparée de l'ossification, et cette dernière, qui paraît à nu, ressemble à une espèce de vase dont on aperçoit, dans ce dessin la surface externe ainsi qu'une partie de la surface interne. — Cette surface présente des filaments noirs en grande quantité.

Fig. 12, 13 et 14. Ossifications des cristallins et des corps vitrés.

Fig. 12. Le cristallin et le corps vitré ossifiés sont intimement liés avec la choroïde dégénérée, dont une portion est excisée au centre pour faire voir la couleur jaune et la structure de l'ossification, qui est recouverte d'un épanchement plastique s'étendant en nappe au milieu du pigment noir. — La concrétion osseuse est ici représentée de face : la fig. 24 de la pl. IV, présente l'aspect externe de cet œil.

Fig. 13. La couche supérieure d'une masse ossifiée retirée de l'œil atrophié. C'est probablement le cristallin (Comparer pl. IV, fig. 24). Sa surface supérieure, raboteuse, était réunie avec le corps vitré; l'autre, lisse, était tournée vers la pupille.

Fig. 14. Vue latérale de la concrétion osseuse du cristallin et du corps vitré, représentés de face, dans la fig. 12 de cette planche. — On voit qu'elle est composée de plusieurs portions qui sont intimement liées avec la choroïde. — Cette dernière, altérée dans sa structure, présente une couleur blanche et grisâtre; elle est déchirée en plusieurs lambeaux entre lesquels on voit la couleur jaune de la concrétion osseuse.

Fig. 15 et 16. Deux segments inégaux de l'œil atrophié d'un cheval, dans lequel le fond du globe est surtout affecté, tandis que sa partie antérieure a conservé sa configuration normale.

Fig. 15. L'aspect intérieur du segment, plus petit que la sclérotique; il est rougeâtre, plus mince dans plusieurs endroits, dans d'autres plus épais. — Il ne reste plus de trace du corps vitré, et la cavité du globe, considérablement rapetissée, contient un dépôt de pigment. La coupe du cristallin fait remarquer une opacité dans les couches corticales antérieures; au centre on remarque un épanchement de sang qui fait paraître le cristallin comme distendu et gonflé. — La cornée est un peu plus épaisse.

Fig. 16. L'aspect intérieur du segment plus gros, pourvu d'un bout du nerf optique. La sclérotique est colorée en rouge sur sa surface externe.—Amincie dans plusieurs endroits, elle est repliée en dedans et elle rapetisse considérablement la cavité de l'œil. — Le corps vitré a disparu et à sa place ou trouve un amas considérable de pigment. — Les couches corticales antérieures du cristallin sont opaques, et l'intérieur de cet organe est le siége d'une exsudation sanguine.

PLANCHE XIX, 1re PARTIE.

Altérations de la choroïde et de la rétine.

Il est à espérer que la série de préparations représentées dans cette planche jettera quelque lumière sur l'histoire, très-obscure et très-embrouillée, des altérations morbides de la choroïde et de la rétine.

Fig. 1. L'aspect interne de l'hémisphère postérieur de la coque oculaire, divisé en quatre lambeaux dirigés vers le nerf optique. — La rétine est mince et blanche et elle ne présente pas de trace de la tache jaune de Sœmmering. — La choroïde est, à sa surface interne, brune claire, presque jaune, offrant à la vue des taches noires surtout à l'endroit des procès ciliaires.— L'iris présente les mêmes taches. — La vue du malade était considérablement détériorée.

Fig. 2. L'aspect interne de l'œil d'un cheval affecté de l'inflammation de la choroïde. —La surface externe de la sclérotique, qui est plus mince, et le nerf optique sont rouges.—La cornée est enfoncée. — La rétine est détruite à ce point qu'on n'en voit que quelques filaments disséminés (c e). La choroïde fait voir, seulement dans un endroit, une exsudation plastique (d); les procès ciliaires se présentent à l'état normal.

Fig. 3. Coupe longitudinale de l'œil malade d'un veau. — La sclérotique et la cornée présentent leur épaisseur normal, tandis que la membrane de l'humeur aqueuse et la capsule antérieure sont plus épaisses. La rétine présente une exsudation blanchâtre qui s'étend également sur toute l'étendue de sa surface interne.

Fig. 4. Le segment postérieur d'un œil malade vu de l'intérieur. — La surface interne de la choroïde est brune claire; la rétine est plus épaisse qu'à l'ordinaire, et présente de nombreuses injections vasculaires. Entre elle et la choroïde on voit la membrane de Jacob épaissie.

Fig. 5. Le segment postérieur d'un autre œil malade vu de l'intérieur. — La surface interne de la choroïde est plus claire qu'à l'ordinaire; la rétine est rougeâtre.

Fig. 6. L'aspect intérieur de l'œil d'un enfant retiré mort des parties génitales de sa mère au moyen de forceps et ayant la tête fortement conprimée. — Cet œil présente une exsudation sanguine considérable entre la choroïde et la rétine (a). La coupe du nerf optique est rouge; la rétine est fortement injectée et présente une ecchymose considérable à droite. La choroïde est comme trempée dans le sang: ses deux surfaces en sont recouvertes. La sclérotique offre à la vue de nombreuses injections sanguines.

Fig. 7. Surface interne de l'hémisphère postérieur d'un œil. —La rétine, blanchâtre, présante plusieurs vaisseaux injectés qui sortent d'un point autour duquel on aperçoit un épanchement plastique en forme d'arneau.

Fig. 8. Coupe longitudinale d'un œil dont la rétine présente des vaisseaux injectés s'étendant en avant vers le cristallin. — En arrière on aperçoit la tache jaune.

Fig. 9. L'aspect interne de l'hémisphère postérieur d'un œil dans lequel on voit les plis de la rétine, sa tache jaune, et une quantité d'autres taches noires dont le nombre augmente du côté de la circonférence.

Fig. 10. Segment postérieur de l'œil représenté de telle manière qu'on voit la surface interne de la choroïde et la surface externe de la rétine repliée sur elle-même. — On y remarque une quantité de taches noires.

Fig. 11. Un morceau de la rétine altérée vu au microscope; il est jaune et parsemé de taches noires qui ressemblent, au premier coup-d'œil, à des facettes.

Fig. 12 L'intérieur de l'hémisphère postérieur d'un œil malade dessiné au microscope. — Il ne reste, de la rétine, qu'un voile très-fin et transparent sur lequel la tache jaune de Sœmmering est bien visible. La choroïde est dépourvue du segment. — Sur sa surface interne on voit des stries provenant en partie des vaisseaux oblitérés et en partie du manque de segment.

Fig. 13. Le segment antérieur d'un œil vu à l'intérieur et représenté à la loupe. La choroïde est recouverte d'une couche plastique qui forme des stries concentriques vers les procès ciliaires; le pigment choroïdal est très-peu foncé, surtout sur les procès ciliaires qui sont presque blancs. Le cristallin est un peu troublé près de son bord. En haut, sur la capsule postérieure, se trouve une opacité sous forme d'un cercle composé de six segments (gerontoxon). Dans la substance cristalline on aperçoit une opacité triangulaire dont le sommet est au centre, et la base tournée vers le bord de cet organe.

Fig. 14. L'hémisphère antérieur de l'œil d'un aveugle-né, vu de l'intérieur de l'œil et représenté au microscope. La coupe de la sclérotique présente un cercle inégal. La surface interne de la choroïde est raboteuse; la rétine est épaisse; au point de réunion de cette membrane avec les procès ciliaires on voit une bordure blanchâtre dentelée, constituée par l'épanchement plastique. — Le cristallin est normal.

Fig. 15. L'intérieur d'un œil hydrophthalmique divisé en quatre lambeaux, d'arrière en avant. — Le corps vitré ramolli s'était écoulé de cet œil au moment de l'incision. Le cristallin est opaque: la rétine paraît là où on l'a laissée dans cette préparation blanche et très-mince. La choroïde est très-claire, son pigment a presque totalement disparu; la sclérotique est très-amincie.

Fig. 16. L'intérieur de deux moitiés, antérieures et postérieures, d'un œil appartenant à un enfant nouveau-né aveugle.—La sclérotique ne présentait aucune anomalie; le pigment choroïdal est considérablement modifié au devant et au fond de l'œil qui est le siège d'une coloration rouge très-prononcée. La rétine est entièrement séparée de la choroïde: on a trouvé une grande quantité de sérum entre ces deux membranes. La rétine, repoussée au dedans par ce liquide, formait au centre de l'œil un faisceau dont l'extrémité antérieure adhérait à la surface postérieure du cristallin. Il est à remarquer que le corps vitré avait entièrement disparu; la rétine, épaissie à l'endroit de son union avec son nerf optique, était très-mince dans le voisinage de la capsule. Le cristallin était opaque, et la couronne ciliaire, dont on voit ici la surface postérieure, est épaissie comme dans la fig. 14.

Fig. 17. L'intérieur d'un œil gauche hydropique observé chez l'individu dont l'œil droit a été représenté au n° 15. Cet œil est divisé d'avant en arrière en quatre lambeaux. Le corps vitré était très-ramolli, le cristallin troublé dans sa transparence. La rétine est détruite, on n'en voit que quelques débris au fond de l'œil. Les plis de cette membrane existent encore, mais la tache jaune de Sœmmering a disparu. La choroïde est très-claire et dépourvue de son pigment. Elle fait voir des vaisseaux nombreux à l'endroit où se termine la rétine. A l'exception de son amincissement, la sclérotique ne présente d'ailleurs aucune anomalie.

PLANCHE XX, 1re PARTIE.

Maladies de la rétine et du nerf optique.

Cette planche constitue le supplément de la planche précédente où l'on a vu des altérations pathologiques propres à l'amaurose. Ces altérations se rapportent à la choroïde, à la rétine et aux nerfs optiques.

Fig. 1 et 2. L'intérieur de l'œil présentant une altération notable de la rétine et du cristallin.

Fig. 1. L'hémisphère antérieur où l'on voit la surface interne de la rétine un peu épaissie. En bas, et à gauche, il se trouve un épanchement plastique considérable sur lequel se ramifient plusieurs vaisseaux, ce qui indique que cet épanchement commence à s'organiser. Le cristallin présente au centre une opacité blanchâtre qui siége évidemment entre ses lamelles, et se dirige en bas.

Fig. 2. L'hémisphère postérieure représentant la rétine épaissie et colorée en brun. Au fond on ne trouve plus la tache jaune; les plis rétiniens sont dérangés et irréguliers.

Fig. 3. Cette figure représente une concrétion

plastique qui se trouve entre la rétine et la choroïde. La rétine est soulevée, et on reconnaît bien sa liaison intime avec l'exsudation qui est entourée de filaments en forme de rayons. C'est au moyen de cette exsudation que la rétine est réunie avec la choroïde.

Fig. 4. La réunion anormale entre la choroïde et la rétine réprésentées au microscope. La rétine bleuâtre, vasculaire, plus épaisse que dans l'état normal, est soulevée, pour qu'on puisse voir entre elle et la choroïde la grande quantité de filaments plastiques, qui vont d'une membrane à l'autre.

Fig. 5. L'aspect interne de l'hémisphère postérieur de l'œil d'un cheval. Sur la coupe de la sclérotique qui est plus épaisse qu'à l'ordinaire, on distingue des injections vasculaires. Entre la sclérotique et la choroïde on trouve une exsudation plastique qui augmente l'épaisseur de cette dernière. Sur la surface interne de la choroïde, qui ne diffère que très-peu de l'état normal, on ne découvre aucune trace de la rétine, à l'exception d'un mamelon à l'endroit où aboutit le nerf optique. La rétine n'existait plus au moment où l'on a disséqué cet œil.

Fig. 6. L'hémisphère postérieur de l'œil représenté à la loupe. La sclérotique et la choroïde sont renversées, de sorte que leurs surfaces internes sont devenues convexes. Le pigment est coloré en brun ; à gauche, et en haut, on distingue une tache sur la choroïde (*macula badia Sœmmeringi*), qui correspond à la tache jaune de la rétine. La rétine est très-mince, blanche, pourvue de la tache jaune et réunie au nerf optique seulement au moyen de quelques filaments.

Fig. 7. L'intérieur de l'œil représenté à la loupe. Le globe et le nerf optique sont divisés en deux moitiés qui sont ensuite écartées l'une de l'autre et ne tiennent qu'au moyen d'une portion de la cornée.—La sclérotique est saine ; la surface interne de la choroïde est très-foncée. — Entre elle et la rétine qui est blanchâtre, affaissée et dont on voit ici la surface externe, se trouvait une grande quantité d'un liquide jaunâtre et contenant des flocons du pigment ramolli. La rétine présente des taches et des stries jaunes provenant du pigment décomposé. — A sa jonction avec le nerf optique elle fait voir des plis nombreux dont la présence s'explique par la compression que la rétine a éprouvée en cet endroit; elle est assez transparente pour faire voir à travers elle le cristallin qui n'est nullement modifié dans sa structure.

Fig. 8. L'œil droit du même individu, divisé en deux moitiés. Il a perdu sa rotondité, comme on le voit, d'après le contour de sa coupe verticale. La sclérotique ne présente aucune anomalie. — La surface interne de la choroïde paraît plus claire et manque dans plusieurs endroits du pigment, ce qui rend ses vaisseaux beaucoup plus faciles à distinguer.— Entre la choroïde et la rétine affaissée, on voit un corps blanc qui formait auparavant une vessie oblongue remplie d'un liquide séreux; il est représenté ouvert dans la figure, et ne forme qu'une membrane qui recouvre la rétine et remplit l'espace entre elle et la choroïde. — Il est bien probable que ce corps, que M. Gescheidt a décrit sous le nom d'Échinococus, (T. III, p.405, *Zeitschrift für Ophtalmologie*) n'est qu'une transformation morbide de la membrane de Jacob.—La rétine, brunâtre, forme, avec le corps vitré, une masse affaissée, et ressemble au battant d'une cloche au milieu de la coque oculaire. — Elle s'élargit à mesure qu'elle s'approche de la couronne et des procès ciliaires avec lesquels elle est intimement liée.

Fig. 9. Une partie du cerveau d'un enfant de vingt-deux mois, affecté de blépharoplégie et d'amaurose du côté gauche. On a trouvé, à l'ouverture du crâne, le cerveau gorgé de sang et sans aucune trace d'épanchement quelconque dans ses enveloppes. Les ventricules étaient remplies de liquide aqueux, et les plexus choroïdaux très-gonflés. Entre la protubérance annulaire (b b) et le chiasma des nerfs optiques, se trouvait à droite une tumeur rouge, de la grandeur d'une noix, composée d'une masse tuberculeuse.—La réunion des nerfs optiques était déplacée en avant (voyez *Zeitschrift für Ophtalmologie von Dr. Ammon*. Vol. 4, p. 169. — *Interessante Fœlle von Augenkrankheiten, von Dr. Zeis*).

Fig. 10. Une portion du cerveau d'un homme affecté d'amaurose cérébrale.

a a. L'incision pratiquée dans la protubérance annulaire.

b b. Tubercules pisiformes.

d d. Endroit où les couches optiques ont été disséquées pour faire voir leur état morbide. A l'intérieur elles sont rouges, bleuâtres et présentent de nombreuses coupes des vaisseaux.

e e. Nerfs optiques.

c. Chiasma des nerfs optiques altéré dans sa structure. — Sa surface est recouverte d'un exsudation plastique, ce qu'on voit plus distinctement dans la fig. 11 (b b). Les nerfs sont aplatis.

Fig. 11. Les nerfs optiques du même individu représentés à la loupe. — On y voit une exsudation plastique bleu rougeâtre qui augmente considérablement l'épaisseur de l'enveloppe nerveux.

Fig. 12. Coupe d'un nerf optique malade, où le névrilème, ne présente aucune anomalie; mais entre lui et la masse nerveuse on rencontre une exsudation plastique. — La substance nerveuse est dure, et fait voir à son centre une exsudation sanguine à l'endroit où l'artère centrale de la rétine a été incisée.

Fig. 13 Une autre portion du nerf optique. — Le contour du névrilème est anguleux; entre lui et la masse du nerf qui est très-mince se fait voir en haut une exsudation plastique.

Fig. 14. Une autre portion du nerf optique, mais sans exsudation de sang.

Fig. 15. Une coupe du nerf optique dont le névrilème est épaissi. Il y a aussi un épanchement sons le névrilème; la substance nerveuse paraît plus épaisse qu'à l'ordinaire.

Fig. 16. Une autre portion pareille, mais la masse nerveuse paraît encore plus épaisse et plus dure.

Fig. 16. La substance nerveuse est ici plus copieuse que dans l'état normal.

PLANCHE XXI, 1re PARTIE.

Fongus de l'œil.

Cette planche, ainsi que la suivante, représente les diverses productions pathologiques qu'on désigne sous le nom de fongosités. — Depuis la première jusqu'à la neuvième figure, on voit les premières traces du sarcôme médullaire qui a pour terme l'atrophie de l'œil ou la production de fongosités. — D'autres figures représentent des productions fongueuses aux différents degrés de leur développement.

Fig. 1. L'œil gauche d'un garçon, au fond duquel on distingue une coloration jaunâtre, chatoyante; ce qui fait soupçonner l'existence d'une altération profonde de l'intérieur de l'œil. — La sclérotique est rouge; l'iris bleu commence à se troubler, il est poussé en avant, au point qu'il touche à la cornée.

Fig. 2. La maladie est plus développée. — On remarque une coloration jaune clair placée immédiatement derrière la pupille qui est très-dilatée. — L'iris est poussé en avant; il est conique, et présente une coloration encore plus troublée que dans le cas précédent. — Le globe est rendu proéminent par la conicité de la cornée. — La sclérotique est très-injectée. — Les dimensions de l'hémisphère antérieur de cet œil sont indiquées dans la fig. 3: (*a*) bord supérieur de la cornée; (b) bord supérieur de l'iris; (c) la surface antérieure du corps jaune.

Fig. 3. C'est un dessin linéaire représentant les proportions des différents organes de la chambre antérieure pendant le développement de la fongosité: *a* la cornée; *b* l'iris; *c* la masse médullaire remplaçant le cristallin.

Fig. 4. Le même œil, peu de temps après. Il s'est formé ici un épanchement sanguin dans la chambre antérieure qui disparut, se renouvela plus tard et fut résorbé de nouveau comme nous le voyons dans la figure suivante.

Fig. 5. Le même œil représenté au moment où il y avait encore un peu de sang entre le corps jaune et la cornée. Le globe est augmenté de volume, et on remarque que la métamorphose de la cornée et de l'iris a fait des progrès.

Fig. 6. Le même œil représenté encore plus tard après quelques épanchements sanguins réitérés qui ont été plus ou moins complétement résorbés. — L'œil est devenu encore plus volumineux. — L'iris est décoloré, la pupille très-dilatée se laisse à peine reconnaître, et des épanchements plastiques commancent à obscurcir la surface interne de la cornée.

Fig. 7. Ces épanchements sont ici encore plus étendus. — La sclérotique est considérablement injectée, et le globe très-saillant.

Fig. 8-9. Le même œil vu de profil. — Arrivé à ce degré d'altération, il commençait à se rapetisser; la cornée devenait de moins en moins tendue, et permettait d'examiner mieux l'intérieur de l'œil que nous trouvons représenté dans la fig. 9.

Fig. 10. Le globe s'est retiré dans le fond de l'orbite et l'état inflammatoire a considérablement diminué. — La cornée est irrégulière et présente sur les côtés un bord blanchâtre. Le corps jaune est très-apparent au centre. Six ans plus tard, cet œil a pris l'aspect de celui que nous avons représenté pl. IV, fig. 25.

Fig. 11. Représente la tête d'un enfant âgé d'un an et demi, chez lequel le fongus a acquis son entier développement. On remarque sur le front plusieurs bosselures sur lesquelles rampent des troncs veineux. — La joue gauche présente d'autres troncs pareils. — L'orbite gauche fait voir une masse fongeuse qui est encore en partie recouverte par les paupières qui ont acquis l'aspect d'une poche tendue. — La paupière supérieure est tiraillée en dehors, et le globe est remplacé par une masse rouge brunâtre. — L'orbite gauche présente la masse bosselée de la même couleur, dépassant la fente palpébrale. — Derrière cette masse on aperçoit encore les cils de la paupière supérieure (Comparez Seifert. — *De fungo capitis in universum et de fungo duræ matris in specie. Lipsiae*. In-4°. 1833. cum *tab. lithogr.*).

Fig. 12. Un fongus qui a percé la sclérotique représenté de profil. — Il a acquis un tel développement qu'il masque l'œil et ne peut plus être recouvert par les paupières. Cette fongosité a été provoquée par la cautérisation avec le nitrate d'argent de l'altération scléroticale que nous avons représentée, pl. IV, fig. 22, 23.

Fig. 13-14. La même fongositée représente de face (fig. 13), et de profil (fig. 14), pour faire voir ses rapports avec la cornée. — Elle est recouverte de croûtes formées par du sang desséché, attestant les fréquentes hémorrhagies dont elle a été le siège. La conjonctive du globe est rougie sur le côté opposé de la fongosité. — On observe sur la sclérotique une excroissance du genre de celle de la pl. IV, fig. 22.

Fig. 15. Le même œil dont on a enlevé la fongosité au moyen de l'opération. — On voit tout près de la cornée, en haut et en bas, des points noirs entourés de vaisseaux variqueux; c'est l'endroit où siégeait la tumeur.

Fig. 16-17. Dégénéressance fongueuse de l'œil d'un homme cachectique à un haut degré. La cornée est opaque (fig. 16); au-dessus d'elle on remarque une bosselure recouverte de la conjonctive, et provenant de la dégénérescence de la sclérotique et de la choroïde. — Dans la fig. 17, la tumeur a perforé la conjonctive et montre sa nature mélanotique.

PLANCHE XXII, 1re PARTIE.

Fongus de l'œil et des os du crâne.

Fig. 1. L'os frontal en rapport avec le pariétal de l'enfant représenté au n° 9 de la planche précédente. Les dimensions de cette fignre sont exagérés à dessin pour faire voir plus distinctement les changements morbides. Les masses rouges qu'on remarque à l'endroit de la suture frontale sont constituées par de véritables fongosités du crâne. Une grande étendue du front à droite, où l'on voit maintenant des écailles osseuses, a été auparavant recouverte par des masses semblables à celles que l'on voit en core à gauche, où on les a laissées à dessein. Les masses de ce genre proviennent, selon les auteurs modernes, de la dégénérescence fongueuse de l'os.

Fig. 2. La surface postérieure du même os, recouverte de la dure-mère devenue très-épaisse. — Elle est fortement colorée en rouge, et convertie en masses fongueuses, qui s'étendent sur toute la surface de l'os qui est raboteuse et recouverte de petites excroissences épineuses. — La couleur de la fongosié est parfaitement imitée dans cette figure.

Fig. 3. Le globe de l'œil et le nerf optique sont divisés en deux par une section de haut en bas, et les deux moitiés sont écartées l'une de l'autre pour faire voir l'intérieur de l'œil. — On y trouve un dépôt de la matière propre au fongus, qui n'est qu'une matière tuberculeuse selon M. Ammon. — Le globe est entièrement détruit en avant : dans sa cavité, on rencontre la matière mentionnée ci-dessus, contenant des vaisseaux sanguins et du sang épanché en nappes. — Cette masse s'étend dans l'épaisseur du nerf, au milieu du névrilème.

Fig. 4. Ce dessin, que l'auteur doit à l'obligence du professeur Rosas de Vienne, représente la section horizontale d'un orbite contenant la masse tuberculeuse qui pénètre à travers le trou optique dans la cavité crânienne pour se mettre en rapport avec la masse tuberculeuse du cerveau. — On voit, en bas la paupière ; plus haut, la masse tuberculeuse contenant du sang épanché en nappes; ensuite une partie de la voûte orbitaire et le nerf optique; puis la dure-mère épaissie, et enfin on remarque une grande masse tuberculeuse du cerveau.

Fig. 5 et 8. Ce dessin fait voir la section de l'œil gauche de l'enfant représenté au n° 11 de la planche précédente. — On y aperçoit un peu de graisse autour de la sclérotique épaissie et présentant un aspect différent de l'aspect normal. — Vient ensuite la choroïde modifiée dans sa structure, et enfin la rétine, très-épaisse, recouverte d'un épanchement plastique et sanguinolent.

Fig. 9 et 10. Les mêmes segments de l'œil à l'exception qu'on a extrait de leur intérieur la rétine dégénérée. — On voit que la surface interne de la choroide est très-changée sous le rapport de sa structure et de sa couleur qui est plus claire qu'à l'ordinaire. Ce qui tient à un épanchement plastique qui masque le pigment. — En outre, on remarque encore une quantité de plis qui provient de la liaison anormale de la choroïde avec la sclérotique.

Fig. 6 et 7. La section antéro-postérieure de l'œil gauche de l'enfant, représenté dans la fig. 11 de la planche précédente. — On voit en bas la masse tuberculeuse pourvue de sang épanché en nappes. — Elle a son siège entre la sclérotique et le nerf optique, et provient de la destruction des organes contenus dans l'orbite. — La sclérotique est épaissie ; le nerf optique, malgré son volume considérable, ne contient plus de trace de la substance nerveuse. — Le globe est aplati au devant ; il fait voir, dans sa cavité qui est considérablement rapetissée, un peu de pigment recouvert de la rétine granuleuse dans laquelle on aperçoit des filaments bleuâtres qui proviennent probablement des débris de l'iris.

Fig. 11. Une dégénérescence de l'intérieur de l'œil, communiquée à M. Ammon, par le professeur Rosas. — La sclérotique épaissie contient, dans son intérieur, une masse brunâtre provenant de la dégénérescence de la choroïde, de la rétine, du corps vitré et du cristallin. — Cette masse est incisée dans sa direction antéro-postérieur.

Fig. 12. Un autre œil pareil, et préparé de la même manière, représenté du côté du nerf optique. — La sclérotique, épaissie et racornie, est ouverte en haut : elle contient la masse brunâtre mentionnée plus haut.

PLANCHE XXIII, 1re PARTIE.

Mélanose de l'œil.

Fig. 1. L'aspect antérieur d'un œil amaurotique, qui présente une mélanose débutante dans la sclérotique en bas, en dehors et en haut. — En outre, on y voit de nombreux vaisseaux variqueux. L'iris est décoloré; une matière noire commence à s'épancher sur sa surface antérieure et dans la pupille ; elle prive l'œil de son aspect vif et serein.

Fig. 2. L'œil amaurotique pourvu d'une pupille excentrique longitudinale et présentant à son bord un épanchement noir en forme de raies régulières. — Au fond, on aperçoit le cristallin troublé. — Cette figure doit servir pour faire remarquer la différence qui existe entre le pigment noir de l'iris et l'épanchement de la matière mélanotique au début de la mélanose.

Fig. 3. Œil droit mélanotique d'une femme. — La paupière supérieure et la région orbitaire sont entièrement œdémateuses. Le globe mélanosé engagé dans la fente palpébrale ressemble à une boule noire reposant au milieu de la conjonctive rouge, boursouflée et pourvue de deux grands mamelons noirs. A l'extrémité de chacun d'eux est suspendue une goutte de sang noir provenant de la masse mélanotique. — La fig. 8 représente l'intérieur de cet œil après son extirpation.

Fig. 4, 6 et 7. Ces figures, communiquées à M. Ammon, par le professeur Fischer de Prague (Comparez: Reuss *Tentamen anatomico-pathologicum de melanosi. Pragueæ*, 1833), représentant la série progressive de la dégénéressence mélanotique du globe.

Fig. 4. Œil extirpé pourvu d'une tumeur mélanotique à peu près deux fois plus grosses que lui.

Fig. 5. La tumeur de l'autre œil. — On observe ici la forme anguleuse du globe. — La cornée, l'iris et le cristallin sont intacts; en bas, la tumeur mélanotique est en rapport avec la sclérotique.

Fig. 7. Cet œil, fendu en deux moitiés et représenté de manière à permettre de voir dans son intérieur. — On y remarque la sclérotique avec ses bosselures, le dépôt de la matière mélanotique dans l'intérieur du globe, le rapport de cette cavité avec la tumeur mélanotique, et la structure de cette tumeur. — Le nerf optique présente, au milieu de sa substance nerveuse un commencement de mélanose.

Fig. 6. La surface interne d'une portion de la sclérotique qui présente des traces de mélanose, excisée d'un œil hydrophthalmique dans le but de provoquer l'atrophie de cet œil. — On voit que la sclérotique est amincie. On remarque des taches rouges au milieu d'une exsudation noire recouverte d'un épanchement plastique filamenteux. La mélanose est représentée ici, à son début. comme dans la fig. 1.

Fig. 8. La section de la masse mélanotique, représentée dans la fig. 3. On voit ici un corps noir ressemblant à une masse de feutre, au milieu duquel on aperçoit les segments du globe atrophié. — Ce corps est recouvert de la conjonctive contenant des masses noires, qui constituent les mamelons mélanotiques représentés dans la fig. 3. — Derrière ce globe atrophié et fendu en deux moitiés, on remarque un amas considérable de matière mélanotique divisée par portions au moyen du tissu qui forme des cloisons bleuâtres.

Fig. 9. Coupe d'un œil mélanotique conservé au musée anatomique de Dresde (n° 850 du catalogue), dont le dessin a été donné à M. Ammon par le docteur Seiler. — L'histoire de la maladie est très-peu connu. — Cette dégénérescence diffère de la précédente en ce qu'elle présente au centre une structure fibreuse qui rappelle bien celle d'un squirrhe. La masse mélanotique est déposée au milieu de ce tissu, et présente différentes nuances dans la couleur, depuis le brun jusqu'au noir foncé.

Fig. 10. Pour faire reconnaître la formation de la mélanose, nous représentons ici, à la loupe, le début de cette altération dans l'ovaire d'une femme. On voit au milieu de la masse blanche de l'ovaire une membrane particulière présentant une multitude de plis dans lesquels on observe des points noirs formant par leur groupement des taches irrégulières. — C'est la matière mélanotique qui commence à se déposer. — La formation de dépôt ressemble à celle du pigment dans l'œil.

DEUXIÈME PARTIE.

MALADIES DES PAUPIÈRES

DE L'ORBITE ET DES VOIES LACRYMALES.

PRÉFACE.

La deuxième partie de ces démonstrations cliniques des maladies de l'œil humain contient deux cents figures classées dans douzes planches. Elles représentent les maladies des paupières de l'orbite et des voies lacrymales, coordonnées d'après les mêmes principes que ceux que nous avons adoptés dans l'exposé des maladies du globe. Cette uniformité de plan nous dispense de répéter ce qui a été dit à ce sujet dans la première partie de cet ouvrage. Nous y ajouterons seulement quelques mots.

Ainsi que les maladies du globe, celles de ses annexes n'ont jamais été jusqu'à présent représentées dans une série systématique de dessins. En prenant à tâche cette œuvre difficile, nous nous proposons de mettre devant les yeux de nos lecteurs le fruit de notre propre observation complété par les faits consignés par M. Beck, Celinski, Delpech, Fischer, v. Græfe, Fr. Jæger, M. Jæger, Osborne, Prinz, v. Rosas, Seiler, J. A. Schmitt, Tortual, v. Walther, et Zeis. — En témoignant notre reconnaissance à ces savants observateurs, nous espérons que la deuxième partie de cet ouvrage rivalisera avec la première sous le rapport de l'exactitude et de la perfection artistique et qu'elle sera également bien accueillie des observateurs éclairés. — Peut-être à cette représentation exacte de la nature se taira enfin cette manie de l'autorité scientifique qui commence à se faire remarquer dans la domaine de l'ophthalomologie, qui cherche à faire conserver ce qui n'a qu'une valeur transitoire, et repousse avec dédain ce qu'il importe de garder, qui, incapable d'arrêter la marche de l'art, le gêne au moins considérablement dans ses progrès. Puisse cet ouvrage accomplir cette œuvre bienfaisante au profit de la science et de l'humanité!

Dresde, novembre 1838.

Von AMMON.

EXPLICATION DES PLANCHES.

PLANCHE I, 2e PARTIE.

Ecchymose des paupières et du globe oculaire.

Cette planche représente différents degrés d'ecchymose de paupières simple et compliquée, ainsi que des épanchements de sang dans le globe oculaire; on y trouve aussi d'autres maladies des paupières et des plis conjonctivaux supérieurs et inférieurs et surtout les maladies organiques de ces organes.

Fig. 1. Une ecchymose considérable sous la conjonctive palpébrale et oculaire survenue à la suite d'un violent accès de coqueluche. — Il est à remarquer que l'épanchement sanguinolent présente la même forme dans les deux yeux, il occupe deux tierces inférieures de la conjonctive de chaque globe. La différence entre la couleur de la conjonctive et la couleur des paupières est très-remarquable.

Fig. 2. Cette figure présente le front et les yeux d'un homme blessé avec du plomb de chasse, on y voit des cicatrices nouvellement formées aux sourcils. — L'œil droit qui présente les caractères de l'œil de chat amaurotique est insensible à la lumière, son fond fait voir une coloration jaunâtre chatoyante qui résulte de l'enflammation éveillée par une violente commotion. Le globe de l'œil gauche présente en bas et en dedans une tache blanche à l'endroit où un grain de plomb est venu se loger dans son intérieur, il y séjournait probablement encore quand on a dessiné cet œil. L'iris altéré se trouve accolé en partie à la cornée, la pupille est irrégulière, anguleuse et entourée d'une lisière noire. La sclérotique est colorée en jaune par le sang épanché dans la coque oculaire. Cet œil était insensible à la lumière.

Fig 3. Un œil fortement enflammé présentant au fond un épanchement sanguin qui provient d'une violente commotion. La sclérotique est très-rouge et l'iris est tellement rétracté qu'on l'aperçoit à peine ; une masse jaune occupe la moitié inférieure de la chambre antérieure, et il est difficile de reconnaître, si elle est constituée par une exsudation seule, ou si le cristallin luxé et opaque y prend part.

Fig. 4. Un colobome considérable de la paupière supérieure ressemblant à une perte accidentelle de substance. On remarque que les cils manquent à cet endroit. Chaque fois que le malade voulait fermer cet œil, il contractait fortement le muscle orbiculaire, et la peau de la paupière supérieure formait alors un pli qui recouvrait le colobome.

Fig. 5. Une dégénérescence considérable de la conjonctive et de son pli inférieur chez un enfant scrofuleux. Le pli forme ici un bourrelet placé entre le globe et la conjonctive palpébrale, également altérée dans sa structure. — Ce bourrelet commence dans le coin externe de l'œil et s'étend transversalement jusqu'au-dessus de la caroncule lacrymale, qu'on reconnaît à peine à cause de sa transformation morbide.

Fig. 6. Épanchement sanguinolent dans le pli supérieur de la conjonctive. On remarquait au début de cette maladie trois foyers sanguinolents sous la conjonctive, à l'endroit où cette membrane quitte la paupière pour se porter sur le globe. Du moment où les poches qui en étaient resultées furent ouvertes et vidées, elles se rétractèrent peu à peu, de sorte qu'il n'en est resté plus tard qu'une tumeur peu considérable. Cet œil est devenu amaurotique.

Fig. 7. OEil d'une jeune fille qui a été affecté pendant longtemps d'une inflammation scrofuleuse du sac lacrymal et de la conjonctive des paupières. La région du sac est concave et le point lacrymal supérieur est paralysé; la paupière inférieure est renversée pour faire voir les masses granuleuses d'une couleur rouge foncé formant un bourrelet considérable entre le globe et la paupière.

Fig. 8. Tumeur lypomateuse chez une fille de dix-huit ans, ayant son siége entre le pli conjonctival et la paupière inférieure. Cette tumeur paraissait formée de deux parties et présentait plusieurs cheveux qui poussent près de sa base; elle ressemblait à une tumeur qui fut observée et décrite par M. de Graefé; son origine datait de l'époque de la puberté.

Fig. 9. Un autre cas du même genre où la tumeur lypomateuse siége aussi entre le globe et la paupière : elle est comme la précédente garnie de cheveux. Ce dessin a été communiqué à M. Ammon par le professeur *Jæger d'Erlangen;* il ressemble beaucoup à celui qui fut publié par M. *Wardrop.*

Fig. 10. Hygrone dans l'angle externe de l'œil; cette tumeur, ayant son siége derrière la paupière inférieure, se fit remarquer à l'extérieur par une saillie considérable; elle était très-adhérente au tissu de la paupière, et donna lieu à une hémorragie assez forte au moment de son extirpation. Elle était formée d'une poche épaisse qui contenait une matière gluante, mélangée avec des débris d'une autre matière jaunâtre et résistante; la surface interne de cette poche était tapissée d'une membrane séreuse ressemblant à celle du kyste. Représenté planche III, fig. 24.

Fig. 11. L'œil d'un nouveau-né dont la tête enclavée dans le détroit inférieur du bassin y séjourna longtemps et fut enfin dégagée au moyen de forceps. Cet œil paraît très-volumineux. — A l'endroit du repli conjonctival inférieur, on aperçoit un épanchement sanguin d'une forme semilunaire; à travers la cornée transparente, on observe l'iris qui présente des taches de sang épanchés dans sa substance (comparez fig. 16, 17, 20, 21); la pupille est très-resserrée.

Fig. 12-13. Ces deux figures présentent les deux yeux d'un lapin enfermés dans leur orbite, dont les paupières sont excises; dans chacun d'eux on y voit un épanchement entre la conjonctive et la sclérotique. Dans *la fig.* 12, l'ecchymose est semilunaire et saillante; dans la *fig.* 13 elle est plus petite et moins proéminente. Ces épanchements proviennent de coups donnés sur la tête de cet animal pour le tuer. — On observe fréquemment des ecchymoses pareils chez les hommes à la suite des violences sur le crâne : elles sont souvent compliquées d'autres résultats d'ébranlement des yeux et du cerveau.

Fig. 14. Le même œil retiré de l'orbite est vu par derrière. En bas on aperçoit le nerf optique incisé, en haut et à gauche on remarque l'ecchymose et plus haut encore un lambeau de la conjonctive.

Fig. 15. La section longitudinale de l'œil représenté à la figure 12 et 14. On y aperçoit à gauche et en haut un épanchement du sang durci par l'action de l'esprit de vin dans lequel cette pièce a été conservée.

Fig. 16. L'hémisphère antérieur de la coque de l'œil représenté dans la figure 11, vu de l'intérieur de l'œil. On aperçoit la surface interne de la cornée et de la sclérotique; plusieurs lambeaux du cercle ciliaire ont été laissés, après la séparation de la choroïde, à l'endroit du sinus veineux; c'est aussi à cet endroit qu'on rencontre un coagulum sanguin.

Fig. 17. L'hémisphère antérieur du même globe vu de l'intérieur de l'œil. L'iris, le cristallin et la moitié antérieure de la choroïde sont représentés dans leur rapport normal. On aperçoit une portion de la rétine et une exsudation sanguinolente qui entoure le cristallin et repose sur les procès ciliaires. Au travers du cristallin transparent on aperçoit la pupille.

Fig. 18 et 19. Une ecchymose traumatique sur la surface postérieure de la cornée dans les deux yeux d'un chien. Les deux cornées devenues opaques sont plus épaisses qu'à l'ordinaire, elles sont pourvues d'exsudations sanguinolentes fortement accolées à leur substance. — Dans plusieurs endroits on aperçoit des dépôts du pigment noir, qui cependant ne peut en aucune façon provenir de l'uvée.

Fig. 20. L'hémisphère postérieur de l'œil représenté au n° 11, vue de l'intérieur de l'œil. — L'hémisphère antérieur de cet œil est représenté au n° 17; on y voit la rétine avec son repli et ses ramifications de l'artère centrale. A travers cette membrane qui est dépourvue de son trou central, on aperçoit un caillot de sang.

Fig. 21. Le cristallin et le corps vitré du n° 11 représentés de face; la couronne ciliaire est parsemée de taches de sang.

Fig. 22. Le corps vitré de l'œil blessé d'un chien, vu de face : le cristallin et le segment antérieur de la capsule sont excisés, afin qu'on puisse voir la capsule postérieure. — A droite on aperçoit un débris de la couronne ciliaire qui est légèrement épaissie, et un coagulum sanguin assez considérable siégeant en partie dans le corps vitré et en partie dans la cavité capsulaire.—Cette pièce a été conservée dans l'esprit de vin qui a coagulé le corps vitré et lui a fait prendre la coloration blanchâtre.

Fig. 23. Une portion de la rétine prise de sa moitié antérieure et représentée au microscope; on y voit un coagulum sanguin et plusieurs vaisseaux injectés.

Fig. 24. L'intérieur de l'œil d'un nouveau-né dont la tête a été longtemps enclavée au détroit supérieur du bassin et dégagée enfin au moyen de forceps.—Toutes les parties de cet œil sont colorées en rouge à cause d'épanchement de sang entre la rétine et la choroïde. Cette dernière, qui recouvre ici les lambeaux de la sclérotique et nous présente sa surface interne, est colorée en rouge et en noir; la rétine qui enveloppe le corps vitré est très-injectée.

PLANCHE II, 2e PARTIE.

Maladies des paupières.

Cette planche représente les plaies, les paralysies, les inflammations partielles et totales des paupières, ainsi que plusieurs autres maladies rares et importantes à connaître auxquelles sont sujets ces voiles membraneux. — Les quatre premières figures nous donnent quelques exemples des lésions de la continuité des paupières qui gênent leur rapport avec le globe oculaire.

Fig. 1. Une plaie à la paupière supérieure représentée dans la période de cicatrisation; la réunion est encore très-imparfaite, surtout près du bord tarsal, où l'on voit un écartement considérable des bords; on remarque aussi à cet endroit un petit ectropion, qui devient d'autant plus gênant qu'il est compliqué d'un symblépharon.

Fig. 2. Une plaie de la paupière supérieure de l'œil droit qui a atteint le conduit lacrymal supérieur et qui s'étend vers le sourcil; la réunion de cette plaie est plus complète que dans le cas précédent, mais il en est résulté unechute de la paupière (phtosis) qui gêne considérablement la vue.

Fig. 3. Une autre plaie en train de guérison. à la paupière supérieure de l'œil gauche, qui donna lieu à une fente considérable (colobome traumatique).

Fig. 4. Ectropion de la paupière inférieure, compliqué d'un colobome résultant d'une plaie mal réunie.

Fig. 5. Destruction de la peau et de la grande partie du tarse inférieur, résultant d'une altération herpétique.

Fig. 6. Déformation complète de deux paupières, résultant d'une brûlure par explosion. — On y remarque l'ectropion, considérable à chaque paupière, et la caroncule lacrymale est convertie en masse charnue, qui recouvre en grande partie le globe de l'œil.

Fig. 7. Deux yeux d'un individu scrofuleux, dont la fente palpébrale est très-petite. La racine du nez est très-large, et la peau détachée de chaque paupière supérieure forme un pli qui se place au-devant du globe, ce qu'on observe surtout à l'endroit des angles externes. Ces plis doivent leur origine au blépharo-spasme scrofuleux. — Dans l'œil droit le bord de la paupière inférieure est tourné en dedans et ses cils touchent aux globes.

Fig. 8. Dans ces deux yeux, les fentes palpébrales sont trop grandes, de sorte qu'elles font naître les ectropions des paupières inférieures; la fente de l'œil droit présente un aspect particulier.

Fig. 9. Phtosis paralytique de deux paupières supérieures dont les cils touchent au globe; les paupières inférieures sont renversées au dedans. — Il est très-rares que les deux paupières soient attaquées de phtosis simultanément et au même degré; les cas de ce genre sont d'un mauvais augure; ils précèdent ordinairement les coups d'apoplexie, et c'est précisément ce qui est arrivé à l'individu dont les yeux sont représentés ici.

Fig. 10. Phlegmon et abcès dans les paupières inférieures près du canal lacrymal inférieur. Cet abcès est très-grand et prêt à se vider. Il a considérablement rétréci la fente palpébrale. (Comparez pl. IX, fig. 1.)

Fig. 11. Un autre cas pareil, mais à la paupière supérieure.

Fig. 12. Ophtalmie ulcéreuse d'une mauvaise nature, ayant détruit en grande partie les bords tarsaux et les cils. Dans le voisinage de l'œil on observe des érosions et des taches qui font présumer la nature carcinomateuse de la maladie.

Fig. 13. Inflammation érysipélateuse de la paupière inférieure, occupant toute la largeur du muscle orbiculaire. L'angle interne et la région du sac lacrymal sont rouges. Les inflammations de ce genre sont toujours symptomatiques; elles accompagnent ordinairement les abcès de l'orbite et les affections graves des os et du périoste.

Fig. 14. Œil atrophié d'un aveugle présentant l'éruption varioleuse plus développée sur la paupière supérieure que sur l'inférieure. Les pustules, rangées en deux séries, occupent le bord palpébral qui est renversé en dehors. La conjonctive est très-enflammée.

Fig. 15. Dégénérescence fongueuse de l'œil droit, compliquée d'un boursouflement séreux de la paupière. On observe, sur le bord palpébral supérieur, l'inflammation des glandes de Maïbomius. Dans la fente palpébrale on aperçoit un rudiment du globe.

PLANCHE III, 2e PARTIE.

Tumeurs des paupières.

Cette planche contient les tumeurs qui siégent au milieu du parenchyme palpébral et dans les téguments des paupières; elles sont représentées ici d'après leur aspect externe et conformément aux résultats des sections anatomiques.

Fig. 1. Une verrue sur le bord de la paupière supérieure ayant pour siége la peau et le tissu sous-cutané; elle est ronde et recouverte de petits poils crépus; lorsqu'elle fut incisée elle fit voir dans son intérieur un tissu cellulaire blanc et compacte.

Fig. 2. Une verrue pédiculaire sur la paupière supérieure d'un vieillard, placée au-dessus du bord tarsal. Sa tête, bosselée est penchée en bas et repose sur les cils; incisée, elle fit voir une cavité irrégulière, anguleuse et remplie de sang ayant des parois constituées d'un tissu filamenteux et très-serré. Cet œil était insensible à la lumière depuis l'enfance.

Fig. 3. Œil d'une femme, âgée de trente à quarante ans, qui présentait sur chaque paupière une verrue brune à large base, recouverte d'aspérités irrégulières et de petites écailles épidermiques. — Ces verrues sont constituées par le derme dégénéré. M. Ammon trouva dans d'autres cas semblables, qu'il a disséqué avec soin, que les tumeurs étaient formées d'un tissu cellulaire très-serré.

Fig. 4. Un groupe de petites verrues mélangées de poils dans le coin interne de l'œil, près du point lacrymal inférieur; en haut et du côté interne du sourcil on aperçoit une verrue isolée.

Fig. 5 et 6. Une tumeur palpébrale d'un aspect particulier, chez une vieille femme affectée d'une dyscrasie véneuse, qui a succombé plus tard à la suite d'une hydropisie. — Cette tumeur pédiculaire, plantée sur le bord libre de la paupière inférieure et renversant cette paupière par son poids, présentait pendant la vie une coloration rouge bleuâtre; après la mort elle était brune foncée et fit voir dans son intérieur une masse rougeâtre composée d'uu tissu cellulaire très-épais. Je crois que cette tumeur, qui n'était pas enkystée, devait son origine à une veine variqueuse qui amena plus tard une dégénérescence du tissu cutané.

Fig. 7. Une tumeur siégeant sur le point lacrymal inférieur chez une femme adulte; elle était formée d'un kyste blanchâtre résistant et demi-transparent, qui contenait une matière blanchâtre à moitié liquide, pourvue d'un noyau dur.

Fig. 8. Un groupe de glandes de Maïbomius durcies à la suite de l'inflammation. Au premier aspect on est quelquefois disposé à prendre des tumeurs pareilles pour des kystes de paupières, et c'est d'autant plus que la peau se laisse ordinairement déplacer sur elles, et qu'en se remuant et entraînant le cartilage du tarsus, elles semblent rouler sous les doigts. — Pour éviter une pareille méprise, il suffira de se rappeler que l'engorgement des glandes de Maïbomius constitue presque toujours un bourrelet longitudinal, descendant en angle droit vers le bord de la paupière, et que les tumeurs enkystées présentent la forme arrondie.

Fig. 9 et 10. La terminaison ordinaire des tumeurs, qui provient de l'obstruction de glandes de Maïbomius, dépend de leur inflammation. — Plus ou moins de temps après leur début, ces tumeurs s'enflamment, suppurent, s'ouvrent, se vident et disparaissent. — La fig. 9 et 10 représente une pareille inflammation, l'une sur la paupière ouverte (10), et l'autre sur la paupière fermée (9). — Malgré l'inflammation assez intense de la peau, les abcès de ce genre s'ouvrent plutôt en dedans qu'en dehors, à cause de la position des glandes de Maïbomius qui sont situées plus près de la surface interne de la paupière que de sa surface externe. — A la suite de ces abcès on observe à la conjonctive le boursouflement représenté au nº 16 de cette planche.

Fig. 11. Les glandes de Maïbomius s'enflamment quelquefois primitivement et passent en suppuration. C'est ce qui est arrivé à un garçon, dont l'œil est représenté ici. Dans des cas de ce genre, la peau ne participe en aucune manière à l'inflammation de la glande qui se présente en forme d'une tumeur ronde et aplatie, sans aucun changement de la coloration.

Fig. 12. Lorsqu'on examine cette tumeur après avoir renversé la paupière, on aperçoit à travers la conjonctive une série de glandes de Maïbomius remplies du pus jaune. Les replis de la conjonctive tendue divisent quelquefois de pareils dépôts en plusieurs compartiments, et leur donnent l'aspect de cellules séparées : on doit se garder de les prendre pour telles.

Fig. 13 (*a*). La section longitudinale de la paupière affectée du vrai *chalazion* suppurant, représentée à la loupe ; on remarque ici, en haut et à gauche, la racine d'un cil plongeant dans un dépôt purulent qui fait saillie sur le bord de la paupière. Au-dessus de cette saillie à gauche on voit une couche cutanée, à côté d'elle une couche de tissus cellulaires sous-cutanés, ensuite la coupe du muscle orbiculaire, et enfin, au milieu du cartilage tarsal, on aperçoit une glande de Maïbomius qui ne prend aucune part au dépôt purulent du chalazion.

Fig. 13 (*b*). Un cil rongé à sa racine retiré du chalazion.

Fig. 14. Un chalazion vrai rond, dont l'aspect seul suffit pour ne pas le confondre avec suppuration de glande de Maïbomius (Fig. 9 à 12). Il a pour siége le tissu sous-cutané de la lèvre antérieure du bord de la paupière, et dépend de l'inflammation et de la suppuration des petites glandes sébacées qui entourent les racines des cils. La tumeur de ce genre est toujours située de manière que les cils paraissent sortir de son intérieur; ces cils tombent spontanément, quelquefois on les retire avant le terme de la maladie. Tous ces caractères n'ont pas le moindre rapport avec l'inflammation des glandes de Maïbomius, qui sont logées dans l'épaisseur du tarsus et qui aboutissent à la lèvre postérieure de la paupière.

Fig. 15. Un abcès dans la paupière supérieure chez un individu scrofuleux, âgé de vingt-deux ans. Cet abcès est situé dans l'épaisseur de la paupière, en haut et en dehors. Il est difficile de fixer exactement son point de départ, mais il est probable qu'il vient de la glande de Maïbomius suppurante qui s'est évidée dans le tissu sous-cutané.

Fig. 16. On voit sur la conjonctive de la paupière inférieure une tumeur rouge au milieu de laquelle se trouve un point jaune saillant. Une pareille tumeur dénote la formation d'un abcès dans la substance de la paupière (Voyez fig. 9 et 10) ; quelquefois elle accompagne aussi les altérations organiques du tarsus et la suppuration des glandes de Maïbomius, surtout dans le cas, où ces états morbides exercent plus d'influence sur la conjonctive, que sur la peau.

Fig. 17. Il arrive assez souvent que plusieurs grains d'une glande de Maïbomius soient frappés d'inflammation et que le reste conserve son état normal. Cetteanomalie constitue le premier degré de la maladie que nous avons représentée déjà au nº 12.

Fig. 18. Sur la surface interne de la paupière, on aperçoit une petite tumeur pédonculaire qui ressemble à un *condylôme*. L'individu qui le portait était scrofuleux et nullement syphilitique.

Fig. 19. Une masse lipomateuse extirpée du coin externe de l'œil d'un vieillard. Dans son intérieur on observe une multitude de poils noirs, crépus, mêlés d'une matière grasse : cette tumeur était entourée d'une poche séreuse.

Fig. 20, 21 et 22. Ces figures démontrent la structure anatomique de plusieurs tumeurs extirpées; elles sont représentées au microscope.

Fig. 20. La tumeur est ici incisée jusqu'au milieu, les deux moitiés sont écartées pour faire voir que le centre est formé par un vaisseau sanguin variqueux.—Il est probable que le sang, provenant de ce vaisseau, s'infiltrait au travers de ses parois dans le tissu cellulaire du voisinage qui est devenu ensuite le siége d'un abcès. Quelquefois le sang qui s'épanche dans le tissu cellulaire ramollit ce tissu et donne naissance à la matière qui ressemble, au premier aspect, à la graisse.—Dans le cas représenté ici, la tumeur est enkystée; dans d'autres cas analogues je n'ai trouvé aucunes traces de l'enveloppe.

Fig. 21. Une autre tumeur pareille, représentée au microscope; elle est formée d'un tissu cellulaire très-serré, où l'on remarque, au milieu, la rougeur qui dénote le siége d'inflammation chronique.

Fig. 22. L'aspect d'une tumeur palpébrale horizontalement incisée. Son parenchyme, très-rouge, est composé de lamelles ayant la forme d'écailles.—Cette tumeur serait sans doute parvenue aux degrés de suppuration si elle n'eût pas été extirpée.

Fig. 23. L'aspect intérieur de la tumeur charnue, représentée à la fig. 2, où l'on voit au milieu d'uu tissu très-serré une cavité remplie de sang.

Fig. 24. Une tumeur enkystée siégeant dans l'angle externe de l'œil gauche, représentée au microscope. La structure fibreuse qu'on reconnaît sur la coupe de ce produit morbide démontre la nature squirreuse. — Cette tumeur était entourée d'un kyste épais dont on voit en haut la moitié supérieure débarrassée de la masse qu'elle contenait. — Le siége de cette tumeur, tout près de la commissure externe de l'œil, lui donne de l'importance au sujet de la chirurgie opératoire.

PLANCHE IV, 2e PARTIE.

Maladies des cils.

Cette planche contient une série des anomalies des paupières qui consistent en déviation de leurs bords en dedans; elle présente en outre des exemples de la déformation des cils, de leur destruction complète, de leur déviation et du changement de leurs couleurs qu'on observe surtout dans les yeux atrophiés, où les paupières enfoncées prédisposent les bulbes des cils aux transformations morbides. — Cette planche présente aussi des dessins microscopiques des cils malades. — Dans la planche suivante, nous verrons la continuation de la pathologie de ces organes.

Fig. 1. Ectropion de deux paupières chez une jeune fille scrofuleuse. La paupière supérieure est tellement renversée en dedans par la tuméfaction de la peau qu'on aperçoit à peine le bords des cils; la paupière inférieure est un peu rougie et renversée en dehors. Près de l'angle externe on aperçoit plusieurs cils fort courts et dirigés en dehors; près de l'angle interne la paupière se tourne au contraire en dedans, et de telle sorte que les cils touchent au globe. — La contraction spasmatique des paupières (blépharospasme) empêche de voir la caroncule lacrymale.

Fig. 2. Ectropion de la paupière inférieure

occasionné par la déformation du tarsus.—L'œil est représenté dans une telle position qu'on peut bien juger du degré d'irritation que les cils exercent sur lui. Les cils sont modifiés dans leur structure; ils manquent dans plusieurs endroits; dans d'autres ils sont courts et plantés par groupes. La paupière supérieure présente la même anomalie; ses cils sont crépus et leur direction est vicieuse.

Fig. 3. Ectropion de la paupière supérieure occasionné par la déformation du tarsus. Les cils longs de cette paupière sont dirigés contre le globe oculaire et y entretiennent une forte irritation. La paupière inférieure est dégarnie dans plusieurs endroits; dans d'autres, ses cils sont minces et courts.

Fig. 4. L'œil atrophié d'un aveugle. Le bord de la paupière suspendue en forme d'un voile devant l'orbite presque vide, est renversé en dedans, ce qui s'explique facilement par la perte d'appui que lui offrait le globe de l'œil. Les cils très-longs sont collés les uns avec les autres, et contiennent parmi eux plusieurs poils blancs. La conjonctive présente la rougeur très-prononcée, circonstance qu'on pourra encore mieux apprécier dans la fig. 11.

Fig. 5. Un autre cas semblable, à l'exception que les cils noirs, fins et moins courts présentent ici trois directions différentes. Du côté de l'angle interne, ils se dirigent en haut et en dehors; au milieu, ils se recourbent en dedans, et dans l'angle externe ils vont vers le bas. Le même genre de la déviation des cils se fait aussi observer dans la figure suivante.

Fig. 6. Le globe est sain; les cils de la paupière supérieure sont peu développés et peu nombreux. Cet état est encore plus remarquable dans la paupière inférieure où les cils sont très-courts et très-clair-semés.

Fig. 7. Le même état pathologique des cils, mais au plus haut degré; la conjonctive du globe est atrophiée, très-rouge et boursouflée.

Fig. 8. Le même défaut des cils. Dans plusieurs endroits, les paupières sont dépourvues de leurs cils; dans d'autres, les cils sont clair-semés, et, dans d'autres enfin, ils ne présentent aucune anomalie. Les petites excroissances du bord palpébral, que j'ai souvent observées chez les individus scrofuleux, méritent d'être remarquées.

Fig. 9. On observe ici l'exubérance des cils aux bords de la paupière inférieure; ils recouvrent le bord entier, sont plantés sans ordre et présentent différentes grandeurs et différentes directions.

Fig. 10. Dans cet œil on observe aussi l'état anormal des cils; plusieurs entre eux, et surtout ceux de l'angle interne, se font remarquer par leur grandeur et leur configuration.

Fig. 11. L'œil atrophié d'un aveugle, représenté avec des paupières largement écartées. La conjonctive est très-rouge et boursouflée; les cils de la paupière supérieure sont très-gros et clair-semés; dans la paupière inférieure ils sont petits, fins et très-nombreux.

Fig. 12. Un œil atrophié pourvu des paupières déviées, représenté en profil; la paupière inférieure ne touche pas un moignon du globe; elle en est séparée par un intervalle considérable et constitue une espèce d'ectropion à cause de sa laxité. La paupière est enfoncée, de sorte que son bord est placé beaucoup plus en arrière que le bord de la paupière inférieure. Lorsque l'œil est fermé, les cils de cette paupière touchent la conjonctive de l'autre.

Fig. 13. Les paupières de cet œil sont largement écartées, pour faire voir distinctement leurs bords qui sont arrondis, relâchés et parsemés, sans ordre, de cils petits, rabougris et très-nombreux. Ces cils irritent la conjonctive oculaire à chaque mouvement de l'œil.

Fig. 14. Un œil atrophié à la suite de l'ophtalmie scrofuleuse, pourvu de cils très-forts à la paupière inférieure: au milieu du bord palpébral supérieur on distingue plusieurs cils isolés très-épais, très-longs. — Cette anomalie est le plus souvent congéniale.

Fig. 15. Les paupières d'un individu ayant le globe extirpé. — Les cils de la paupière supérieure, très-rares, sont courbés d'une manière toute particulière; les cils de la paupière inférieure sont fins et chétifs. — La fente palpébrale est très-étroite et l'orbite est remplie d'une masse charnue qui se trouve recouverte d'une couche conjonctivale nouvellement formée.

Fig. 16. L'œil droit affecté de blépharophtalmie glanduleuse et d'une *madarosis* incomplète; les paupières un peu modifiées dans leur aspect sont à peine rougies: leurs cils sont peu nombreux.

Fig. 17. Un œil atrophié dont la paupière présente les symptômes d'une inflammation chronique; les cils sont très-nombreux, la paupière supérieure est tournée en dehors et un peu en haut.

Fig. 18. Un autre œil pareil ayant les paupières écartées; la fente palpébrale est très-étroite et fait voir au fond une substance très-rouge. Les cils sont irréguliers, collés les uns aux autres dans la paupière supérieure, ils sont isolés dans la paupière inférieure, où ils manquent dans plusieurs endroits. — En bas de la paupière inférieure on aperçoit une tumeur qui fut probablement occasionnée par le moignon du globe atrophié, au-devant duquel la paupière est remontée.

Fig. 19. Un œil d'un garçon scrofuleux: outre la forme extraordinaire de la pupille, on remarque ici la direction particulière des cils dans la paupière supérieure.

Fig. 20, 21 et 22. Ces figures démontrent les racines des cils altérés dans leur structure; elles sont bosselées, inégales, entourées du pigment modifié dans son aspect (fig. 20), ou privées de ce pigment (fig. 22). La fig. 21 représente une altération du cil entier.

PLANCHE V, 2e PARTIE.

Ectropion.

Cette planche représente le renversement de la paupière en dehors (ectropion) et le raccourcissement des paupières (lagophtalmos) avec leurs différents degrés et modifications. Ces deux anomalies proviennent de la même cause qui consiste en une rétraction de la peau en vertu de laquelle les paupières ne peuvent pas se fermer et voiler convenablement le globe de l'œil. Ces deux altérations ne diffèrent que par cette circonstance que dans l'ectropion, au lieu d'un simple raccourcissement, il y a en outre un renversement de la paupière en dehors. On pourrait donc dire que l'ectropion n'est qu'un lagopthalmos compliqué. — Quant aux différentes formes et gradations d'ectropion, elles sont très-nombreuses; et cette planche n'en contient que les types principaux.

Fig. 1. L'œil droit, dont la paupière est affectée d'ectropion provenant de la laxité du tarsus et du parenchyme palpébral: on y observe en même temps une structure anormale des cils.— La même laxité se fait aussi remarquer à la paupière supérieure; c'est elle qui occasionne l'ectropion, l'altération des cils et la chute de la paupière (phtosis). La conjonctive est le siége d'inflammation chronique qui provient du frottement continuel que les cils exercent contre cette membrane.

Fig. 2. Deux yeux d'un jeune homme affecté de blépharophtalmie glanduleuse. La paupière inférieure gauche est abaissée pour faire voir sa surface interne où l'on observe un boursoufflement et un épaississement de la conjonctive s'étendant jusqu'à la caroncule lacrymale. Le bord palpébral est déprimé, et il ne s'applique plus sur le globe de l'œil. Sa lèvre externe est tournée en bas, et on aperçoit seulement quelques rudiments disséminés des poils.

Fig. 3. La paupière de cet œil a été déchirée immédiatement au-dessous de la caroncule lacrymale, et abandonnée ensuite à elle-même dans cet état, qui donna lieu à un ectropion complet. — Entre la caroncule lacrymale et le bord de la lésion palpébrale, il se formait un bourrelet charnu qui s'est couvert plus tard d'une membrane muqueuse. La conjonctive oculaire est rouge. — Ce cas a été observé chez un jeune homme qui a refusé opiniâtrément les propositions réitérées de l'opération. La déchirure de la paupière fut occasionnée par un coup de corne de vache, que cet individu a reçu dans le coin interne de l'œil.

Fig. 4. Ectropion de la paupière inférieure occasionné par la carie d'une portion du bord orbital située en bas et en dehors. Cette carie a donné naissance à un abcès sous-cutané qui s'est terminé par l'adhérence de la peau au périoste. La conjonctive qui recouvre l'ectropion est boursouflée; la conjonctive du globe est rougie.

Fig. 5. Ectropion de l'angle externe de la paupière occasionné par une brûlure de la peau qui recouvre le front, et de la tempe droite, où l'on aperçoit de nombreuses cicatrices. Le tiraillement de la peau épaissie, tendue, et adhérente au périoste, donne naissance à des plis cutamés dans le voisinage de l'angle externe, et change la direction des cils.

Fig. 6 et 7. Ectropion double syphilitique chez une femme. Le bord tarsal y est entièrement disparu, et la peau de la paupière supérieure est raccourcie à un tel point que les cils touchent au sourcils et se confondent avec eux. La fente palpébrale présente l'aspect triangulaire; elle est totalement difforme, excepté à l'angle externe où elle conserve quelques traces de son intégrité. La caroncule lacrymale et les points lacrymaux sont détruits. — La malade ne peut plus fermer cet œil, et le globe roule en haut chaque fois qu'elle fait des efforts pour rapprocher les paupières. — La conjonctive scléroticale est très-rouge et boursouflée; l'irritation se communique même à la cornée. La fig. 7 représente le même œil en profil et fait voir la tuméfaction considérable de la peau et du tissu périorbital.

Fig. 8. Ectropion supérieur de l'angle externe chez un enfant scrofuleux, occasionné par la carie de l'orbite et l'adhérence anormale de la peau au périoste. La surface conjonctivale de l'angle renversé présente un boursoufflement considérable de la muqueuse. La cornée fait observer une kératocèle.

Fig. 9. Ectropion inférieur de l'angle externe chez un jeune homme scrofuleux, représenté en profil. — On remarque ici un tiraillement considérable de la paupière qui paraît altérée dans sa texture; il a lieu surtout dans le voisinage de l'angle externe où l'on voit plusieurs cicatrices provenant des anciennes ulcérations cancéreuses. — Les cils sont très-forts dans cet endroit; leur direction, dans la paupière supérieure, est inégale; ceux qui sont près de l'angle se dirigent directement en bas; d'autres présentent la direction normale. La conjonctive oculaire contient des vaisseaux variqueux.

Fig. 10. Ectropion latéral externe chez un garçon scrofuleux, provenant d'une adhérence de la peau au bord supérieur de l'orbite. Cette adhérence, plus prononcé en dehors qu'en dedans, a eu lieu dans une étendue assez grande, ce qu'on reconnaît par les plis que forme la peau à l'endroit du bord orbital ainsi que par la position même de l'ectropion. — Les cils de chaque paupière sont devenus plus fort et plus épais.

Fig. 11. Représente la disposition anatomique d'un autre cas d'adhérence anormale de la paupière à l'os. La paupière est largement incisée, séparée en grande partie de l'os frontal, et retournée en dehors, ce qui nous démontre que la surface osseuse est inégale, raboteuse, et qu'elle porte des signes d'une destruction considérable. Le lambeau supérieur est recouvert d'une couche cellulaire épaisse qui réunit la paupière au périoste.

Fig. 12, 13, 14. Ces figures représentent différents côtés d'un logophtalmos occasionné par une inflammation résultant d'un coup de pied de cheval.

Fig. 12. Logophtalmos dans un œil atrophié représenté en profil. La région orbitale présente ici la couleur foncée, elle est dépourvue des sourcils en plus grande partie. La paupière supérieure qui paraît ouverte présente un petit ectropion marginal dont la surface interne est très-rouge. — Les cils courts et epais présentent les directions très-variées, surtout dans la paupière inférieure et dans la moitié externe de la paupière supérieure.

Fig. 13. Le même œil représenté en face au moment où le malade tenait les paupières dans leur position accoutumée. On y voit la direction anormale des cils qui sont irréguliers et disséminés sans ordre sur les bords des paupières et se dirigeant en partie contre le globe atrophié.

Fig. 14. Ce même œil ayant les paupières fermées. Ce n'est pas sans effort que le malade est parvenu à les rapprocher au point où elles sont représentées ici. La peau qui entoure l'orbite est plissée, ce qui s'explique par la contraction exagérée du muscle orbiculaire. — La direction vicieuse des cils est très-évidente dans cette figure.

Fig. 15. Une partie de la face défigurée par

des ulcérations syphilitiques qui ont occasionné un ectropion considérable à chaque paupière. Les cicatrices sont très-nombreuses et les cils sont tombés. La paupière supérieure est renversée en dehors par le raccourcissement de la peau dans la région surciliaire. Elle tiraille les téguments de la joue et occasionne des plis circulaires qui recouvrent presqu'en entier le bord tarsal de la paupière inférieure. La cornée de cet œil est staphylomateuse. La conjonctive sclératicale contient des vaisseaux variqueux qui se prolongent sur le miroir de l'œil.

Fig. 16, 17, 18. Altérations des paupières affectées d'une blépharophtalmie glanduleuse représentée à la loupe (voyez Fig. 2. planche V).

Fig. 16. Le segment triangulaire excisé de la paupière dans le but de remédier à l'ectropion dont elle a été atteinte. Ce segment est représenté en face. Il a été bien lavé à grande eau, afin qu'on puisse voir distinctement sa structure. Il fait distinguer des plis en forme de réseaux qui rappellent la structure du derme.

Fig. 17. L'aspect latéral du même segment, où l'on distingue plusieurs cils blancs, grands et petits, fixés au milieu d'une masse graisseuse.

Fig. 18 L'aspect latéral d'un morceau de la paupière altéré par la blépharophtalmie glanduleuse et offrant à la vue une croissance excessive des cils. — On y voit aussi des cils d'une grandeur différente plantés dans la masse graisseuse.

PLANCHE VI, 2e PARTIE.

Symblepharon, anchyloblepharon et ablepharon.

Cette planche représente une série d'exemples simples et compliqués de la réunion anormale de deux paupières entre elles ainsi que de leur réunion avec le globe de l'œil et avec l'orbite; état pathologique peu connu et offrant de grandes difficultés dans son traitement. A la fin de cette série on trouvera des exemples d'absence des paupières et le résultat de l'autopsie d'un cas de rétablissement de la paupière (blépharoplastie), sujet très-peu étudié jusqu'à présent sous le rapport anatomie pathologique.

Fig. 1. Un œil altéré par un staphilome conique de la cornée présentant à la paupière inférieure un léger symblépharon. Cette maladie dépend de la liaison anormale entre la conjonctive de la paupière et celle du globe ayant lieu par intermédiaire d'une bandelette cellulaire blanchâtre (comparez : *Das Symblepharon uud die Heilung dieser Krankheit durch eine neue Operationsmethode, von Dr. v. Ammon. Dresden,* 1834. — *Zeitschrift für Ophtalmolog'e*, T. III. p. 235.)

Cette liaison est tellement intime qu'il est très difficile d'écarter la paupière du globe.

Fig. 2. Symblépharon intérieur double; il consiste en réunion de deux paupières à la caroncule lacrymale qui est rapetissé et recouverte d'une masse blanchâtre. L'activité des points lacrymaux est à l'état normal, et l'œil n'est exposé à aucun dommage.

Fig. 3. Symblépharon trabéculaire de la paupière supérieure. La réunion s'effectue dans ce cas au moyen d'une bandelette fibreuse qui va du milieu de la paupière supérieure vers le centre de la cornée; par ce produit morbide, le moignon de l'œil est tellement réuni à la paupière qu'il est très-difficile de l'en écarter.

Fig. 4. Symblépharon antérieur supérieur. Une partie triangulaire de la paupière supérieure se trouve ici immédiatement réunie avec le moignon de l'œil atrophié. — Les cils qui correspondent à cet endroit sont détournés en bas, tandis qu'en dehors, à l'endroit où le bord palpébral forme un petit ectropion, ils se dirigent en haut.

Fig. 5. Le même œil, opéré avec succès par la méthode de M. Ammon, qui consiste en incision en V, embrassant entre ses branches la portion de la paupière qui adhère au globe, et en réunion des bords de la plaie par dessus cette partie, dont on débarrasse plus tard le globe par la simple ablation. Dans la fig. 5 on voit cette partie encore en rapport avec l'œil.

Fig. 6 et 7. Symblépharon partiel antérieur circulaire. La réunion a lieu ici au moyen de plusieurs cordons plastiques distribués en forme de cercle. — On voit encore mieux cette disposition dans la fig. 7, où la paupière est un peu soulevé. — Le point de la réunion se laisse facilement distingner à travers la paupière.

Fig. 8. Symblépharon compliqué d'ectropion de la paupière supérieure résultant d'une déchirure de la paupière et d'un écrasement (rhexis) du globe oculaire survenus sumultanément et par la même cause. — Le coup était porté à la paupière supérieure et l'œil s'est vidé.

Fig. 9. Symblépharon antérieur inférieur. — La paupière adhère au globe altéré, qui conserve encore quelques traces de la faculté visuelle et dont la cornée est encore transparente en partie.—L'accollement a lieu au moyen d'une bandelette muqueuse assez épaisse. — La paupière supérieure présente un ectropion, et les cils dont elle est garnie se dirigent en dedans.

Fig. 10. Symblépharon antérieur inférieur presque total. — La réunion anormale, avec le globe, a surtout lieu dans la moitié interne de la paupière; en dehors, l'œil paraît plus libre. — Le bord de la paupière est tourné en dedans, ce qu'on observe aussi dans la paupière supérieure. Les cils se dirigent contre le globe. — Une partie de la cornée conserve sa transparence normale.

Fig. 11. Le même symblépharon, mais représenté de manière qu'on voit distinctement le point où la réunion anormale a lieu. Les lettres *a, b, c,* indiquent ces points : *e,* indique la surface interne du tarsus. — Les brides sont formées d'un tissu cellulaire essai.

Fig. 12. Symblépharon antérieure total de deux paupières, résultant du colapsus complet du globe et de la dégénérescence complète de la conjonctive. — La réunion est tellement intime qu'il n'est pas possible d'écarter davantage la paupière du globe que la figure le représente.

Fig. 13. Cette figure représente la face d'un expérimentateur chimiste brûlé par l'explosion. Les paupières, les globes des deux yeux et les régions orbitaires de cet individu étaient fortement endommagés. — L'altération dans le système cutané et pileux, qui en est résultée explique la croissance exagérée des sourcils, qui sont devenus très-épais et qu'on voit se réunir au-dessus du nez. — Les cils sont tombés, à l'exception de quelques-uns, dans l'œil gauche, qui sont très-fins et délicats. — L'œil droit présente la déformation notable du bord libre de chaque paupière et un double ectropion qui en résulte. Une bride assez large, provenant de l'angle externe de l'œil, avance sur le globe, recouvre la cornée et la sclérotique, s'attache à cette dernière, et prive le globe de sa mobilité. — Cette bride constitue un espace particulier de symblépharon qui n'a pas encore été mentionné par personne, et que nous pouvons désigner par le nom de *syncautus externe*. — La même transformation a aussi lieu dans l'œil droit, excepté que le *syncautus* se trouve ici dans l'angle interne.—Il est formé par une bandelette cutanée triangulaire qui recouvre la caroncule lacrymale et s'attache à la cornée et à la sclérotique.—Outre ces adhérences des globes aux angles des paupières, il se trouvait encore dans chaque œil de cet individu un autre genre d'adhérence non moins singulier dont M. Ammon s'était assuré par la dissection anatomique.—Cette adhérence consistait en épanchement plastique qui s'étendait d'avant en arrière du bord vers le fond de l'orbite, et qui réunissait chaque globe avec la paroi interne de cette orbite, de manière à ce qne les mouvements de l'œil étaient entièrement impossibles.

Fig. 14. Le véritable anchyloblépharon où les deux bords des paupières sont réunis. — Cette réunion a seulement lieu au milieu, et elle est probablement compliquée avec symblépharon antérieure. — Le globe est atrophié. — Cet état a été occasionné par l'ophtalmie blennorrhagique très-intense chez un individu scrofuleux.

Fig. 15-16. Deux dessins idéals pour expliquer ce genre de symblépharon postérieur qui dépend de l'épaississement et de la contraction de la conjonctive, en vertu desquels le repli conjonctival s'approche au bord palpébral.

Fig. 15. *a b* et *e d* indiquent les paupières raccourcies; *d d* indique jusqu'à quel point la conjonctive s'étend sur le globe dans l'état normal. — On trouve ici, à cet endroit, du tissu cellulaire, car la conjonctive raccourcie s'est rétractée et ses plis se sont rapprochés vers l'axe du globe *f*.

Fig. 16. Symblépharon postérieur au plus fort degré. — *a c* indique les paupières; *b d* la position des plis supérieurs et inférieurs de la conjonctive à l'état normal: *f* le globe de l'œil; *e* conjonctive altérée.

Fig. 17. Représente la face d'un garçon privé de la vue par une balle d'une arme à feu. — En traversant horizontalement la base du nez, cette balle a rasé les paupières inférieures des deux yeux, et entamé les globes. — Le dessin représente ces globes atrophiés et les paupières inférieures qui manquent (ablépharon); à leur place on aperçoit une surface découverte d'une membrane muqueuse boursouflée. Les paupières supérieures n'étant plus tenues en position normale, les commissures qui sont détruites se sont reployées en haut et forment des ectropions considérables. — Ces paupières ont perdu leur mobilité à cause des adhérences vicieuses qu'elles ont contractées dans les coins des yeux.

Fig. 18. Cette figure fournit un fait curieux pour l'anatomie pathologique de la blépharoplastie. — Elle représente la préparation anatomique d'un cas où M. Ammon a rétabli la paupière supérieure, par la méthode de M. Diffenbach. (Comparez IIe partie, pl. V, fig. 6 et 7, — *Zeitschrift für Ophtalmologie*, t. V, p. 312, — ainsi que *Péter*. — *Dissertatio de blepharoplasticæ, cum tabulis, Lipsiæ*, 1826, et *Zeis*, *Handbuch der plastischen Chirurgie*, *Berlin*, 1838, in-8°, p. 370.) La paupière rétablie paraît ici très-raccourcie et rétractée ; elle est suspendue au-devant du globe sans pouvoir le couvrir. — Le globe est très-déformé à cause de la conjonctive épaissie et altérée. — Gardé pendant longtemps dans l'esprit de vin, cet œil est tellement changé qu'il se laisse à peine reconnaître. — La paupière intérieure est renversée en dehors. — A gauche et en haut on aperçoit une partie des sourcils.

PLANCHE VII, 2e PARTIE.

Cancer des paupières et du globe oculaire.

Nous trouverons dans cette planche le cancer de l'œil dans différentes périodes de son développement. Certes, cette maladie présente des caractères distinctifs bien marqués; mais elle a cela de commun avec le cancer d'autres parties du corps, qu'elle change entièrement l'aspect de l'organe qu'elle frappe, avant de le détruire totalement, et de manière à ce qu'il n'en reste plus de traces.

Fig. 1. Cancer de la face ayant son siége dans le voisinage de la paupière inférieure gauche, et gagnant peu à peu les organes qui l'entourent. La commissure externe de l'œil est sur le point d'être attaquée; la paupière supérieure, dans laquelle on voit des petits tubercules squirreux, est exposée au même danger; la conjonctive de la paupière inférieure commence à se boursoufler et présente un gonflement d'une mauvaise nature qui repousse en dehors l'angle externe de l'œil; les bords de l'ulcération cancéreuse sont unis, mais sa couleur est un peu plus foncée qu'à l'ordinaire à cause de la matière mélanotique déposée dans les tissus qui l'entourent. On n'observe pas toujours des dépôts de ce genre dans des circonstances pareilles.

Fig. 2. Représente une ulcération carcinomateuse qui a pris son origine à l'angle interne de l'œil, où elle a déjà détruit la caroncule lacrymale et attaqué la paupière supérieure dont les mouvements sont très-gênés à cause des liaisons anormales que cette paupière a contractées avec le globe de l'œil et avec l'orbite; les bords très-unis de l'ulcération méritent d'être notés.

Fig. 3. Ulcération carcinomateuse ressemblant à celle que nous avons fait voir à la figure 1. Cette ulcération a déjà détruit la commissure externe de l'œil et une grande partie de la paupière inférieure; elle est sur le point de gagner la paupière supérieure. La paupière inférieure est renversée en dehors et la conjonctive présente la coloration rouge très-suspecte; l'ulcération est rougeâtre et fongueuse, état pathologique que l'on verra mieux dans la fig. 5. La couleur d'un rouge particulier de l'ulcération mérite d'être remarquée.

Fig. 4. Le même œil, après la guérison obtenue au moyen de la *blépharoplastie*. Les détails de cette guérison sont consignés dans la dissertation de M. Peter, *de Blepharosplatice*, Lipsiæ, 1836.

Fig. 5. La masse carcinomateuse indiquée à la fig. 3, représentée au microscope. On voit que tous les tissus de la paupière excisés sont également convertis en masses uniformément fongueuses, rouges, au milieu desquelles on rencontre plusieurs glandes de Maïbomius endurcies; ces glandes sont menacées de la dégénérescence fongueuse qui s'est déjà emparée de la peau, du cartilage tarsal et d'autres parties de l'œil.

Fig. 6. Ulcération carcinomateuse chez une femme cachectique au retour de l'âge. La dégénérescence carcinomateuse prend sa naissance du voisinage de la caroncule lacrymale; elle a déjà détruit la paupière inférieure, une partie de la paupière supérieure, et menace le globe de l'œil. Les fongosités forment des masses rouges et spongieuses; elles saignent au toucher. — La paupière supérieure est renversée en dehors et l'on voit qu'elle est colorée en bleu et qu'elle est sur le point d'être envahie par le cancer.

Fig. 7. Un rudiment de l'œil détruit par le cancer. Le reste de la paupière supérieure forme un ectropion (*a*); il ne reste rien du globe que quelques lambeaux de la sclérotique (*bbb*). La paupière inférieure et la peau de la joue sont entièrement détruites, et la cavité maxillaire est ouverte.

Fig. 8. Préparation anatomique représentant les organes de l'orbite dont le globe détruit par le carcinome a été représenté dans la figure précédente.

a. Une partie de la portion orbitale de l'os frontal.

b. Le reste de la glande lacrymale.

c. Le reste du globe.

d. Le muscle oblique supérieur.

e. Le muscle élévateur de la paupière.

f. Le muscle droit supérieur.

g. Le muscle droit extérieur.

h. La branche frontale du nerf de la portion orbitale de la cinquième paire.

j. La sixième paire.

k. Le nerf oculomoteur.

l. L'artère carotique.

m. Le nerf optique dont le névrilème est épaissi, et la masse nerveuse est atrophiée.

Fig. 9. Ostéosarcome de la cavité maxillaire et de la paroi inférieure de l'orbite dans sa période inflammatoire, signalant l'exophtalmie chez une vieille femme. La paupière inférieure est le siége de l'inflammation, et le gonflement de sa partie inférieure est tellement prononcé qu'elle repousse en haut la fente palpébrale et la paupière supérieure, et c'est à ce point qu'on les distingue à peine. Près du sommet de la tumeur on remarque un foyer purulent. Ce n'est que plus tard et lorsque ce foyer était ouvert qu'on a pu reconnaître le véritable siége et la nature de la maladie.

Fig. 10. Représente les mêmes cas après l'ouverture du foyer purulent; la cavité maxillaire est mise au jour; autour d'elle on voit des masses fongueuses et carcinomateuses prenant leur naissance dans les parties molles et s'avançant à travers de l'angle interne de l'œil vers le front, qui présente la coloration suspecte d'un gris foncé; les sourcils sont très-bombés; la conjonctive de l'œil est le siége d'une inflammation ulcéreuse d'une très-mauvaise nature que l'on remarque surtout dans l'angle interne de l'œil; elle a déjà détruit la conjonctive du côté du nez, de sorte que la sclérotique est mise à nu; elle commence à attaquer la conjonctive cornéale.

Fig. 11. Le même cas, représenté quelques semaines plus tard. — L'altération fongueuse des paupières est encore plus avancée, en sorte qu'on y reconnaît à peine les bords de la paupière supérieure. — La conjonctive du globe présente une coloration très-foncée à l'endroit où elle n'est pas encore détruite; la cornée, rouge en dedans et en haut, présente plusieurs ulcérations. — Le globe est en état de colapsus.

Fig. 12. Les débris de cet œil après la mort du malade; — *a* représente le fond du globe où l'on distingue une partie de la rétine épaissie et rouge; on remarque de nombreux vaisseaux variqueux se ramifiant sur la surface de cette membrane; — *b* indique une portion de la paupière.

Fig. 13. Un autre débris pareil, provenant d'un globe détruit par la carciome. On y voit la surface interne du fond de l'œil; le disque de la sclérotique est dentelé, sur sa surface on aperçoit des vaisseaux variqueux gorgés de sang, qui proviennent probablement de la ramification de l'artère centrale de la rétine. — La portion à gauche consiste en tissu cellulaire de l'orbite, qui adhère aux débris de la sclérotique.

PLANCHE VIII, 2e PARTIE.

Maladies du sac lacrymal.

Cette planche contient une série d'altérations morbides du sac lacrymal et des organes qui l'entourent. Ainsi, on trouvera ici des tumeurs, des inflammations du tissu cellulaire orbital, des affections idiopathiques du sac lacrymal. Parmi ces dernières, nous représenterons surtout les transformations morbides qui se rapportent à la paroi antérieure de ce sac et à la membrane muqueuse qui le tapisse à l'intérieur.

Fig. 1. Ulcération carcinomateuse à l'endroit du sac lacrymal; elle est très-petite, longitudinale, mais l'inflammation qui en résulte s'étend au sac entier.

Fig. 2. L'œil gauche d'un jeune homme, portant une tumeur enkystée au-dessus du tendon du muscle orbiculaire. — Cette tumeur s'étend à gauche et en bas et comprime les points lacrymaux. Le bord de la paupière supérieure est devenu œdémateux et la fente palpébrale paraît plus petite. Cette tumeur est devenue, plus tard, le siége d'un procès inflammatoire qui s'est terminé par la suppuration.

Fig. 3. OEil gauche d'une femme octogénaire, représenté en profil. — En haut la paupière est est adhérente au bord de l'orbite, ce qui donne naissance à une lagophtalmie. Au-devant du sac lacrymal on trouve une tumeur d'une nature suspecte qui roulait sous le doigt; la peau qui la recouvrait était rouge et pourvue des vaisseaux variqueux.

Fig. 4. Inflammation rhumatismale du tissu fibreux de l'orbite et du tendon du muscle orbiculaire, compliquée d'œdème de la peau. La conjonctive du globe est aussi œdémateuse. La maladie de ce genre passe facilement en ægilops.

Fig. 5. Ægilops inflammatoire du côté gauche. — Le tissu sous-cutané qui recouvre le sac lacrymal est enflammé et forme une tumeur prête à percer, qu'on pourrait facilement confondre avec une tumeur lacrymale.

Fig. 6. Ægilops inflammatoire pourvu d'une ouverture fistuleuse. — On pourrait prendre la petite ulcération siégeant sur la tumeur pour la fistule lacrymale, et cependant elle n'est qu'une issue d'un abcès ayant son siége entre la peau et le sac lacrymal, qui n'avait aucune communication avec le foyer suppurant.

Fig. 7. Ægilops inflammatoire passé en suppuration et prêt à s'ouvrir.

Fig. 8. Le même cas représenté après la guérison de l'abcès. — La région du sac lacrymal paraît aplatie et même déprimée, ce qui se laisse expliquer facilement par la destruction du tissu sous-cutané et par l'adhérence de la peau à la paroi antérieure du sac lacrymal.

Fig. 9. Inflammation aiguë du sac lacrymal *dagriocystite*. — On voit ici une matière muqueuse et purulente s'épancher par le point lacrymal inférieur. Cette matière provient de la muqueuse enflammée qui tapisse le sac lacrymal à l'intérieur.

Fig. 10. Inflammation du sac lacrymal compliquée, du phlegmon du tissu périlacrymal. — Cette dernière ayant passé en suppuration donna naissance à l'ulcération qu'on voit sur la source de la tumeur. Cette ulcération n'a pas du moindre rapport avec la cavité du sac.

Fig. 11. Véritable fistule du sac lacrymal. — Une goutte de larmes sortant de cette fistule atteste qu'elle communique avec la cavité du sac. Cette fistule tortueuse parcourt un espace assez considérable dans le tissu sous-cutané, avant de s'ouvrir sur la joue.

Fig. 12. Une autre fistule tortueuse du sac lacrymal, s'ouvrant au-dessus du tendon du muscle orbiculaire et au milieu d'une ulcération probablement syphilitique. Dans ce cas l'os unguis était probablement carié.

Fig. 13 et 14. Fistule lacrymale masquée par une excroissance charnue, qui fut, plus tard, cautérisée avec le nitrate d'argent. Lorsqu'elle fut disparue on ne remarquait plus à l'endroit du sac lacrymal qu'une petite ouverture fistuleuse par laquelle sortaient les larmes. (Voyez fig. 14.)

Fig. 15. Œil d'une femme scrofuleuse, affectée, pendant plusieurs années d'une dagriocystite chronique et d'une inflammation scrofuleuse de l'os unguis. A la suite de l'irritation, longtemps entretenue, il est survenu ici un enfoncement considérable à l'angle interne de l'œil.—Un coryza chronique et l'inflammation de la muqueuse palpébrale inférieure accompagnaient cet état. L'œil droit présentait une fistule considérable, qui s'ouvrait immédiatement au-dessous du tendon du muscle orbiculaire et qui livrait passage, de temps en temps, à une grosse goutte de larmes. La peau présentait autour de cette fistule des signes d'une inflammation chronique. Le sac lacrymal n'offrait aucune trace de tuméfaction.

Fig. 16. Blennorrhée chronique du sac lacrymal, *hernia sacci làcrymalis*, avec oblitération des points lacrymaux résultant de la syphilis.—Le sac lacrymal tuméfié est très-dur et ne se laissant pas vider par les points lacrymaux. L'humeur purulente qui y est enfermée ne sort qu'avec beaucoup de difficultés par le canal nasal, ce qui fait présumer que ce passage est aussi très-embarrassé (comparer pl. IX, fig. 14-19). On observe aussi à cet œil un ectropion de la paupière inférieure et l'exubérance des cils au bord palpébral.

Fig. 17. Blennorrhée scrofuleuse chronique des sacs lacrymaux, compliqués de la carie des os unguis de deux côtés. Les pus, ramassés derrière les paupières inférieures de deux côtés, étaient en trop grande quantité pour être fournis uniquement par les cavités des sacs lacrymaux qui sont tuméfiés et très-tendus. Il est à présumer qu'il y avait, dans ce cas, des communications directes avec les os cariés s'ouvrant derrière les paupières inférieures.

Fig. 18. Épaississement des parois du sac lacrymal avec l'augmentation considérable du volume (*varix sacci lacrymalis*). Des veines variqueuses recouvrent la tumeur.

PLANCHE IX, 2e PARTIE.

Maladies de la caroncule lacrymale, des points lacrymaux et du canal nasal.

Fig. 1 et 2. Ces deux figures représentent un abcès dans le voisinage du point lacrymal inférieur; il a pour siége le tissu cellulaire qui entoure ce point. Sa forme arrondie est représentée à la fig. 1, dans la position naturelle. La résorption des larmes est gênée par la compression directe ainsi que par le renversement en arrière du point lacrymal pressé par la tumeur.

Fig. 2. Ce dessin représente la paupière renversée en avant, pour faire voir la surface postérieure de la tumeur qui est très-volumineuse et descend profondément derrière la paupière. Le point lacrymal se laisse facilement distinguer.

Fig. 3, 4 et 5. Ces figures représentent différentes maladies des points lacrymaux qui ont cela de commun qu'elles gênent la libre absorption des larmes.

Fig. 3. La paupière inférieure affectée d'une inflammation chronique représentée au microscope. La papule lacrymale est tuméfiée. — Le point correspondant est tellement obstrué par le boursouflement de la muqueuse, que la résorption des larmes devient impossible.

Fig. 4. Un autre cas pareil, mais à un degré moins élevé, dans lequel le point lacrymal n'a pas encore perdu entièrement son activité; à gauche on aperçoit une vésicule, *phlyctène*, sur le bord palpébral.

Fig. 5. La surface interne des paupières affectées d'inflammation chronique où l'on observe un boursouflement des papules lacrymales, une tuméfaction de la caroncule et les rétrécissements des points lacrymaux, qui est plus appréciable dans la paupière supérieure que dans l'inférieure.

Fig. 6, 7, 8, 9 et 10. Représentent plusieurs altérations de la caroncule lacrymale.

Fig. 6. L'hypertrophie de la caroncule lacrymale. La tumeur qu'elle forme est longitudinale, se prolongeant un peu sur la sclérotique. On compte, en outre, cinq excroissances semblables, sur la conjonctive tout prêt du bord palpébral; trois parmi elles sont ovales, deux autres présentent des formes différentes.

Fig. 7. La caroncule lacrymale est ici plus grande, plus élevée que dans la figure précédente; au lieu de s'avancer sur la sclérotique, elle s'étend en haut et en bas et présente plusieurs replis très-prononcés. La paupière supérieure est écartée pour qu'on puisse voir l'étendue de la tumeur.

Fig. 8. La tumeur s'étend ici jusqu'au milieu de la cornée; en dehors elle est tellement grande qu'elle soulève la paupière et recouvre le point lacrymal supérieur. Le point inférieur est dans l'état de surexcitation inflammatoire éveillée par la présence de la tumeur.

Fig. 9. Une excroissance charnue de la conjonctive, en forme d'une framboise. — Elle prend sa naissance près de la caroncule lacrymale, s'étend presque jusqu'au milieu de la cornée, se glisse sous la paupière supérieure qu'elle soulève et se prolonge sur la sclérotique. Le point lacrymal de cette paupière est gêné dans l'absorption des larmes.

Fig. 10. Ce dessin, que nous devons à l'obligeance du docteur Celinski, représente une tumeur érectile de la caroncule. Cette tumeur s'attachait à la paupière supérieure et pendait sur la joue jusqu'à l'angle de la bouche. En haut elle recouvrait presque en entier le globe de l'œil. Les altérations de ce genre passent facilement en dégénérescence fongueuse.

Les figures depuis 11 jusqu'à 19, sont empruntées à l'ouvrage de M. Fischer, à Prague, et M. Osborn. ***Darstellung des Aparates zur Thrænenableitung in anatomischer, physiologischer und patologischer Hinsicht, Prag,*** **1835.**

Fig. 11. Représente une anomalie de la portion du canal nasal et la manière singulière de sa terminaison dans le méat nasal inférieur. La partie de ce canal qu'on trouve au-dessous du cornet inférieur se présente ordinairement en forme d'une gouttière creusée dans les parois externes du méat; mais ici il n'en sert pas ainsi, car cette partie du canal forme un tuyau qui se termine seulement en cul-de-sac et présente seulement une petite ouverture triangulaire dans sa paroi interne à peu près à huit à neuf lignes au-dessus de son extrémité (18 à 20 millim.).

Fig. 12. La partie inférieure du canal nasal renflée et s'ouvrant par une large ouverture placée plus bas que dans l'état normal. Cette ouverture est tournée en bas et en avant au lieu de l'être en bas et en arrière. Afin qu'on puisse mieux voir cette anomalie, on a excisé dans cette préparation le cornet inférieur et moyen, ainsi que les parois osseuses du canal nasal.

Fig. 13. Représente une préparation où l'on voit en haut une valvule à l'embouchure commune des canalicules lacrymales et en bas l'ouverture du canal nasal.

Fig. 14. L'intérieur du sac lacrymal. En haut on aperçoit les canalicules et les points lacrymaux dans lesquels on a introduit les soies de sanglier; dans le canal nasal fendu on remarque une poche dans la membrane qui tapisse son intérieur.

Fig. 15. En haut on voit dans cette préparation l'embouchure commune de deux canalicules; en bas on voit l'extrémité rétrécie du canal nasal.

Fig. 16. Un sac lacrymal fendu, plus étroit que le canal nasal qui présente aussi une poche en cul-de-sac dans son intérieur; son embouchure est grande et dépourvue de la valvule.

Fig. 17. Un sac lacrymal largement fendu, présentant à l'intérieur des plis nombreux.

Fig. 18. Un sac lacrymal trop petit où l'on voit une petite excroissance muqueuse à l'endroit où aboutissent les canaux lacrymaux; plus, on aperçoit une poche formée en cul-de-sac muqueux.

Fig. 19. Un sac lacrymal ouvert et beaucoup plus étroit que le canal nasal.

Fig. 20 et 24. Représentent, de différents côtés, un calcul tombé du nez d'une femme au moment où elle éternuait. Cette femme fit observer pendant longtemps avant cet accident les symptômes d'affections du canal nasal. Le calcul, cassé en deux, fit voir à l'intérieur un noyau de cerise.

Fig. 20. Représente une partie de la surface externe du rhinolithe, sur lequel on remarque de petites rugosités.

Fig. 21. Présente la surface interne du calcu où l'on voit la moitié du noyau de cerise.

Fig. 22. Présente la surface externe de l'autre moitié.

Fig. 23. Fait voir la surface interne.

Fig. 24. Représente les deux moitiés placées l'une sur l'autre. — Ce cas intéressant, observé dans la clinique de M. de Graefé, à Berlin, est décrit dans la dissertation de M. de Kersten *de Dagryolithis*, Barolini, 1828.—Les dessins adjoints ici sont recopiés de cette dissertation (Comparez *Radius — scriptores ophthalmologici mioures*. T. III, 1830).

PLANCHE X, 2e PARTIE.

Maladies de l'orbite et de la glande lacrymale.

Fig. 1. Représente le crâne d'un enfant qui a été affecté du strabisme et de la diplopie ayant pour cause les tubercules de la glande pinéale, observée par M. Beck (*Zeitschrift für Ophthalmologie* T. 4. p. 412). Les tubercules agissant dans ce cas sur les nerfs oculomoteurs ont occasionné le strabisme. Hâtons-nous de dire, pour faire comprendre cette préparation, que le cerveau en est éloigné, et que l'on aperçoit l'intérieur du crâne et de l'orbite.

a. Nerf trijumeau.

b. Nerf oculomoteur.

c. Nerf optique.

d. Un trou accidentel qui communique avec les labyrinthes sphénoïdaux ; au-dessus de ce trou on trouve la glande convertie en matière tuberculeuse et recouverte d'une capsule qui est incisée.

e. Sinus frontal.

f. Globe de l'œil.

g. Muscle droit supérieur.

h. Muscle oblique supérieur.

j. Nerf optique.

k. Glande lacrymale.

Fig. 2. Une exostose dans l'orbite droit observée par M. Delpèche (Chirurgie clinique de Montpellier, Paris, 1823, vol. 2.

a. L'orbite droit.

b, *c*. L'endroit ou le bord orbital supérieur et une partie d'os frontal ont été excisés pour faire voir l'exostose dans toute son étendue.

Fig. 3. Une préparation anatomique d'un exophthalmos singulier résultant de l'hydropisie enkystée des sinus frontaux, observé par M. le professeur Jaeger, de Vienne (voyez Jul. Guil. Brunn, *dissertatio de hydropecistico sinuum frontalium*, Barolini, 1829). Le sujet de cette observation, une jeune juive, a été affecté de la gale qui fut rapidement supprimé par un bain froid. Bientôt après il est survenu une céphalalgie, et il se fit remarquer un gonflement au milieu de l'os frontal et de la région surciliaire gauche, qui augmenta peu à peu, et à ce point, que le globe de l'œil en était repoussé en dehors et en bas. La malade était âgée à cette époque de quatorze ans. La tumeur avait la forme représentée dans la planche ci-jointe ; elle était dure, mais élastique ; elle cédait à la pression du doigt avec un bruit particulier et reprenait de suite sa forme primitive. La peau qui recouvrait la tumeur était plus chaude et évidemment plus mince. On se décida à la trépanation, mais on trouva l'os de la consistance cartilagineuse et tellement aminci qu'il se laissait traverser d'un seul coup de bistouri. Après l'écoulement d'une grande quantité de sérosité sanguinolente, le doigt introduit dans la plaie trouva une cavité divisée en plusieurs compartiments par des cloisons membraneuses. La réaction inflammatoire était considérable, mais la plaie se cicatrisa en peu de temps et sans aucune diminution de la tumeur. Plus tard, cette jeune fille devint chlorotique et sujette à de violents accès de céphalalgie ; la tumeur augmentait de jour en jour et le globe de l'œil devenait de plus en plus saillant. Le nerf optique éprouva évidemment une tension considérable ; cependant la faculté visuelle existait toujours intacte ; elle ne fut altérée que par l'opacité de la cornée, survenue à la suite d'une kératite subitement développée. Une fièvre hectique se manifestait plus tard et la malade succomba. L'autopsie cadavérique démontra que les os et surtout l'ethmoïde, le sphénoïde et la moitié gauche du frontal étaient repoussés en arrière, et que l'orbite changea entièrement d'aspect. La table antérieure de l'os frontal était comme rongée par des vers; la substance intermédiaire (*diploe*) était un peu tuméfiée; le péricrâne était normal. La partie correspondante du cerveau était déprimée, le nerf olfactif aplati, et le nerf optique gauche était distendu. La tumeur était composée d'une grande quantité de poches vésiculaires remplies d'un sérum sanguinolent. — Les fig. 3 et 4 représentent cette singulière altération; la fig. 3 fait voir l'extérieur de la tumeur et son extension remarquable, surtout à gauche; on y aperçoit en outre trois ouvertures dans l'os, recouvertes à peine par une membrane très-mince :

a, b. Indiquent l'incision faite avec le scalpel; au-dessus d'elle se trouve le sommet de la tumeur.

c. Une autre ouverture. Le globe est déplacé en bas de sorte qu'il touche au trou infra-orbital; la base du nez est repoussée à droite, et la cavité nasale gauche est beaucoup plus large.

Fig. 4. Fait voir le siége de la tumeur dans l'intérieur du crâne :

a, b. Indiquent la surface interne de l'os frontal, l'angle inférieur du pariétal gauche, la grande et la petite aile du sphénoïde.

c, d. La portion de cet os repoussé en arrière, formant un demi-ovale saillant.

e. Une partie de la dure-mère.

f. L'épiphyse *crista galli.* — Entre *e* et *f* on distingue le nerf olfactif. Au dessous du point *e* on voit les fossés pour loger les lobes moyens du cerveau, dont la gauche est un peu rétrécie.

g, h. Indiquent les épiphyses anonymes entourés de plusieurs paires de nerfs.

j, k, l, m, Indiquent la partie externe des pharynx.

Fig. 5. Fongus médullaire de la glande lacrymale extirpé avec le globe de l'œil par M. Tortual jeune, de Munster, conservé au musée anatomique de cette ville (Comparez, *Auenmuller de glandulæ lacrymalis fungo medullari*, Berolini, 1833).

a, b. Le globe de l'œil dont la cornée est très-rapetissée, et la sclérotique est pourvue d'une tumeur saillante dans la partie inférieure.

c, d. La glande lacrymale dégénérée; entre *c*, et *d*, on trouve une incision dans la masse de la tumeur.

Fig. 6 et 7. Ces figures sont emprnutées à l'ouvrage de M. Schmidt (*Ueber die Krankheiten des Trænenorganes*, Wien, 1803).

Fig. 6. Une hydatide de la glande lacrymale que M. Schmidt a extirpée à une paysanne. Il l'a remplie du coton et il l'a fait représenter suspendue sur un fil dans l'esprit de vin.

Fig. 7. Hydatide de la glande lacrymale.

a. Hydatide en rapport avec

b. Les lobules de la glande lacrymale.

c. Section de l'os de l'orbite.

e, e, e. Nerfs nasociliaires, branche frontale, branche orbitale et la branche sustrochléaire.

f, g. Muscle droit externe et muscle droit supérieur du globe

g. La branche lacrymale.

PLANCHE XI, 2e PARTIE.

Tumeurs de l'orbite et exophthalmie.

Cette planche contient les tumeurs ayant pour siége le tissu cellaire de l'orbite et les différents degrés de l'exophthalmie qui en résulte.

Fig. 1. Une tumeur enkystée (atherome) dans le tissu cellulaire orbital, ressemblant au premier aspect à une tumeur de la paupière supérieure; elle doit probablement son existence à l'extension d'une follicule muqueuse de la conjonctive. Les tumeurs pareilles sont assez fréquentes, elles sont formées d'un kyste épais dont la surface interne est séreuse (fig. 12), et d'un amas d'une matière athéromateuse (fig. 9).

La tumeur représentée ici s'était ouverte spontanément dans sa partie inférieure peu de temps avant l'extirpation.

Fig. 2. Une autre tumeur semblable ayant aussi pour siége le tissu orbital. Cette tumeur s'était aussi ouverte, mais en haut; elle était très-rouge et prête à passer en suppuration; comme la précédente elle fut formée d'un kyste enfermant une masse athéromateuse; le kyste présentait des signes d'inflammation et la masse athéromateuse jaunâtre contenait des filets sanguinolents.

Fig. 3. L'extérieur de l'œil droit déplacé en bas et en dehors par une tumeur siégeant dans l'orbite. Les paupières sont œdémateuses et d'une couleur rouge-lilas qui fait présumer la mauvaise nature de la tumeur.

Fig. 4. Le même œil avec des paupières écartées. La conjonctive de la paupière supérieure est très-rouge, tendue et amnicie en haut et en dedans, par la pression d'un corps rougeâtre siégeant derrière elle; ce corps, représenté isolément à la fig. 16 a été extirpé à l'aide d'une incision pratiquée à la paupière; la conjonctive palpébrale inférieure est aussi très-rouge.

Fig. 5. L'exophthalmie commençante du globe gauche qui est déplacé en avant, en haut et en dehors. Cette anomalie avait pour cause une exostose qui poussait du bas de l'orbite. La conjonctive du globe et de la paupière inférieure est boursouflée, la caroncule lacrymale présente le même état.

Fig 6. Un autre cas pareil mais plus avancé. La cause du déplacement en haut, en avant et en dehors du globe oculaire est une exostose du bord orbital inférieur qui soulève en même temps la paupière. Une grande quantité de veines variqueuses recouvre la peau dans la région de l'œil.

Fig. 7. Un autre cas d'exophthalmie commençante en haut et en dehors. Elle est occasionnée par une exostose du bord orbital situé en bas et en dedans. La caroncule lacrymale est très-rouge et boursouflée ainsi que la surface postérieure de la paupière inférieure; la rougeur remonte aussi sur la conjonctive du globe.

Fig. 8. L'exophthalmie de l'œil droit occasionnée par la dégénérescence staphylomateuse de la sclérotique et de la cornée arrivée à un haut degré de développement. La paupière supérieure est recouverte par une grande quantité de vaisseaux variqueux, les cils très-épais recouvrent les bords de deux paupières, et la conjonctive palpébrale est très-rouge.

Fig. 9. La masse athéromateuse qui fut trouvée dans la tumeur représentée au n° 2. — Cette masse est rougie par l'exsudation sanguinolentes.

Fig. 10. L'extérieur de la tumeur extirpée de l'œil représentée au n° 2; elle est rouge et enflammée, il en sort la matière athéromateuse ayant la même couleur.

Fig. 11. La coupe d'une tumeur extirpée de l'orbite d'un homme, représentée au miscroscope. La texture de cette tumeur ressemble à la matière encéphaloïque.

Fig. 12. La surface interne du kyste extirpé de l'œil représenté au N° 1, il est retourné de sorte à ce que sa surface interne devienne externe; on y reconnaît la structure séreuse

Fig. 13. La coupe d'une petite tumeur orbitale qui présente la structure fongueuse.

Fig. 14. La surface interne séreuse d'un kyste retourné à la manière de celui du n° 12. — Elle présente des plis nombreux au milieu desquels on distingue deux poils.

Fig. 15. Une portion d'un kyste extirpé où l'on voit sa surface interne parsemée de points rouges.

Fig. 16. La tumeur extirpée de l'œil représentée aux n°s 3 et 4; elle est incisée et dessinée de manière que l'on voit deux surfaces de la coupe. — Cette tumeur est fibreuse.

Fig. 17. Une tumeur de l'orbite représentée dans sa partie postérieure; elle est composée d'une substance intermédiaire entre la matière tuberculeuse et la matière lypomateuse.

PLANCHE XII, 2e PARTIE.

Fongus de l'œil et de l'orbite.

Le véritable fongus de l'œil prend son origine du périoste, de l'os de l'orbite et du tissus graisseux, mais il n'est pas toujours possible de découvrir sa source surtout dans le cas où il a déjà atteint un certain degré de développement. Certes, il y a peu de maladies dont le point de départ soit plus difficile à reconnaître ; on pourrait assurer cependant que le fongus de l'orbite prend moins souvent son origine de la glande lacrymale que l'on le croit ordinairement. La nature de l'exophthalmie et la direction de la déviation du globe peuvent quelquefois servir pour fixer le diagnostic relativement au siége de ces affections.

Nous nous somme efforcés de réunir dans cette planche quelques matériaux pour éclairer ce sujet qui appartient au nombre des plus obscurs dans l'ophthalmologie ; nous y avons fixé surtout notre attention sur l'influence que le fongus de l'orbite exerce sur la forme et sur l'organisation du globe.

Fig. 1. Fongus médulaire de l'œil compliqué d'une mélanose, qui a détruit le globe au point qu'il n'est plus possible de reconnaître sa structure. Dans cette dégénérescence les couches mélanotiques sont distinctes des couches qui ressemblent au cerveau, et qui sont colorées en plusieurs endroits, en rouge clair, dans d'autres en rouge foncé (Zimmermann, *de Melanosi*, Berolini, 1828).

Fig. 2 et 3. Fongus vasculaire de l'œil observé par M. Jaeger (C. H. A. Funke. — Ueber den wahren Blutschwamm des Auges und seine Verschiedenheit von anderen æhnlichen Krankheiten. — Erlangen, 1836). La figure 2 représente la maladie à son début ; les membranes de l'œil sont déjà désorganisées et font voir en haut et en bas des bosselures qui proviennent de la masse fongueuse. — Dans la figure 3, cette masse se fit jour à travers la cornée et la sclérotique ; elle forme une substance brune rougeâtre qui se presse dans la fente palpébrale.

Fig 4, 5, 6. Ces figures représentent la face d'une femme âgée de soixante-seize ans, affectée d'un fongus de l'orbite droit. Cette tumeur a pris sa naissance près de la paroi interne de l'orbite, et se fit remarquer à son début dans le voisinage du tendon du muscle orbiculaire ; plus tard, en augmentant, elle a repoussé l'œil à gauche et en avant, et dans l'espace d'un an elle a acquis un tel volume, qu'elle formait une saillie considérable et très-étendue au-dessus de la base du nez et du bord orbital supérieur. A partir de cet endroit, elle se prolonga vers le côté gauche du nez en menaçant l'autre œil (voyez fig. 5) ; en bas, cette tumeur s'avança jusqu'à la commissure des lèvres qui est inerte et comme paralysée (fig. 4). Au début de cette maladie le globe oculaire était presque immobile, luisant, très-tendu ; les paupières qui pouvaient à peine s'entr'ouvrir firent voir la conjonctive très-rouge ; l'absorption des larmes était anéantie, ce qui occasionnait un larmoiement continuel. — Plus tard il se forma un ectropion à la paupière inférieure (fig. 4 et 5), et l'œil, qu'on ne pouvait plus examiner qu'avec beaucoup de peine à cause du gonflement douloureux des paupières, présentait à cette époque un aspect terne et presque cadavéreux, malgré qu'il fût transparent et qu'on n'y découvrît aucune opacité au fond. Plus tard encore la tumeur devint de plus en plus foncée, et se couvrit d'une grande quantité de veines variqueuses. A partir de ce moment elle augmentait de volume de jour en jour, et enfin elle a recouvert le globe de sorte que l'ectropion seul de la paupière indiquait l'endroit où il devait se trouver (fig. 4). — Quelque temps avant la mort de la malade il se formèrent, par deux fois différentes, deux ulcérations superficielles sur la tumeur ; elles fournissaient une sérosité sanguinolente, ichoreuse, mais on n'y remarquait aucune trace de champignons fongueux. La femme succomba enfin par l'apoplexie après plusieurs années de souffrances. — L'autopsie cadavérique démontra que cette tumeur appartenait à la famille des fongus hœmatodes.

Fig. 7. Le globe de l'œil est retiré de la masse fongueuse décrite ci-dessus; il présente la forme ovale d'une figue; le nerf optique est allongé à l'endroit de son passage au globe; la sclérotique est bleuâtre et amincie par la tension; elle présente des plis qu'on distingue encore mieux dans la coupe de cet œil que nous font voir les fig. 8 et 9.

Fig. 8. Le segment postérieur de cet œil. Le contour anguleux de la sclérotique fait voir des plis indiqués plus haut. On remarque aussi que cette membrane n'a pas partout la même épaisseur; le pigment de la choroïde est moins foncé qu'à l'ordinaire. La rétine épaissie présente la couleur rouge-lilas; entre elle et la choroïde on a rencontré un épanchement séreux qui devait sa source à l'atrophie du corps vitré et au racornissement de la rétine. — Quant à ces deux dernières altérations, elles peuvent s'expliquer par les tiraillements du globe oculaire et du nerf optique, ainsi que par l'oblitération consécutive des vaisseaux sanguins.

Fig. 9. L'hémisphère antérieur de cet œil vu de l'intérieur du globe et représenté au microscope. On voit encore ici les plis de la sclérotique et les endroits dans lesquels cette membrane est amincie. Le pigment choroïdal est très-foncé; A gauche et en haut on distingue une portion de la rétine, elle entoure le corps vitré qui se retira du fond de l'œil vers le cristallin et se pelotonna dans le voisinage de la capsule postérieure; ce corps est épaissi, presque gélatineux, et fait voir des rayons opalins qui partent de son milieu pour se rendre à sa circonférence.

Fig. 10. La coupe de la substance fongueuse représentée au microscope.

TROISIÈME PARTIE.

MALADIES CONGÉNIALES

DE L'ŒIL ET DE SES ANNEXES.

PRÉFACE.

Cette troisième et dernière partie de notre ouvrage contient vingt planches et deux cent soixante et une figures représentant les maladies congéniales et les vices de conformation du globe et de ses annexes. La description de chaque planche est précédée d'un avant-propos, capable de jeter quelque lumière sur la nature et les causes des états morbides que nous avons déroulés devant les yeux de nos lecteurs. — Chacun de ces avant-propos nous a semblé indispensable pour expliquer convenablement cette intéressante partie de l'ophthalmologie dont M. Seiler a jeté les premiers fondements dans son important ouvrage : *Observations sur les vices de conformation et l'absence totale des yeux chez l'homme et les animaux.* (Beobachtungen ursprünglicher Bildungsfehler und gænzlichen Mangels der Augen beim Menschen und Thieren.) *Dresde, in-folio*, 1833.

La plus grande partie des cas mentionnés ici est le résultat de notre propre observation, car depuis longtemps déjà nous nous sommes activement occupé du développement organique de l'œil et de l'histoire de ses transformations innées. — Nous avons consigné la plus grande partie de nos recherches dans cinq volumes de notre *Revue ophthalmologique* (Zeitschrift für die Ophthalmologie, Dresden, 1832—1837), et dans trois volumes de notre *Mensuel pour la chirurgie, la médecine et l'ophthalmologie* (Monatschrift für Chirurgie, Augenheilkunde und Medicin, Leipzig, 1839—41). — Nous rassemblons aujourd'hui tous ces matériaux disséminés en un seul corps systématique.

Que MM. Adelmann, Behr, Otto, Prinz, Radatz, Rœmer, Riba, Seiler, Warnatz, Weber et Zeis, qui ont bien voulu nous aider de leurs lumières dans notre difficile entreprise, veuillent bien recevoir ici l'expression de notre reconnaissance.

Dresde; juillet 1841.

Von AMMON.

EXPLICATION DES PLANCHES.

PLANCHE I, 3e PARTIE.

Épicanthus, blépharoptosis et ectropion.

On appelle épicanthus un vice de conformation de l'angle interne de l'œil qui consiste dans une superfluité de la peau, formant au-devant de cet angle un large repli. Cette anomalie a été assez souvent observée depuis que M. Ammon a appelé sur elle l'attention des médecins. Le repli s'étend de la paupière supérieure à la paupière inférieure, en masquant leur extrémité interne, les points lacrymaux et la caroncule lacrymale. Il gêne l'écartement des paupières et oblige les personnes qui en sont affectées de faire des grimaces particulières toutes les fois qu'elles veulent ouvrir largement les yeux. Cette difformité se rencontre beaucoup plus souvent sur les deux yeux (pl. I, fig. 3) que sur un seul (pl. I, fig. 4). Sa largeur et son étendue sont très-variables; elle donne à la physionomie des personnes qui en sont affectées une ressemblance avec celle des Calmoucks; il paraît que ce défaut n'est pas sans influence sur la direction des yeux. M. Ammon observa une fois un strabisme de l'œil gauche chez un enfant de trois ans affecté d'épicanthus.

On le trouve quelqufois à la suite des brulures, des varioles confluentes, etc.; mais le plus souvent il est inné, et c'est de ce dernier qu'il s'agit exclusivement dans ce chapitre. On doit le considérer comme une disposition anormale de la peau de cette région et non comme un arrêt de développement, car les yeux ne présentent jamais rien de semblable dans aucune période de leur développement normal. Quant à la cause immédiate de cette anomalie, elle dépend évidemment de la superfluité anormale de la peau du front et surtout de la base du nez; il est aussi à remarquer que cette dernière a toujours été trouvée très-large dans les cas qu'on a observés jusqu'à présent (pl. I, fig. 3).

L'ectropion inné a été très-rarement observé. Outre les cas représentés ici, que M. Ammon a notés, on connaît seulement celui de M. Loschgé, et un autre de M. Schütte.

L'ectropion inné, qui ne diffère en rien de l'ectropion acquis, est accompagné, dans le cas de M. Loschgé, de lagophthalmie et de rétraction particulière de l'orbite; dans le cas de M. Ammon, au contraire, il est accompagné de microphthalmie, d'écartement considérable des deux orbites, et de blépharophianosis.

Ce cas, qu'on est forcé de considérer comme le résultat d'un travail pathologique intrà-utérin, se trouve représenté dans la fig. 7.

Le blépharoptosis congénial, dont nous allons nous occuper ici, se remarque, soit aux deux yeux (fig. 8 et 9), soit à un seul œil (fig. 12); il provient, dans quelques cas, de la longueur exagérée de la paupière supérieure, à l'élévation de laquelle il s'oppose quelquefois, à ce point qu'il rend impossible la mise à découvert du globe. Dans d'autres cas, le ptotis congénial de la paupière dépend d'une faiblesse du muscle élévateur, qui reconnaît pour cause un vice de conformation de ce muscle lui-même ou du nerf dont il reçoit l'influence; dans d'autres cas, enfin, les deux causes mentionnées ici prennent une part égale au développement de cette difformité. M. Ammon observa souvent conjoinctement avec cette difformité une étroitesse de la fente palpébrale.

Le blépharoptosis congénial a une grande analogie avec l'épicanthus, tous les deux dépendent d'une trop grande abondance de peau, bornée dans l'épicanthus à la base du nez et qui, dans le ptosis, s'étend à la paupière entière. L'auteur explique cette anomalie par un arrêt de développement, au moins dans le cas qui offre une étroitesse de la fente palpébrale; cette anomalie trouve son analogie dans le phimosis congénial du pénis dans lequel le prépuce très-long est pourvu d'un orifice très-étroit.

Les six premières figures font voir les différentes variétés de l'épicanthus.

Fig. 1re. Épicanthus peu développé dans l'œil gauche. On voit ici un repli cutané prenant naissance à la paupière supérieure et s'étendant vers la paupière inférieure; il ne masque pas l'angle interne de l'œil, mais il le longe seulement du côté du nez. La forme pointue de l'angle est très-remarquable.

Fig. 2. La même anomalie, mais à un plus haut degré; le pli est ici plus large, recouvre davantage l'angle interne et se prolonge verticalement sur la joue.

Fig. 3. Fait voir cette anomalie très-développée, conformément au dessin de M. Adelmann de Würtzbourg. — Le repli prend sa naissance au front par une base très-large; il s'étend au-devant du globe de manière qu'il recouvre, non-seulement l'angle de l'œil, mais encore une partie de la cornée; en se courbant en forme de croissant, il se perd insensiblement dans la peau de la joue à la partie inférieure de l'orbite; la base du nez présente une largeur démesurée qui s'étend à peu près jusqu'à la moitié de cet organe.

Fig. 4. Épicanthus sur un œil droit dont les paupières sont largement ouvertes; quant au degré de son développement, il tient le milieu entre celui de la fig. 2 et celui de la fig. 3.

Fig. 5. La même difformité sur l'œil gauche où l'on remarque en même temps un strabisme (*rhinopsia*).

Fig. 6. Épicanthus seulement de l'œil droit. La base du nez n'est pas ici aussi large qu'à la fig. 3, où l'épicanthus est double.

Fig. 7. Ectropion congénial des deux paupières à chaque œil chez un enfant âgé d'un an, observé par M. Ammon. Le bord de chaque paupière est renversé en dehors. Outre cette anomalie, on y observe encore la microphthalmie et la largeur considérable du nez. La fente palpébrale, très-petite dans ce cas, mérite aussi d'être mentionnée.

Fig. 8. Blépharoptosis congénial observé par M. Ammon chez un enfant âgé d'un an.

Les paupières supérieures étaient dans ce cas si longues qu'elles reposaient continuellement sur les paupières inférieures sans pouvoir être relevées; les cils des deux paupières ont pris, à cause de cette anomalie, la direction en haut et en dehors. — Cette difformité nous rappelle l'état du développement des paupières chez les embrions du cinquième mois, observé par M. Seiler (ouvrage cité page 21) et par M. Ammon. — Les paupières étaient un peu renversées en dedans à cause de leur longueur démesurée. On pourrait donc admettre que le cas en question provient d'un arrêt de développement. — Le globe était entièrement sain.

Fig. 9. La même anomalie, mais à un degré plus faible, chez une fille de douze ans; les paupières présentent aussi une longueur démesurée, et les mouvements étaient tellement difficiles, que la malade ne pouvait qu'avec la plus grande peine écarter les paupières, au point qu'elles sont ici représentées. On voit combien à cette occasion se fronce, non-seulement le front et la région sourcilière, mais encore la région orbitale qui paraît se déplacer en bas.

PLANCHE II, 3e PARTIE.

Maladies congéniales des paupières, colobome palpébral, blépharoptosis, anchiloblépharon et entropion.

Les colobomes innés des paupières sont très-rares, et cependant l'auteur a pu réunir ici quelques cas qu'il a observés. Cette anomalie peut aussi bien se rencontrer à la paupière supérieure qu'à la paupière inférieure; se rencontra-t-elle quelquefois aux deux paupières à la fois il serait difficile de résoudre cette question dans l'état actuel de nos connaissances. Le colobome se présente toujours sous la forme d'une légère entaillure du bord libre de la paupière, qui s'étend jusqu'à la conjonctive dans laquelle elle se perd insensiblement. On l'observe sous deux formes différentes, ou bien il offre des angles pointus, ou bien il consiste seulement dans un léger défaut du bord tarsal. La première de ces deux formes se change facilement en la seconde. Le colobome n'est pas difficile à reconnaître surtout lorsqu'on écarte la paupière du globe; souvent on ne le remarque pas au premier aspect, car il se cache quelquefois derrière les plis qui existent à la peau de la paupière. Lorsque le colobome est très-développé la paupière paraît fendue; la fente se prolonge dans la conjonctive et les cils manquent en cet endroit.

Dans les degrés moins prononcés du colobome les cils manquent rarement, mais ils sont irréguliers, crépus, et plus minces que ceux du reste du bord palpébral.

La mobilité d'une paupière affectée d'un colobome est très-peu gênée, et c'est à peine si on remarque quelquefois un léger abaissement de la paupière (ptosis). M. Ammon n'a jamais remarqué que le cartilage tarse ait manqué dans les paupières colobomateuses (il a émis cette idée uniquement à titre d'hypothèse, dans son ouvrage sur le *Symblépharon;* Dresde, 1834, p. 14). Quant à l'étiologie du colobome de la paupière, elle est tout à fait différente de celle du *bec de lièvre.* — Ce dernier est causé par un arrêt dans la réunion de deux lambeaux qui constituent la lèvre supérieure chez le fœtus (Ammon, *Angeborene chirurgische Krankheiten des Menschen*, Berlin, 1839, pl. VII, p. 31). L'existence du colobome s'explique difficilement de cette manière, car on n'a jamais observé dans aucune période de la vie fœtale que la paupière fût formée de deux lambeaux analogues. — Il paraît donc certain que le colobome provient d'un vice primitif de conformation, et cette opinion nous paraît d'autant plus probable qu'on l'observe souvent en même temps que d'autres anomalies de ce genre, sur des microphthalmies. Les fig. 1, 2, 3, 4, 5 démontrent différents degrés du colobome inné; fig. 6, 7, 8 représentent une exubérance particulière innée de la peau de l'angle externe de l'œil. Il se forme ici, à l'endroit où les deux paupières se touchent et forment un angle très-pointu, une membrane triangulaire (fig. 8). Elle n'est pas adhérente à la conjonctive, de sorte qu'on peut introduire un stylet entre elle et cette membrane; elle ne gêne nullement les mouvements de l'œil, et elle rappelle les replis qui existent entre les doigts et les orteils que certains enfants apportent quelquefois en naissant (Ammon, *Angeborene chirurgische Krankheiten*, pl. XXII, fig. 5, p. 87.)

Fig. 9 et 10. Représente la réunion des deux paupières à l'angle externe, dans le seul cas qui ait été observé par l'auteur à l'état inné.—Dans ce cas, les deux paupières, au lieu de tomber obliquement l'une sur l'autre comme dans l'état normal, se dirigent directement l'une au-devant de l'autre, et laissent voir entre elles une cicatrice sous la forme d'une gouttière qui part en dehors du point de leur rencontre. Ce cas a été observé chez un garçon qui présentait, au moment de sa naissance, une imperforation et une adhérence du prépuce au gland. — La mère de cet enfant perdit six semaines avant l'accouchement les eaux amniotiques (?). L'accouchement avait été très-lent et très-difficile; la peau de l'enfant, qui était très-rouge, perdit dans la suite son épiderme par desquamation. Les anomalies des yeux et du pénis ont été remarquées immédiatement après la naissance par le docteur Rublak, de Dresde, qui présenta ce cas à l'observation de M. Ammon. — La conjonctive, ainsi que la muqueuse du pénis étaient desséchées, et c'est probablement cette circonstance qui occasionna l'accollement du prépuce et des bords palpébraux. — Peu de temps après la naissance, il est survenu, dans les organes de cet enfant, une inflammation purulente sous l'influence de laquelle les adhérences qui existaient entre la prépuce et le gland, et entre les paupières, ont cessé d'exister: il se forma un ectropion à la paupière supérieure de chaque œil qui disparut peu à peu, de telle sorte que, arrivé à la quatrième année, l'enfant n'en présentait plus aucune trace.

Outre les différents objets que nous venons de mentionner, cette planche représente encore les déformations et les dispositions vicieuses des paupières (11, 12, 15) et de la fente palpébrale (13) que nous décrirons en détail à l'explication de chaque figure. — Quant à l'étroitesse de l'ouverture des paupieres (blépharo phimosis) (14) on l'observe ou accompagnée de microphthalmie (pl. III, fig. 9; pl. IV, fig. 4), et, dans ce cas, l'arrêt de développement des paupières est en raison de celui du globe; — ou bien, indépendamment de cette disposition des paupières, le globle conserve sa grandeur naturelle (Hermann, *de Blepharophimosi et Cantoplastice, Jenæ*, in-8, 1840).

Fig. 1. Colobome de la paupière supérieure à son faible degré, compliqué de chute de la paupière peu développée. Le colobome se trouve directement au-dessus de la pupille, il est semilunaire et dégarni des cils. — Cet individu présentait en même temps une légère microphthalmie et une conformation vicieuse des orteils.

Fig. 2 et 3. Représentent le même cas de colobome supérieur.

Fig. 2. Le colobome est au milieu; la paupière, soutenue par un doigt, est à moitié relevée.

Fig. 3. La paupière est entièrement relevée pour faire voir le rapport de la fente avec la conjonctive.

Fig. 4. Colobome inférieur, peu considérable, et non dégarni de cils.

Fig. 5. Colobome de la paupière inférieure : la fente est ici très-peu prononcée; elle présente à peine quelques indices de sa continuation dans la conjonctive. — Elle n'est pas dégarnie de cils.

Fig. 6. L'angle externe présente une petite membrane qui réunit les surfaces internes de deux paupières.

Fig. 7. Le même œil représenté en face pour faire apprécier l'influence de cette anomalie sur la fonction des paupières.

Fig. 8. Le même œil représenté en profil.

Fig. 9. Anchiloblépharon extérieur dont les détails sont décrits à la tête de ce chapitre. L'angle externe fait voir ici la trace de la réunion de deux paupières.

Fig. 10. Représente le même œil après la séparation de deux paupières qui fut occasionnée par une inflammation suppurative.

Fig. 11. Représente un défaut particulier dans la structure de la paupière qui est trop courte au milieu, et incapable d'être rapprochée dans cet endroit de la paupière inférieure. — C'est une espèce de lagophthalmie congéniale, dont l'existence est entièrement prouvée par des observations de MM. *Loschgé, Rosas* et *Sœmmering*. — C'est le seul cas que M. Ammon assure avoir observé.

Fig. 12. Représente deux cas où les yeux ont une position oblique l'un par rapport à l'autre. Ce défaut, que personne n'a décrit jusqu'à ce jour, se rencontre souvent sur les monstruosités. Il n'est représenté ici qu'à un très-faible degré, et il ne gêne nullement les fonctions des yeux. — La physionomie acquiert, par sa présence, une expression toute particulière ; elle perd cette unité et cette harmonie que nous sommes accoutumés à voir sur les figures humaines. Le strabisme congénial accompagne souvent cette anomalie sur laquelle il nous est impossible de dire quelque chose de positif, si ce n'est qu'elle doit être considérée comme un vice primitif de conformation. — La complication de cet état avec le colobome de l'iris n'est pas rare.

Fig. 12. On trouve ici quelques vestiges d'épicanthus dans les deux yeux. — En outre, l'œil gauche est situé plus bas que l'œil droit, ce qu'on remarque surtout si l'on compare la position des deux pupilles. — On observe encore ici une discorée congéniale (Comparez pl. IX, X, XI).

Fig. 13. La même disposition anormale, mais à un degré beaucoup plus prononcé, l'œil gauche étant situé au-dessus du niveau de l'œil droit. — La fente palpébrale est située obliquement comme dans les yeux des Calmoucks. Le globe gauche, qui est un peu plus petit que le droit, présente un colobome de l'iris; un strabisme convergent existe des deux côtés; cependant il est plus visible dans l'œil gauche.

Fig. 14. Représente les yeux d'un nouveau-né, qui porte un faible épicanthus à l'œil droit et un entropion à chaque paupière supérieure. — Les fentes palpébrales sont très-petites, et pendant quelques temps on a douté s'il existait dans l'orbite des traces de globes oculaires (microphthalmos), ou s'ils manquaient entièrement (anophthalmos).

Fig. 15. Deux yeux, d'une petite fille de trois ans, présentant la réunion de plusieurs anomalies. — L'œil droit offre un entropion à la paupière supérieure, et un ectropion à la paupière inférieure, accompagnés d'un déplacement de la pupille, qui n'est pas au centre, et se prolonge en forme de colobome. — L'œil gauche présente un entropion aux deux paupières.

PLANCHE III, 3e PARTIE.

Microphthalmie et mégalophthalmie congéniales.

Cette planche contient un grand nombre de cas des micro et mégalophthalmies.—Pour faire comprendre la cause et la nature de ces deux singulières anomalies, M. Ammon fait précéder leur description d'un compte rendu de ses observations et de ses recherches à ce sujet.

Il commence ce chapitre par un court exposé des difformités congéniales de *cils* et de *sourcils* qui exigent aussi quelques éclaircissements. — Il place, en premier lieu, la *croissance excessive* des sourcils qui peuvent ou conserver leur état normal ou devenir en même temps trop épais et touffus. — Cette croissance se fait remarquer, ou bien dans toute l'étendue des sourcils, ou bien seulement au-dessus de la base du nez. — Quant à l'anomalie opposée à celle dont il s'agit, c'est-à-dire celle où les sourcils *manquent* totalement ou sont clair-semés, l'auteur ne l'a jamais observé à l'état congénial, mais il a eu occasion d'observer assez souvent la *leucose* partielle des sourcils.—Dans cette dernière, une portion du sourcil est grise, tandis que le reste conserve la coloration normale.—Elle coïncide souvent, avec la *leucose* partielle de la tête qui se montre ordinairement du même côté que la leucose sourcilière.—Les cils présentent non moins souvent le même état anormal.

Quant à la *croissance* exagérée des cils, elle se fait remarquer dans un ou plusieurs endroits du bord palpébral. — Quelquefois elle se borne à un seul ou plusieurs cils qui alors deviennent très-longs, très-épais, crépus, etc. D'autres fois on voit deux ou plusieurs rangées de cils qui sont ordinairement en pareils cas courts, frisés et très-fins. — Cet état n'est pas fréquent, M. Ammon l'a observé seulement une seule fois. — *La direction* des cils est souvent vicieuse; ce qu'on rencontre fréquemment dans le colobome des paupières. — L'absence des cils, leur faiblesse et leur coloration trop claire, sont des états qui se développent souvent dans les premiers mois après la naissance et consécutivement à une disposition morbide des paupières. — *M. Ammon* a vu plusieurs fois la *leucose* partielle des cils se développer de cette manière. — Des exemples de ces anomalies des cils et des sourcils sont représentés dans la fig. 1, 7, 9, 11 et 12, pl. XV, fig. 1. — Pl. VIII, fig. 4, 5 et 6.

Mégalophthalmie. Elle constitue un défaut caractérisé par un volume excessif des globes oculaires, eu égard aux autres parties du corps et surtout aux dimensions de la face.—Cet état est peu fréquent en comparaison de la microphthalmie et qu'on rencontre encore assez souvent.— Il peut être même compté au nombre des raretés ophthalmologiques. Parmi les cas peu nombreux qu'on a fait connaître jusqu'à présent, un appartient à M. Ammon. — Dans ce cas, l'œil était-il trop grand par suite d'un développement exagéré ou par suite d'un état morbide intrantérin? Cette question était difficile à résoudre. — Il y a des cas dans lesquels la mégalophthalmie dépend d'une hydrophthalmie qu'accompagne souvent l'hydrocéphalie. Il y a d'autres où elle dépend d'une anomalie du cerveau et du crâne, telles que dans l'*anencéphalie*, la *cyclopie*, etc. Dans tous ces cas, dont nous parlerons plus tard, on trouve une disproportion marquée entre la grandeur de l'orbite et celle du globe.

On peut considérer comme le plus faible degré de mégalophthalmie cette disposition proéminente des yeux qui leur a fait donner le nom de *yeux de bœuf* ou *à fleur de tête*. — Cet état dépend aussi de la conformation du cerveau dont les lobes antérieurs trop développés rendent les orbites moins profondes et poussent les yeux en avant. — Dans la mégalophthalmie hydropique congéniale on rencontre les phénomènes qui dénotent une accumulation de sérosité dans le globe oculaire. — M. Ammon a eu occasion d'observer cette mégalohydrophthalmie à un degré assez prononcé chez une paysanne de 19 ans. Sa mère était atteinte du même défaut, mais les autres enfants en étaient exempts. — L'œil malade était proéminent et strabique en même temps (fig. 6), la cornée très-bombée était conique, la sclérotique normale en arrière était amincie et bleuâtre à sa jonction avec la cornée; le cristallin était légèrement opaque. — Dans les degrés plus prononcés de la mégalophthalmie qu'on rencontre chez des personnes plus âgées, le globe difforme sort de l'orbite, et son hémisphère antérieur devient de plus en plus saillant. — On dirait que dans ces cas la sclérotique cède à l'endroit où elle se réunit avec la cornée, et qu'elle y devient de plus en plus bleue. Quelquefois la cornée s'élargit outre mesure, et son disque devient de plus en plus grand. — Au milieu de ces transformations la force visuelle est compromise, car les organes internes du globe sont sujets aussi à des transformations morbides variées (comparez p. 15, fig. 2). Relativement à l'anatomie pathologique de la mégalophthalmie, l'auteur rappelle le cas observé par M. *Seiler*. Dans ce cas les deux globes étaient beaucoup plus grands qu'ils ne le sont ordinairement à l'âge de l'enfant qui fait le sujet de cette observation. — La conjonctive, la sclérotique, la cornée, l'iris et le cristallin étaient à l'état normal. — La choroïde était brunâtre en arrière et dépourvue de pigment à cet endroit. — La rétine et le corps vitré manquaient, et l'intérieur des globes était rempli d'un liquide aqueux.

On ne peut pas nier que dans certains cas l'hydrophthalmie congéniale postérieure et la mégalophthalmie ne constituent qu'un seul et même état morbide, dont l'hydrophthalmie désigne la nature et la mégalophthalmie l'aspect extérieur. Cette remarque pourra nous servir pour nous rendre compte de l'étiologie de cette anomalie qu'on peut considérer comme un arrêt de développement, si l'on partage l'opinion de messieurs *Huschke* et *Seiler*, qui soutiennent qu'il y a dans la première période de la vie fœtale entre l'œil et les ventricules du cerveau une communication directe, sous la forme d'un conduit contenant un liquide qui constitue dans le ventricule le liquide séreux, et qui sert dans l'œil à la formation du corps vitré. Tout en admettant le fait observé par ces auteurs, M. Ammon pense que l'hydrophthalmie ne peut provenir uniquement d'un arrêt de développement (Comparez *Die angebornen chirurgischen Krankkeiten des Menschen*. Berlin, 1839, pl. V, texte, pag. 22). Mais il est porté à croire que cette maladie provient non moins de cet arrêt que d'une aberration pathologique de la force organisatrice qui n'a pas suffi pour conduire jusqu'à la fin la formation de l'œil.

La *microphthalmie* est un défaut caractérisé par une petitesse extrême du globe oculaire. — On la rencontre beaucoup plus souvent aux deux yeux qu'à un seul (fig. 9, 10, 12). Il est très-rare qu'elle ne soit pas compliquée d'autres anomalies organiques, de celles, par exemple, qui se rapportent à la cornée ou à l'iris, etc. Nous allons voir jusqu'à quel point on peut considérer ce vice de conformation, comme un arrêt de développement de l'œil.

Cette anomalie, souvent confondue avec l'atrophie de l'œil, fut longtemps négligée par les observateurs, et ce n'est que dans les derniers temps qu'on en a publié quelques observations exactes. — M. Gescheidt a le mérite d'avoir fixé le premier l'attention des ophthalmologistes sur les faits qui lui ont été communiqués par M. Ammon, d'avoir désigné cette anomalie sous le nom de microphthalmie, et de l'avoir éclairée par des recherches sur le développement de l'œil. (*Zeitschrift für Ophthalmologie*, t. 2, p. 257). — Cet auteur admet trois degrés de microphthalmie, selon les trois différentes époques auxquelles le globe peut être arrêté dans son développement.

Le *premier degré* est caractérisé par l'absence de l'iris (iridorémie); il survient évidemment à cette époque fœtale où l'iris n'est pas encore formé. — M. Ammon n'a jamais observé de cas appartenant à cette catégorie, son existence est cependant aujourd'hui entièrement démontrée. Nous en verrons plusieurs exemples dans le chapitre où il sera question de l'iridorémie congéniale.

Le *deuxième degré* est caractérisé par les différents nuances et les diverses modifications du *colobome iridien* (pl. 10-11). Il a lieu lorsque le développement du globe est arrêté dans le temps où l'iris commence à se former, et où la fente fœtale de la choroïde et des procès ciliaires n'est pas encore réunie (Comparez pl. 13, fig. 6, 7, 8).

Le *troisième degré* a lieu lorsque le développement de l'iris a été suspendu à une époque où tous les organes composant le globe oculaire ont déjà été formés, mais n'ont pas encore acquis le développement et la perfection nécessaires. — Dans ces différents degrés de la microphthalmie se rencontrent ordinairement des pupilles déplacées et excentriques (pl. III, fig. 5, 8, 10, 12; pl. IV, fig. 1, 3, 5, 6), des anomalies de l'iris relatives à la coloration et à la structure (pl. XIII), et des hémisphères postérieurs du globe peu développés, etc. — A cause de cette dernière circonstance, les dimensions latérales du globe paraissent plus grandes que ses dimensions verticales. Il en résulte que le globe devient transversalement ovalaire, et que ses organes internes sont disposés d'une manière qui correspond à cette configuration.

Quant à l'anatomie pathologique de cette anomalie, la planche V nous en fournit plusieurs observations que nous devons à *M. Seiler* et à *M. Ammon.* — Il résulte de ces faits que dans la microphthalmie la portion antérieure du crâne est très-petite, que ses dimensions sont irrégulières, et que les orbites sont peu développées. Il est à remarquer qu'on rencontre aussi dans l'hydrocéphalie les mêmes anomalies. M. Seiler trouva en outre dans la microphthalmie une altération des muscles de l'œil; la chute des paupières supérieures (blépharoptosis) plus ou moins complète, qui ne manque jamais dans la microphthalmie, provenait probablement de la faiblesse du muscle élévateur palpébral.

Le petit nombre de dissections que la science possède jusqu'à présent, ne nous permet pas encore de tirer des conclusions générales pour l'anatomie pathologique de la microphthalmie; quant aux conclusions spéciales tirées des cas spéciaux, nous en ferons mention dans la description des dessins. — Mais avant d'y arriver, arrêtons-nous un instant sur une remarque que M. *Gescheidt* prétend avoir faite dans la microphthalmie. — Il assure que la cornée n'est pas entièrement séparée de la sclérotique, et qu'il y manque cette ligne de démarcation qu'on observe à l'état normal entre ces deux membranes. — La cornée paraît opaque à sa circonférence, et sa structure ressemble en cet endroit à celle de la sclérotique, ce qui produit un cercle bleuâtre à la jonction de ces deux membranes. — Ce phénomène fait penser à cette époque de la vie fœtale où la cornée se confond avec la sclérotique, et où elle devient graduellement transparente, à mesure qu'elle s'en sépare.

On a trouvé que les orbites des individus microphthalmiques étaient quelquefois proéminentes, et que le crâne (cela a déjà été dit plus haut) avait une forme allongée, comme s'il avait été latéralement comprimé. — Il serait difficile de dire s'il existe réellement un rapport entre cette forme du crâne et la microphthalmie, mais il est certain qu'on a observé des cas dans lesquels on ne remarquait aucune trace de la dépression du crâne (pl. IV, fig. 4). Si cette coïncidence avait constamment lieu, on serait autorisé à croire que la microphthalmie prend naissance beaucoup plus tard que nous ne le croyons. — Que ce défaut provient d'un arrêt du développement organique, cela est entièrement prouvé par les observations du premier et du second degré de la microphthalmie. Quant au troisième, son étiologie est beaucoup moins simple; car les influences pathologiques contribuent souvent à sa formation, ce qui est au moins rendu évident par les complications de ce genre de microphthalmie avec des cataractes, des hydrophthalmies congéniales, etc., etc.

Fig. 1. Représente les yeux d'un nommé Herzog, âgé de 30 ans, qui se trouve actuellement dans l'institution des aveugles à Dresde. Il a le front haut, les orbites proéminentes surmontées par des sourcils crépus qui se rencontrent au-dessus du nez, et qui ont pris l'habitude de se froncer souvent. Les yeux sont très-petits, les cornées mal séparées des sclérotiques sont entourées d'un cercle bleuâtre. Leur forme est transversalement ovalaire. Les pupilles ont aussi la même forme, elles sont excentriques et situées un peu en haut et en dedans. Les deux iris sont bruns, leur structure est peu distincte (Comparez pl. VIII), et le roulement presque continuel des yeux (*nistagmus*) particulier aux aveugles, empêche de les examiner convenablement. L'œil droit présente une cataracte capsulaire; l'œil gauche en a été aussi affecté; mais M. Ammon l'a opéré plusieures fois par scléroticonixis, à peu près 13 ans avant l'époque où le dessin ci-joint a été exécuté. — On voit que la partie inférieure de la pupille est libre, et la partie supérieure est voilée par les débris du cristallin et de sa capsule, dont on distingue les restes en bas dans la chambre antérieure, où ils ont séjourné pendant 13 ans sans éprouver le moindre changement. — Quant à la faculté visuelle, elle est rétablie à ce point que Herzog est capable de reconnaître les gros objets.

Fig. 2. Représente les yeux microphtalmiques d'un aveugle de naissance, chez lequel l'œil droit est plus petit que l'œil gauche. — Les paupières supérieures sont très-contractées, et les sourcils sont situés tout près des fentes palpébrales; ils sont, ainsi que les cils, assez clair-semés. L'œil gauche est pourvu d'une cornée très-petite, entre elle et la sclérotique on aperçoit un anneau bleuâtre qui indique que cet œil est très-arriéré dans son développement. — L'iris très-étroit est pourvu d'une pupille ovalaire, derrière laquelle on aperçoit le cristallin et la capsule opaques. — L'œil gauche est plus grand, l'iris brun ne présente pas cet aspect vasculaire qu'on y aperçoit dans l'état normal; sa pupille est ronde, quoique dentelée dans plusieurs endroits; — elle n'est pas située au milieu, mais en dedans et en haut (voyez *koréctopie*, pl. IX). Les deux globes sont strabiques.

Fig. 3. 4. Représente les deux yeux d'un individu microphtalmique, Charles Frédéric Herzog, frère de celui dont il a été question à la fig. 1, mort à l'institution des aveugles de Dresde. Ses orbites étaient très-proéminents et son front était latéralement comprimé. Les yeux présentaient un volume encore plus petit que ceux de son frère. — Les globes étaient ovalaires, de manière que leur dimension transversale était plus longue que leur dimension verticale, qui à son tour était plus courte qu'à l'ordinaire. — La cornée et l'iris présentaient les mêmes conformations. — La pupille ronde et petite se trouvait au milieu de l'iris ovalaire. — Le cristallin et la capsule étaient opaques, et sa force visuelle était à un très-faible degré. — Herzog succomba à la suite d'une fièvre typhoïde, et la dissection de ses yeux fit voir ce qui suit. — Ses deux globes se ressemblaient à ce point que la description anatomique d'un seul nous suffira.

Fig. 4. Le globe présentait une configuration ovalaire, l'épaisseur du nerf optique était proportionnelle à la grandeur de l'œil. — La sclérotique était un peu plus épaisse qu'à l'ordinaire, mais offrant sa structure absolument normale. — Le ligament ciliaire était d'une forme ovalaire. — Les procès ciliaires ainsi que la choroïde ne présentaient aucune anomalie relativement à leur couleur, leur pigment et leur structure. — Le corps vitré très-petit, mais transparent, avait une couleur hyaline. — La capsule dépourvue du cristallin était épaisse, jaune, coriacée et ratatinée. — La couronne ciliaire était mal garnie, et l'uvée était très-riche en pigment.

Fig. 5. Les yeux microphthalmiques d'une jeune fille affectée d'un *bec de lièvre.* — Ils sont représentés ici à cause de l'anomalie de l'iris dont ils sont le siége. Dans l'œil droit existe une déformation connue sous le nom *ectopie.* — Dans l'œil gauche la pupille est petite, anguleuse et horizontalement ovalaire, comme chez les ruminants.

Fig. 6. Représente la *mégalophthalmie* de l'œil droit chez un garçon dont l'œil gauche a la grandeur normale. — L'hémisphère antérieur entier de cet œil est trop grand, il est considérablement proéminent et présente une disproportion choquante avec l'iris et la cornée. — La sclérotique est très-mince à l'endroit où elle s'unit à la cornée; elle est bleuâtre et rappelle la finesse de cette membrane dans le quatrième et le cinquième mois de la vie fœtale. La conjonctive scléroticale est sillonnée de nombreuses injections vasculaires qui s'étendent vers sa partie antérieure. — La pupille est très-grande et immobile. — L'iris proéminent dans la chambre antérieure présente la forme d'un cône tronqué.

Fig. 7. Autres cas de mégalophtalmie. Si on le compare avec celui de la fig. 3, on voit qu'il existe entre eux une différence énorme. — Les sourcils crépus forment des arcades épaisses au-dessus des paupières qui sont saillantes, et forment surtout à l'angle externe de chaque œil des proéminences considérables. — Le regard est fixe et inanimé. —

Fig. 8. Microphthalmie de l'œil gauche chez une personne adulte dont l'œil droit présentait la même anomalie. — L'iris brunâtre qui paraît derrière la cornée est entouré d'un cercle bleuâtre. — La pupille ovalaire et excentrique est entourée d'une bordure noire. Une ligne de la même couleur, prenant sa naissance de l'iris, s'avance sur le cristallin opaque. — Cet œil était sujet au roulement continuel, et l'individu distinguait à peine le jour d'avec la nuit.

Fig. 9. Encore un autre cas de la *microphthalmie* compliquée (comme cela s'observe le plus souvent) des anomalies congéniales des paupières. — La position dela fente palpébrale est oblique, cette fente est garnie de cils crépus clair-semés. L'œil droit est constamment fermé, malgré tous les efforts de la jeune malade pour l'ouvrir (blépharoptosis congénial). L'œil gauche offre le même état, mais à un plus faible degré. — Et en outre, le bord de la paupière supérieure paraît un peu tourné en dedans, tandis que la paupière inférieure a de la tendance à se tourner dans le sens opposé. — Si l'on relève avec le doigt cette paupière, on aperçoit le globe très petit roulant constamment dans l'orbite. — La cornée transversalement ovalaire présente à son bord un cercle bleuâtre; la pupille très-petite est anguleuse et excentrique. — Dans l'angle interne près de la caroncule lacrymale, on observe un repli cutané, qu'on peut considérer comme un indice de la troisième paupière. — Le globe gauche est un peu plus grand que le droit, l'iris offre une structure plus parfaite, la pupille est longitudinale.

Fig. 10. *Microphthalmie* du côté droit, compliquée de l'obliquité de la fente palpébrale.— L'œil droit, qui fait seul le sujet de cette observation, est situé plus haut que son congénère; ses paupières sont moins grandes et sa fente moins étendue. — L'iris de cet œil présente un colobome. — Cet œil est strabique, comme le sont ordinairement les yeux obliquement placés. — Les paupières supérieures des deux côtés manifestent une grande tendance à se tourner en dedans. — Leurs bords sont garnis de cils très-épais et très-nombreux. — Les cils des paupières inférieures sont irréguliers et clair-semés.

Fig. 11. *Microphthalmie* double, compliquée de blépharoptosis congéniale. — Les globes sont situés très profondément dans leurs orbites, et sont presqne en entier recouverts de leurs paupières.— Près du bord de la paupière supérieure droite, on remarque plusieurs verrues. — Les sourcils sont très-saillants, épais et crépus.

Fig. 12. *Microphthalmie* de l'œil droit où l'on remarque aussi un épicanthus et une blépharoptosis congéniale. — Cet œil est du reste entièrement normal, sauf que sa pupille est excentrique.

PLANCHE IV, 3e PARTIE.

Microphthalmie congéniale.

Les figures première, deuxième et troisième de cette planche ne sont que des copies d'un cas décrit par M. Pœnitz de Dresde. (*Zeitschrift für Natur und Heilkunde herausgegeben von Professoren der chirurgisch-medizinischen Akademie zu Dresden.* — T. II, p. 63.) L'auteur a vu pour la première fois l'individu dont il s'agit ici, quatre semaines après sa naissance, il trouva les paupières normales, mais les yeux très-petits.— La cornée de l'œil droit avait la forme d'une lentille ovalaire, et sa circonférence était dans cinq endroits interrompue par autant de languettes d'une matière d'un blanc mat; elles prenaient leur naissance à la sclérotique, et s'avançaient sur la cornée en resserrant considérablement la partie transparente de cette membrane.—Ces languettes ressemblaient à des taches leucomateuse, et avaient évidemment leur siége dans la lame conjonctivale de la cornée; d'autres opacités, n'ayant aucun rapport avec celles-ci, se trouvaient dans la substance mêmede la cornée. — L'iris, autant qu'on a pu en juger par l'inspection de l'œil, était appliqué contre la cornée.— En bas et en dedans se trouvait, dans cette membrane, une ouverture ronde, de la grandeur d'une tête de mouche. — En haut et en dedans de cette ouverture, on distinguait un petit point noir; mais l'opacité de la cornée, assez prononcée à cet endroit, le masquait à ce point qu'il était impossible de distinguer si cela était la pupille ou une tache de couleur foncée. — Cet œil roulait dans l'orbite, mais il y avait des moments où son mouvement semblait s'arrêter. — La cornée de l'œil droit était aussi grande quecelle de l'œil gauche, elle n'était pas, comme dans l'état normal, exactement séparée de la sclérotique, mais on voyait à la jonction de ces deux membranes un anneau bleuâtre demi-transparent qu'il eût été difficile d'assigner plutôt à l'une qu'à l'autre. — La couleur de cet anneau ressemblait à celle qu'on observe dans les staphylômes de la sclérotique. — Au milieu de l'espace occupé par cet anneau, on distinguait en haut, deux saillies, l'une en dehors, et l'autre en dedans, qui ressemblaient entièrement à des bosselures des staphylômes scléroticaux commençant. La sclérotique, en s'amincissant graduellement, laissait apercevoir la choroïde à travers son tissu. Il paraissait même presque certain que les saillies en question étaient constituées par un amincissement analogue de la cornée, à travers lequel on distinguait la surface antéreiure de l'iris. — En outre, on y voyait encore une grande quantité de lignes plus ou moins opaques qui prenaient leur source dans l'anneau blanc bleuâtre, et s'étendaient sur la cornée; une d'entre elles, située horizontalement, divisait cette membrane en deux moitiés, l'une supérieure, l'autre inférieure. Mais il y avait, outre ces lignes, encore d'autres opacités qui n'étaient nullement en rapport avec l'anneau mentionné plus haut, et qui rendaient la cornée opaque au point qu'on distinguait à peine à travers elle l'iris. — Au milieu de cette dernière membrane en bas, entre le bord inférieur de la cornée et l'opacité horizontale qui divise cette membrane en deux moitiés, on distinguait la pupille. — Le docteur Kreysig, qui observa cet enfant dès sa naissance, prétend avoir remarqué une amélioration dans l'aspect de ses yeux, qui a eu lieu dans les quatre premières semaines, après sa naissance ; — elle était encore plus manifeste huit semaines plus tard.

La cornée de chaque œil est devenue beaucoup plus grande qu'auparavant, elle était mieux séparée de la sclérotique, ce qui s'explique par la modification de l'anneau blanchâtre qui a pris la nature de la substance cornéale. — Les deux points saillants noirs qu'on remarquait dans l'œil gauche, près du bord de la cornée, ont entièrement disparu. — Les pupilles des deux yeux sont devenues plus noires, et on distinguait bien alors que la coloration grisâtre qu'ils présentaient dépendait du défaut de transparence des deux cornées. — La pupille de l'œil gauche, surtout, présentait sa couleur normale, et le point noir, qu'on n'a pas pu reconnaître auparavant, est devenu beaucoup plus distinct. Dans l'œil droit, on remarquait à cette époque près du bord supérieue de la cornée, une raie noire qui a semblé a M. Pœnitz être constituée par une fente dans la substance iridienne, et que les autres ont considérée comme une coloration anormale de cette substance, ou comme un interstice entre les fibres de cette substance, qui laissait apercevoir la surface noire de l'uvée. — Le rayon opaque, qui divisait la cornée en deux moitiés, disparu au point qu'il n'en restait qu'un petit indice au centre de cette membre; mais dans son milieu on remarquait toujours un petit point noir de la grandeur d'une pointe d'aiguille.

Huit semaines plus tard, M. Pœnitz a constaté encore une nouvelle amélioration dans l'état de ces deux yeux. Les cornées étaient encore plus transparentes, et les pupilles encore plus claires. — Ce changement se faisait surtout remarquer dans la pupille gauche, qui ressemblait entièrement, quant à sa couleur et à sa forme, à une pupille normale, sauf qu'elle était un peu plus petite qu'à l'ordinaire. Elle n'était pas encore située au centre, mais elle s'était visiblement rapprochée de cet endroit. — La pupille de l'œil droit s'était élargie aux dépens du point noir qui n'était pas autre chose qu'une seconde pupille.

Fig. 1. Représente les deux yeux décrits plus haut, dans leur grandeur et leur direction naturelle.

Fig. 2. Les mêmes yeux ayant le regard dirigé en bas.

Fig. 3. Dessin linéaire de ces deux yeux pour faire mieux comprendre leurs détails.

A. *OEil droit:*

a a et *h h*. Le bord de la cornée qui n'est pas encore suffisamment séparé de la sclérotique.

c c c, *i i i*. Bord de la cornée déjà séparé de la sclérotique (de même dans l'œil gauche).

a. Le rayon opaque, prenant sa naissance du bord sclérotical, qui n'est pas encore séparé de la cornée.

d. Une branche vasculaire qui poursuivait la direction définitive du bord cornéal.

f. La pupille inférieure plus grande.

g. La pupille supérieure plus petite.

c. Le point blanchâtre entre ces deux pupilles.

B. *L'OEil gauche.*

b. La pupille inférieure grande.

k. La pupille supérieure petite.

Fig. 4. Représente la figure et les yeux microphthalmiques d'un aveugle de naissance, nommé Schulze, qui a été entretenu auparavant dans l'institution des aveugles de Dresde, et qui reste actuellement dans l'institution de Bienfaisance de la même ville. — Il est rachitique, idiot et affecté d'épilepsie depuis plus de 14 ans. — Ses yeux présentent l'aspect suivant : Le globe gauche, profondément caché dans l'orbite, a tout au plus huit lignes de diamètre. — La fente palpébrale est fort étroite et obliquement placée de dehors en dedans. — Le blépharoptosis des deux paupières est très-marqué. — Les globes présentent un strabisme divergent, et sont sujets à un roulement continuel (nystagmus). Les sourcils sont aussi obliques en dedans, et les cils sont très-petits et très-nombreux. — La cornée est en proportion du globe, assez convexe et entourée d'une bordure bleuâtre qui est plus large en dehors qu'en dedans. — L'iris est brun; la pupille, irrégulièrement ronde, est en bas un peu anguleuse; elle n'est pas située au milieu, mais plus en dedans et en haut, de sorte que l'anneau iridien paraît si étroit en haut et en dedans que l'on ne l'aperçoit qu'alors qu'on examine attentivement l'œil. — Tout autour de la pupille, on aperçoit une bordure noire qui semble formée par du pigment paraissant s'avancer vers l'axe de l'œil. Au fond du globe, on aperçoit une teinte blanchâtre qui ne peut nullement provenir de l'opacité de la capsule postérieure, mais probablement du manque de pigment sur la choroïde. — Le *globe droit* est encore plus petit et encore moins proéminent que son congénère, La cornée, à sa jonction avec la sclérotique, est opaque blanchâtre et presque leucomateuse; son contour n'est pas distinct. Il est évident qu'il s'agit ici d'une opacité congéniale de la cornée (Comparez pl. VI). Au milieu de la cornée, on aperçoit un endroit transparent; mais en face de lui se trouve en haut le cristallin opaque. — Les annexes de ce globe présentent les mêmes caractères que ceux du côté gauche. — La fente est encore plus étroite, et les paupières sont encore plus enfoncées. — Le front présente une configuration particulière. — L'os frontal est élevé et bombé ainsi que les pariëtaux; la face et au contraire très-petite et présente une expression particulière (pl. XVI, XVII).

Fig. 5 et 6. Microphthalmie congéniale chez un jeune homme de 11 ans, observée par M. Ammon. — Il présentait aussi une configuration particulière de la tête, blépharaptosis, strabisme et le mouvement rotatoire des globes.

Fig. 5. OEil droit. — La fente palpébrale est très-longue, convulsivement contractée, de sorte qu'on ne pouvait l'ouvrir autrement que par force. — Les cils sont crépus; l'iris est brun, uni, sans trace de structure vasculaire, et de l'existence des cercles concentriques normaux (Pl. VIII). La pupille ovalaire est située en dedans, ses bords sont pourvus d'une lisière noire. — La couleur de l'iris est près de son bord pupillaire beaucoup plus claire qu'à l'ordinaire.

Fig. 6. L'œil gauche du même individu. — La pupille y est aussi excentrique, elle est allongée et située un peu du côté interne. La structure et la couleur de l'iris sont les mêmes que dans l'autre œil. — La vue de ces deux yeux est très-imparfaite et très-courte.

Fig. 7. Représente le défaut particulier des paupières que le professeur *Blasius de Hallé*, a signalé le premier, en lui donnant le nom *Ectopia tarsi*. M. Ammon doit à l'obligeance de ce savant le dessin ci-joint (*Zeitschrift für Ophthalmologie*, t. IV, p. 160). — M. *Blasius* trouva ce défaut en disséquant les yeux d'une fille de 37 ans, à laquelle il pratiqua la pupille artificielle à cause de l'oblitération de la pupille naturelle. — La malade mourut peu de temps après, dans le courant d'une fièvre typhoïde, et M. Blasius trouva dans chaque œil, à la surface postérieure des deux paupières supérieures, que la conjonctive formait un pli particulier ayant deux bords, l'inférieur attaché au bord de la paupière, et le supérieur libre. — Ce repli se laissait reployer en bas de manière qu'il recouvrait la cornée; chaque fois qu'on exécutait cette manœuvre, le bord ciliaire de la paupière se retournait en dehors. — Ce repli avait la consistance cartilagineuse, recouvrait presque en entier la surface postérieure de la paupières; ayant au milieu plus de cinq lignes de largeur, il devenait moins large du côté des angles de chaque œil, ou il s'effaçait entièrement. — Son extrémité interne était réunie avec le pli semi-lunaire de l'angle interne. — Sa surface postérieure, tournée vers le globe, présentait la série des glandes de Maibomius qui se terminait à la distance d'une demi-ligne de son bord supérieur. — La conjonctive qui recouvrait ce pli présentait une disposition toute particulière. — Ayant quitté le bord ciliaire de la paupière, cette membrane formait la surface postérieure du pli en question; elle se contournait ensuite autour de son bord supérieur libre, descendait jusqu'à peu près à une ligne du bord ciliaire de la paupière, et constituait la surface antérieure du pli; ensuite elle se repliait de nouveau pour recouvrir la surface postérieure de la paupière. — En attirant cette membrane, il a été assez facile d'effacer ce pli, au point qu'il n'en restait qu'une petite trace au milieu; mais il se reproduisait de nouveau, aussitôt qu'on lâchait la partie saisie. — L'examen attentif de cette altération fit distinguer qu'elle était constituée par le tarse dont la conjonctive recouvrait ces deux urfaces. — Ce cartilage était adhérant en bas au bord de la paupière; de chaque côté, il était attaché aux commissure par les duplicatures de la conjonctive, mais son bord supérieur était entièrement libre. — La conjonctive qui recouvrait sa surface antérieure, était réunie avec lui au moyen d'un tissu très-lâche; mais près du bord supérieur et la surface postérieure, son adhérence était tellement forte qu'on n'a pu la séparer que par petits morceaux. — Le muscle orbiculaire des paupières était situé immédiatement au-dessous de la peau, et le muscle élévateur de la paupière se terminait par une expansion membraneuse qui se dirigeait derrière le muscle orbiculaire vers le bord de la paupière, en se confondant à cet endroit avec le tissu cellulaire. — Les paupières inférieures ne présentaient aucune trace de cette anomalie dont M. Blasius ne présumait pas même l'existence pendant la vie. — Il n'y avait qu'un très-léger degré de ptosis dans les moments où la vue ne se portait sur aucun objet. — Pendant sa dernière maladie, la malade avait ordinairement les yeux fermés, mais elle les ouvrait sans peine lorsqu'on le lui demandait.

M. Blasius considère cette anomalie comme innée; il l'appelle *ectopia tarsi*, et il l'explique par l'isolement et le développement excessif du cartilage palpébral. Il attribue le ptosis à l'adhérence anormale du muscle élévateur de la paupière, et il reconnaît que le diagnostic de cette anomalie était impossible pendant la vie; car, pour examiner la surface postérieure de la paupière, il eût été nécessaire de renverser cette paupière, et c'est précisément ce renversement qui faisait disparaître la difformité à cause de l'extension que la conjonctive éprouvait dans ce moment.

Les globes de ces yeux, soumis à l'examen cadavérique, montrèrent un amas assez considérable de sérosité entre la choroïde et la rétine qui était épaissie et présentait dans plusieurs endroits des exsudations plastiques.

PLANCHE V, 3e PARTIE.

Microphthalmie congéniale.

Cette planche se rapporte aux deux précédentes. Elle contient l'anatomie pathologique des micro, et mégalophthalmie.

Fig. 1, 2, 3 Ont été communiquées à M. Ammon par le docteur Otto, conseiller médical de Breslau.

Fig. 1. L'aspect du crâne d'un aveugle de naissance. — Les rudiments des deux globes étaient très-petits; la face était, en proportion du crâne, très-peu développée; les orbites très-petites sont disposées obliquement et leurs bords inférieurs sont très-proéminents.

Fig. 2. La partie faciale est très-petite et très-étroite, la suture frontale est soudée. — Dans les orbites, très-petites, on rencontre les rudiments des globes. — Les fentes palpébrales étaient très-petites, et la conjonctive, étendue entre les paupières et les globes, avait la forme d'entonnoir. — Les orbites étaient déprimées de haut en bas, — la gauche était plus large que la droite.—Leurs axes étaient par-dessus au lieu d'être convergents en arrière. — Le nerf est en proportion trop grand.

Fig 3. Le crâne d'une fille sourde-muette et aveugle de naissance.—Les globes, très-petits, ratatinés, étaient logés dans le fond des orbites. — Les fentes palpébrales étaient très-petites et la conjonctive comme dans le cas précédent, était dans chaque œil disposée en entonnoir. — Les orbites sont inégales. La gauche, plus petite, présente une singulière anomalie par rapport à la direction de son axe qui a lieu en bas et dedans. — Le canal nasal gauche était obstrué par une substance fibreuse. — Le trou infra-orbital de ce côté était situé plus bas que de l'autre. La base du crâne est très-irrégulière, sa moitié gauche était plus courte et moins large que sa moitié droite. Le pariétal droit présentait une portion assez large non ossifiée.

Fig. 4. Copie d'une mégalophthalmie tirée de l'excellent ouvrage de M. *Seiler*, *sur les vices de conformation et le manque des yeux*.—Cette figure représente la tête d'un individu microcéphalique. Cette pièce se trouve dans le musée anatomique de l'académie de chirurgie de Dresde. — La distance de la base du nez jusqu'au menton a un pouce et demi. — La dimension transversale n'a qu'un pouce et dix lignes. Parmi les os du crâne manquent le frontal, les pariétaux et l'occipital jusqu'à la base du crâne qui est très-large. — Les portions écailleuses et les parties pyramidales des temporaux sont arriérées dans leur développement. — L'os sphénoïde manque en grande partie, les grosses et les petites ailes de cet os ne sont représentées que par des rudiments, son corps est singulièrement gros. — La colonne vertébrale est bien développée excepté les vertèbres du cou qui manquent. — Parmi les nerfs cérébraux on a pu seulement retrouver les optiques. — Parmi les os de l'orbite manquent les parties orbitales du frontal, les os zygomatiques et les grandes et les petites ailes du sphénoïde. — Les paupières étaient fermées de deux replis cutanés qui entouraient en forme de couronnes les globes qui étaient très-proéminents. La fente palpébrale de chaque côté avait sept lignes de largeur, et les globes étaient en proportion très-gros, car leur dimension verticale était de six lignes et la dimension antéro-postérieure de sept lignes.

Parmi tous les muscles, les élévateurs des paupières étaient seuls distincts; du reste, les sclérotiques étaient entourées d'une substance fibreuse et cellulaire au milieu de laquelle on pouvait distinguer quelques fibres des muscles droits supérieurs. Malgré la faiblesse des nerfs optiques, les rétines présentèrent un développement assez considérable.— D'autres membranes des globes ainsi que les cristallins présentaient leur aspect naturel sauf leur grandeur disproportionnée. L'hyaloïde manquait de chaque côté et le corps vitré était remplacé par un liquide aqueux. — Les nerfs de l'œil manquaient aussi, le pigment se faisait remarquer seulement sur l'iris, les procès ciliaires et dans leur voisinage. Le fond de la choroïde avait une couleur brunâtre.

Cette anomalie des globes était accompagnée de plusieurs autres vices innés dans les descriptions desquelles il nous est impossible de nous engager ici.

Fig. 5 et 7. La préparation que nous représentons ici est aussi conservée dans le musée de l'académie de chirurgie de Dresde; elle appartient à un enfant né mort à terme; d'autres organes de cet enfant ne présentèrent aucune anomalie. — La tête hydrocéphalique ne présente aucune trace du cerveau; mais la colonne vertébrale, bien développée, est remplie de la moelle épinière jusqu'au niveau des premières vertèbres du cou. — L'os frontal, les pariétaux et l'occipital sont séparés par des fentes considérables. — Les portions orbitales du frontal et l'os ethmoïde sont très-petits. Le trou optique ainsi que la fente sphéno-orbitale sont très-resserrés. La selle turcique aplatie, les grandes ailes, les portions pyramidales des temporaux, et la partie basilaire de l'occipital sont à l'état normal. — La structure des yeux présentait ce qui suit : Si on les regardait en face, on apercevait sur les bords supérieurs et inférieurs de l'orbite des plis cutanés d'une ligne de largeur dépourvus de poils; ces plis remplaçaient les paupières et laissaient entre elles un espace long de cinq lignes et large de quatre. — La peau passait de l'un de ces plis à l'autre et au-devant du rudiment de l'œil. Dans ce trajet elle était plus fine et plus rouge; à l'état frais elle laissait distinguer l'épiderme dont elle avait été couverte. Cette peau représente la conjonctive. — A l'endroit où siégait le rudiment du globe, on a pu constater une légère convexité.— Les points lacrymaux étaient à leur place normale.

Après avoir enlevé la partie orbitale de l'os pariétal, le tissu graisseux et cellulaire, on a pu reconnaître dans chaque orbite un tout petit globe ayant d'avant en arrière une ligne de largeur et une ligne et demie d'un côté à l'autre. — Ces globes étaient situés immédiatement derrière la membrane qui représentait la conjonctive qui fermait les orbites. —Ils reposaient sur les muscles droits de l'œil et ils étaient entourés sur les côtés et en arrière par un tissu cellulaire qui ne contenait pas de trace du nerf optique. — En avant on découvrait la cornée très-petite à travers laquelle on remarquait dans l'intérieur du globe le pigment noir qui se laisse facilement distinguer de la sclérotique blanche argentée.

Le globe gauche était ouvert et il en était sorti quelques gouttelettes d'un liquide aqueux. La surface interne de la sclérotique était recouverte par la choroïde brunâtre en arrière, et du pigment noir au-devant. Ces deux membranes formaient une cavité où l'on ne retrouvait ni la rétine, ni le corps vitré, ni le cristallin. — Dans l'orbite droit on distinguait bien les muscles élévateurs de la paupière; le muscle droit inférieur, le muscle droit externe, le muscle droit interne et le muscle oblique supérieur, le droit supérieur et l'oblique supérieur manquent. Dans l'orbite gauche l'oblique inférieur seul ne fut pas retrouvé, d'autres se terminaient dans le tissu cellulaire qui entourait le globe excepté le droit inférieur qui s'insérait comme dans l'état normal.

L'orbite droit contenait les nerfs suivants : coulomoteur commun et sa division en deux branches supérieure et inférieure qui donne des branches à l'élévateur de la paupière supérieure et au muscle droit interne et inférieur. — Le nerf pathétique qui donne au muscle oblique supérieur, la première branche du nerf trilumeau, se divisant en nerfs nasal, frontal et superciliaire, qui parcourent l'orbite d'une manière tout à fait normale. Le ganglion ciliaire et les nerfs qui le composent manquent entièrement. — Le nerf trijumeau forme le ganglion semilunaire et on y trouve aussi toutes les ramifications de la branche maxillaire supérieure, ainsi que celles de la branche maxillaire inférieure.— La sixième paire qui donne au muscle droit externe ne présente aucune anomalie.

Dans l'orbite gauche manquent tous les nerfs. La sixième paire ne présente que le névrilème ainsi que la première branche des nerfs trijumeaux (branche ophthalmique). Elle se laisse seulement poursuivre jusqu'à son entrée dans l'orbite par la fente sphéno-orbitale, se confond ensuite avec le tissu cellulaire au milieu duquel on distingue cependant un cordon fibreux qui se rend en suivant la direction du nerf de la sixième paire vers le muscle droit externe. — Le nerf de la cinquième paire ne présente aussi rien que la gaîne vide de la substance nerveuse qui se convertit en tissu cellulaire à partir du point où le nerf vient de quitter le ganglion semi-lunaire. — Indépendamment de cette altération les branches du nerf frontal et du nerf sus-trochléaire se ramifient sur le front et les branches du nerf infra-orbitaire donnent dans la joue absolument comme dans l'état normal.

Fig. 5.

1. Les os du crâne sciés en deux.
2. Ethmoïde.
3. Selle turcique.
4. Grandes ailes du sphénoïde.
5. Parties pyramidales des temporaux.
6. Partie basilaire de l'occipital.

Dans l'orbite à droite.

7. Muscle droit externe.
8. — — inférieur.
9. — — interne.
10. — — supérieur.
11. Le nerf oculomoteur commun.
12. Nerf trochléaire (quatrième paire).
13. Première branche du trijumeau.
14. Branche naso-ciliaire.
15. Nerf sus-trochléaire.
16. — frontal.
17. — de la huitième paire.
18. Le globe de l'œil.
19. La partie postérieure de la conjonctive.

Dans l'orbite gauche

20. Muscle élévateur palpébral.
21. — droit externe.
22. — — supérieur.
23. — — inférieur.
24. — — interne.
25. La première branche du nerf trijumeau.
26. La sixième paire.
27. Ganglion semi-lunaire du nerf trijumeau du côté droit.
14. Première branche orbitale.
a. Deuxième branche maxillaire supérieure.
b. Troisième branche maxillaire inférieure.
29. La gaîne mince et vide du nerf trijumeau du côté gauche.

Fig. 7. L'orbite du côté droit avec les organes qu'il contient, qui sont ici représentés après l'excision de plusieurs muscles qu'on a déjà vu dans la ligne précédente.

1. Muscle élévateur de la paupière.
2. — droit externe.
3. — — inférieur.
4. — — interne.
5. — oblique supérieur.
6. — oculomoteur commun.
7. Quatrième paire des nerfs cérébraux.
8. Première branche du nerf trijumeau.
9. Rameau naso-ciliaire.
10. Nerf sus-trochléaire.
11. — frontal.
12. La sixième paire.
13. Deuxième paire du trijumeau.
14. Troisième paire du trijumeau.
15. Le petit globe de l'œil.

Fig. 6. L'anatomie d'un microphthalmos observé par M. Ammon. La voûte du crâne et celle de deux orbites sont enlevées, pour faire voir les organes qui y sont contenus. — Le cerveau ne présente aucune anomalie. — Les orbites sont petites et très-resserrées. — Les nerfs optiques sont beaucoup plus minces qu'ils ne le sont ordinairement. — La microphthalmie était dans ce cas compliquée d'un bec de lièvre.

Fig. 8, 9, 10, 11, 12, 13. Ce sont les dessins linéaires des différentes formes du globe dans la microphthalmie et dans la mégalophthalmie hydropique. — Plusieurs d'entre eux rappellent les formes que le globe présente dans les différentes époques de la vie fœtale. — Ce qui se rapporte surtout aux fig. 10, 11, 12, 13, qui rappellent les formes de l'œil dans le troisième et quatrième mois. A cette époque la sclérotique présente une bosselure considérable en dehors et en arrière (*protubérance fœtale de la sclérotique*), qui est beaucoup plus mince que le reste, et qui disparaît dans le huitième et le neuvième mois de la gestation. — Dans ce temps le globe prend la forme d'un œuf. (Comparez : *De geresi et usu maculæ luteæ in retina oculi humani obviæ*, Vimariæ, 1830, p. 15 ; et *Skizze einer Entwickelungs - Geschichte des menschlichen Auges*, *Zeitschrift für Ophthalmologie*, t. II, p. 412.) Ainsi que ce qui sera dit à l'occasion de la planche XV, où il sera question des maladies congéniales de la sclérotique.

Fig. 8. Représente le contour d'un œil microphthalmique qui forme une sphéroïde parfaite, forme particulière au globe dans le cinquième mois de la vie fœtale.

Fig. 9. OEil de fœtus ayant la cornée conique. (Comparez : Maladies innées de la cornée, pl. VII.)

Fig. 10. Vue d'un globe ayant la forme ovalaire avec une bosselure en dehors, qui rappelle la protubérance fœtale, décrite par M. Ammon. — M. Schœn de Hambourg considère cette forme du globe comme le résultat d'un arrêt de développement. (*Zeitschrift für Ophthalmologie*, t. II, p. 412.)

Fig. 11. Un œil hydropique ayant aussi la protubérance mentionnée plus haut, seulement elle est ici peu marquée, de sorte que le globe conserve encore toujours sa forme sphéroïde. (Comparez : Explication de la pl. XV de cette partie.)

Fig. 12. La microphthalmie, où il n'y a ni protubérance externe ni postérieure, la forme du globe est elliptique.

Fig. 13. Le globe hydropique ayant des protubérances scléroticales de deux côtés, qui conservent malgré elles leur forme sphérique.

PLANCHE VI, 3e PARTIE.

Maladies innées des paupières, de la conjonctive et du sac lacrymal.

Cette planche représente les vices innés de conformation des paupières, de la conjonctive. — Ces anomalies consistent en colorations anormales de la peau des paupières, en tumeurs vasculaires, en excroissances de la conjonctive scléroticale et cornéale, en fistules lacrymales innées, etc., etc. — Il n'est pas possible de parler d'une manière générale de cette dernière anomalie, car la science n'en possède qu'un seul cas représenté à fig. 16. — Quant aux excroissances de la conjonctive, il en sera encore question dans l'explication de la planche VIII.

Les *colorations anormales innées* de la peau palpébrale (*blepharodyshoroea*) et les varicosités des vaisseaux capillaires (*nævi palpebrarum et bulbi*) ont dans ces derniers temps fixé l'attention des médecins. — Une grande quantité d'observations appartenant à cette catégorie a été enregistrée dans les temps modernes, et il est vraiment étonnant que nos devanciers aient fait beaucoup plus de cas de ces anomalies lorsqu'elles occupaient d'autres parties du corps, que quand elles siégaient dans le voisinage de l'œil. — Les taches innées des paupières ont pour siége la couche sous-épidermoïdale de Malpighi. Elles sont ordinairement superficielles, et ne s'étendent que très-rarement en profondeur. — Les tumeurs vasculaires des paupières dépendent du développement local des vaisseaux avec ou sans transformation morbide des tissus qui les entourent; ce développement est très-varié, il se rapporte, soit au système veineux seul (*varicosités innées*), soit aux artères ainsi qu'aux veines, qui contribuent en même temps à la production des tumeurs (*télangiectasie*); lorsque la couche de Malpighi prend part à cette transformation, il survient des dégénérescences morbides qu'on appelle *nævus érectiles*, lypomateux, etc., etc.

Conformément à cette diversité des tumeurs vasculaires, leurs symptômes sont très-différents; l'augmentation progressive de leur volume et leur coloration anormale sont communes à toutes. — On les remarque aussi bien sur la paupière supérieure que sur la paupière inférieure. Au moment de la naissance elles se présentent sous forme de taches rougeâtres ou bleuâtres un peu élevées, elles changent peu d'aspect dans les premières périodes de la vie; mais à l'époque où le développement organique prend un nouvel essor, par exemple à l'époque de la dentition; elles changent facilement dans leur aspect et dans leur conformation. — Elles s'élèvent, s'étendent, deviennent érectiles et augmentent de volume; enfin elles s'enflamment, s'ouvrent, saignent, se couvrent de bourgeons fongueux et dégénèrent en véritables fongus. — La sensation de battement pulsatoire est seulement propre à la *télangiectasie*. — Lorsque ces tumeurs se sont élevées au-dessus de la peau, elles font souvent sentir une espèce de fluctuation. — Leur forme n'est pas toujours régulière; au lieu d'être rondes ou ovalaires, elles prennent souvent les formes les plus variées. — Leur couleur est aussi très-différente, elle est brune dans les tumeurs veineuses, rouge-rose ou violet dans les télangiectasies; dans des cas de nævus avec désorganisation du tissu cellulaire et de la couche de Malpighi, elle est d'une teinte sale, tirant sur la couleur brunâtre ou noirâtre. — La surface de ces tumeurs n'est pas toujours égale, on les trouve quelquefois bosselées et même couvertes de poils. — La télangiectasie présente une surface plus uniforme souvent que les autres tumeurs de cette catégorie; mais elle change avec le temps et devient inégale et raboteuse. — La phlébectasie innée est bosselée et présente un aspect très-varié. — Le nævus avec dégénérescence du tissu cellulaire offre encore plus souvent des bosselures et des tubérosités, qui se recouvrent le plus souvent de poils.

Il est à remarquer, sous le rapport de l'anatomie pathologique de ces productions morbides, qu'elles ont toujours pour siége le système capillaire de la peau et de la conjonctive. — Les vaisseaux qui entrent dans la composition de ce système sont dilatés, se ramifient à l'infini et sont fortement injectés de sang. — Dans la *phlébectasie* la dilatation a seulement lieu dans des vaisseaux veineux qui donnent des ramifications très-nombreuses.

Dans la *télangiectasie* les artères et les veines sont également dilatées. Dans les *nœvus lypomateux* et *mélanotique* on trouve une dilatation des vaisseaux et une augmentation de leur nombre dans la peau, compliquée d'un dépôt morbide de la graisse dans le tissu cellulaire. La même altération lorsqu'elle est accompagnée d'un dépôt de matière noire charbonneuse, dans la trame de ce tissu, constitue le *nœvus mélanotique.* Télangiectasie de la conjonctive (fig. *7*, 8, 9) prend ordinairement naissance par de très-petits points et s'élargit rapidement. On voit, au moyen d'une loupe, qu'elle est composée de petites aspéristés, autour desquelles la substance de la conjonctive paraît ramollie, œdémateuse; dans ses cellules on remarque une exsudation aqueuse.

Il serait entièrement déplacé de nous engager ici dans l'appréciation des différentes opinions douteuses et erronées qu'on a émises sur l'étiologie des tumeurs en question; nous dirons seulement qu'il est impossible de les considérer comme le résultat d'un arrêt de développement organique. Elles doivent évidemment leur existence aux procès pathologiques de la peau chez le fœtus et à un développement particulier après la naissance, sous influence des agents extérieurs.

C'est ici le lieu où nous jugeons à propos de mentionner les *lypomes* et les *tumeurs enkystées* qui datent de la naissance et qui ne sont pas représentées dans ce tableau par la raison qu'elles ne diffèrent en rien des tumeurs acquises de ce genre dont il a été question dans la deuxième partie de cet ouvrage. — M. Ammon a eu souvent occasion d'extirper ces tumeurs. — Nous ne voulons pas revenir sur la distinction établie plus haut entre les tumeurs *enkystées* des paupières, *chalazions* et *orgeolets* (pl. III de la deuxième partie), nous rappelons seulement que les tumeurs enkystes siégent le plus souvent entre la peau et le muscle orbiculaire au milieu du tissu cellulaire qui est très-abondant dans cet endroit, et qu'elles sont pourvues d'une enveloppe spéciale qu'on désigne sous le nom de kyste. — La matière qu'elles contiennent est très-diverse, elle est liquide ou plus ou moins solide. — Elles sont aussi à considérer relativement à leur étiologie comme des résultats morbides. — Les lypomes, dont ce tableau présente plusieurs exemples, ont leur siége dans le tissu cellulaire des paupières; mais ils ne sont pas toujours pourvus d'enveloppes comme les tumeurs enkystées, qui sont formées de tissu fin, moins graisseux, réuni au moyen d'un tissu cellulaire. — Elles sont aussi, comme les précédentes, le résultat d'un procès morbide intranterin.

Fig. 1. On voit ici de chaque côté de la base du nez, au-dessus du point lacrymal supérieur, une tache jaune qui provient de la coloration anormale et congéniale de la peau (*blepharo-dyschroea.*) Des taches pareilles sont ordinairement élevées au-dessus de la peau et sont d'une couleur plus ou moins sombre. — La position symétrique des taches représentées dans cette figure est très-singulière. — Des taches pareilles ne sont pas toujours innées, M. Ammon a vu plusieurs fois qu'elles survenaient plus tard dans le courant de la vie.

Fig. 2. Représente les yeux d'un homme ayant de naissance la peau des paupières trop développée. A cause de cette anomalie, on voit sur chaque paupière supérieure des replis rougeâtres œdémateux et demi-transparents, lorsqu'on les examine contre la lumière. Ils sont inclinés vers le bord palpébral et donnent une expression singulière à la physionomie. — L'organisation particulière de la peau des paupières prédispose souvent aux épanchements dans son tissu, ce que nous voyons dans l'œil droit, qui nous présente une ecchymose considérable survenue rapidement à la suite d'une grande fatigue.

Fig. 5. Nævus inné des deux paupières, qui envahit en même temps la région labiale. — Il est constitué par des lignes irrégulières un peu élevées, rouges, brunâtres, qui sont composées d'une grande quantité de vaisseaux capillaires distendus.

Fig. 4. Nævus lypomatique de la paupière supérieure chez un adulte. Relativement à sa forme, il ressemble au précédent, mais sa couleur est brune. — Le développement des sourcils et leur conformation particulière méritent d'être remarqués. — Les cils sont crépus, surtout à la paupière supérieure. Le bord ciliaire est coloré en brun.

Fig. 5. Une télangiectasie de la paupière supérieure et de la région surciliaire, représentée au moment où elle ne s'est pas encore élevée au-dessus de la peau. La grandeur et l'épaisseur des sourcils sont ici dignes d'être remarquées; on trouve à cet endroit une tendance au nævus lypomatique qui consiste en une altération du tissu cellulaire.

Fig. 6. Un cas particulier de tissus variqueux de l'œil observé par M. Ammon. — Le pourtour de l'œil, les deux surfaces de chaque paupière et surtout la conjonctive, présentent la coloration bleu, et sont parsemées des veines variqueuses. L'iris est aussi d'un bleu foncé. — Cette alteration est résultat de l'état morbide des tissus.

Fig. 7. Télangiectasie des paupières et du globe observé par M. Ammon et décrit dans son *Zeitschrift für Ophthalmologie*, t. V, p. 84). — La jeune personne qui fait le sujet de cette observation, apporta, en venant au monde, une tache très-petite dans l'angle interne de l'œil, qui augmenta graduellement et prit, dans sa quatorzième année, l'extension représentée dans la fig. 7. La forme de l'œil était changée, en sorte que la fente palpébrale était devenue plus large que dans l'autre œil, que la paupière supérieure était un peu tuméfiée du côté de l'angle interne, et qu'elle s'ouvrait beaucoup plus difficilement que celle de l'autre œil. — A l'extrémité interne du sourcil était située une tumeur molle, mais la peau qui la recouvrait n'était pas décolorée. — Le globe était tourné en bas, sans qu'on eût pu dire qu'il était strabique. — La cornée, l'iris et la pupille ne présentaient aucune anomalie. La conjonctive était, en bas et en dedans, un peu boursouflée, et laissait voir à cet endroit un amas de petits vaisseaux rouges et bleus. La membrane semi-lunaire présentait la même transformation, et formait une tumeur située en grande partie au-dessus de la première. — Le reste de la conjontive présentait une transformation considérable, et à l'endroit où cette membrane quitte le globe pour se porter sur la paupière inférieure, on distinguait un gonflement œdémateux. — La vue de cet œil n'était pas atteinte. — L'autre œil et la santé générale de l'enfant ne présentaient rien qui fût digne d'être mentionné.

Fig. 8 et 9. Fait voir les vaisseaux télangiectasiques situés sur le bord de la tumeur de la fig. précédente. — Ils sont représentés au microscope. — On voit les trajets tortueux de ces vaisseaux, on remarque leurs bosselures et surtont leurs sinuosités et leurs entrelacements.

Fig. 10 et 11. Un nævus couvert de poils, observé par M. Riba, et publié dans *Zeitschrift für Ophtalmologie*, t. III, p. 471, *et dans*, *Monatschrift*, t. I, p. 657). Cette production morbide s'étendait depuis le bord inférieur et externe de la cornée, jusqu'au milieu de cette membrane, de manière que la pupille en était masquée en grande partie. Le reste de la conjonctive et l'œil entier ne présentent aucune anomalie. — La tumeur étai‘ ronde, au milieu très-élevée, consistant en un tissu serré, uniforme, ne présentant ni des ramifications de vaisseaux, ni des dépôts de graisse; sa surface rouge, dépourvue d'aspérités, était recouverte de poils blancs et fins parmi lesquels on en distingue quelques-uns qui étaient plus épais et noirs. L'aspect de cette tumeur fit présumer son rapport intime avec la cornée, ce qui fut ensuite entièrement constaté par le résultat de l'opération qu'on a entreprise, dans le but de débarrasser l'œil de cette production morbide. — A la suite de cette opération, on s'était aperçu que la cornée était opaque, modifiée dans sa structure, de sorte qu'elle ressemblait à de la substance fibro-albumineuse. — M. Riba a retranché de cette substance tout ce qu'il a pu, sans craindre la perforation de la cornée. — Il termine cette communication par les mots (Monatschrift, T. I, p. 657). « Voilà la description exacte du cas que j'ai observé sur Joséphine Focker d'Eisenbrodt, et dont M. Dusensys a fait mention dans son traité sur les maladies de la cornée. — Je remarquerai seulement que, dans le dessin ajouté ici, on voit uniquement de gros poils qui recouvraient la tumeur, mais qu'il a été impossible de représenter les petits blancs qui s'y trouvaient en nombre infini. — Sur le bord de la tumeur, on voyait des fibres qui se perdaient dans la substance de la cornée, et qui dénotaient que cette membrane prenait part à la formation du produit morbide. Ces fibres étaient recouvertes d'une couche transparente assez épaisse qui était en rapport avec la conjonctive cornéale, dont la structure était entièrement normale, et ne différait du reste de cette membrane que par sa finesse. »

Fig. 12. Une tumeur innée de la cornée et de la sclérotique observée par M. Ammon. — Il reste à savoir si sa texture était fibreuse ou lypomateuse, car la malade n'a pas pu se décider à l'opération.

Fig. 13. La pièce pathologique représentée ici fut communiquée à M. Ammon par le pr-o fesseur Prinz (*Zeitschrift für Ophthalmologie* T. II, p. 114). Elle fait voir la formation des poils sur la conjonctive d'un chien (*Trichiasis conjunctivæ*). Les cas de ce genre ont été aussi observés chez l'homme, mais les observations en sont très-rares. — Les poils forment ici une mèche qui est plantée dans la conjonctive, à peu près à une ligne du bord cornéal, du côté de l'angle interne de l'œil. — Ces poils étaient jaunes et un peu plus longs que ceux qui garnissaient la tête de l'animal. A cet endroit la conjonctive était un peu plus épaisse, et on a pu en soulever un pli, en tirant sur la mèche.

Fig. 14. L'œil d'un mouton ayant une mèche de laine plantée sur la conjonctive, communiquée aussi à l'auteur par le professeur Prinz. — On remarque ici, sur la sclérotique et la cornée, une tumeur mollasse et aplatie qui sert de matrice à la mèche mentionnée.

Fig. 15. Une tumeur cornéale garnie de poils dans l'œil d'un bœuf, observée par M. Riba de Prague; elle siége au milieu du bord interne de cette membrane, elle dépasse ce bord et se propage sur la sclérotique. Un peu plus de la moitié de cette tumeur siégeant sur la cornée est recouverte d'une couche brune, noirâtre, formée par la conjontive cornéale qui chez les ruminants offre un anneau noir à l'endroit ou elle passe sur la sclérotique. — Cet anneau, qu'on voit autour de la cornée, passe par la tumeur et sépare sa partie scléroticale de sa partie cornéale, qui sont toutes les deux recouvertes de poils gris.

Fig. 16. Fistule innée du sac lacrymal chez un garçon; observation communiquée à l'auteur par M. Behr de Bernbourg, qui l'a fait insérer depuis ce temps dans *Zeitschrift für Chirurgie und Augenheilkunde* de M. Blasius, T. I. — Il était difficile, dit M. Behr, de représenter cette fistule qui était dans l'état de repos de l'œil, recouverte par un repli cutané. Pour faire apprécier cette anomalie, il a fallu la dessiner au moment où l'on a tiré en bas la peau de la joue, au point de renverser la paupière en dehors. — La pression exercée sur le sac lacrymal, au moment où l'on bouchait les points lacrymaux, faisait sortir par la fistule une gouttelette de larmes. — Lorsque la sécrétion des larmes était augmentée par l'irritation de la membrane muqueuse, ou par le mouvement de l'esprit, elles s'écoulaient goutte à goutte par la fistule. — Je m'empresse d'ajouter que cette fistule s'était déjà considérablement rétrécie, que le malade pleure rarement et qu'il est peu sujet aux rhumes de cerveau.

PLANCHE VII, 3e PARTIE.

Maladies congéniales de la cornée.

Les maladies congéniales de la cornée sont, en général, assez rares. — On en observe des anomalies relatives à la transparence, à l'épaisseur, à la grandeur, à la configuration et à la convexité de cette membrane.

Avant d'entrer dans les détails de ces anomalies, il est important de remarquer qu'elles arrivent rarement isolées; il serait, par exemple, assez difficile de trouver une opacité innée de la cornée, dépourvue de toute autre anomalie. Elles sont presque toujours combinées soit entre elles, soit avec d'autres maladies congéniales des autres parties de l'œil. Quant à l'opacité congéniale de la cornée, elle peut être totale (sclérophthalmie de Kieser) ou partielle. Les opacités partielles s'observent ordinairement dans les microphthalmies. Elles ne se trouvent jamais au centre, mais toujours à la jonction de la cornée avec la sclérotique. — Dans les cas plus graves, la sclérotique est tellement confondue avec la cornée qu'il est impossible de distinguer leur séparation. — On dirait même que dans des cas de ce genre la sclérotique envahit la cornée, à ce point que cette dernière devient opaque comme elle, et ne conserve qu'un endroit au centre où elle jouit d'une transparence plus ou moins parfaite. — Cet endroit qui correspond à la pupille est rarement rond, plus souvent il est anguleux, ovale, ou sans aucune forme déterminée. — Dans des cas moins tranchés de cette anomalie, la cornée, le plus souvent ovale, est beaucoup plus séparée de la sclérotique; mais au lieu d'une ligne de démarcation franche, comme elle nous l'a fait voir dans l'état normal, elle présente à la circonférence un cercle bleuâtre qui empèche de distinguer où finit la sclérotique et où commence la cornée. — Cet anneau présente souvent une largeur égale dans toute la circonférence de la cornée; souvent il est plus large en haut et en bas, et beaucoup moins sur les côtés. — Il y a même des cas où il est entièrement effacé sur les côtés, et c'est alors qu'il présente l'aspect de deux croissants.— M. Ammon a observé des cas où cet anneau était effacé à ce point qu'il n'en restait qu'une trace en haut. Quelquefois il est très-irrégulier, large dans un endroit, mince dans l'autre (fig. 14); il existe des variations nombreuses de ce dernier genre de l'opacité.

La différence entre la sclérotique et la cornée n'existe pas dans les premiers mois de la vie intrantérine, ce n'est que dans le troisième mois que la cornée commence à différer de la sclérotique, et c'est à cette époque que commencent à se fermer les opacités qu'on peut considérer comme des arrêts de développement organique (Skizze einer Entwickelungs-Geschichte des menschlichen Auges. — Zeitschrift für Ophthalmologie, T. II, p. 508). — Dès ce moment le globe peut augmenter en volume, mais son organisation reste toujours arriérée; cela nous explique pourquoi nous rencontrons le plus souvent les opacités congéniales de la cornée, en présence des arrêts, dans le développement de l'iris, du cristallin, etc., etc. — Des opacités de ce genre disparaissent rarement durant la vie (fig. 9). — M. Ammon observa cette anomalie, dans les deux yeux, chez plusieurs membres de la même famille; d'autres fois, il l'a vue seulement dans un œil, l'autre étant parfaitement développé. — D'autres vices innés accompagnent souvent les opacités en question, tels que le blépharophimosis et le roulement des yeux qui ne manque jamais. — M. Ammon observa aussi un cas où l'on voyait des rudiments de la troisième paupière.

Mais on connaît encore un autre genre d'anomalie congénialede la cornée, entièrement différent de celui dont nous venons de parler. Dans cette anomalie, la cornée est partout opaque aussi bien au centre que dans sa circonférence, elle a une couleur bleu foncé ou perlée miroitante; elle est uniformément convexe, très-grande, comme hypertrophiée et ne présentant pas la moindre trace de dégénérescence staphylomateuse. La surface unie de la cornée fait présumer qu'il y a quelque chose derrière cette membrane, qui la prive de sa transparence. La forme ronde du globe rappelle à l'esprit une des formes transitoires du globe dans le courant de son développement (Pl. VI et V, fig. 11, 13). — Le segment que la sclérotique offre à la vue, est très-petit à cause de la diminution considérable de la cornée. — Quelquefois le bord de cette membrane est dentelé au lieu d'être uni (fig. 1, œil gauche, et fig. 3). — Une autre fois, on voit une ligne de couleur claire eutre la cornée et la sclérotique. — Le globe est le plus souvent dirigé en haut, et il est sujet à un roulement continuel (nystagmus). — L'opacité de cette cornée empêche d'examiner le fond de l'œil, pour juger de l'état de l'iris et de la pupille. — Lorsque l'auteur a vu le premier cas de ce genre (fig. 1, 2), il lui fut difficile de décider de prime abord s'il avait affaire à une persistance de la membrane pupillaire, à une oblitération complète de la pupille, ou à une exsudation plastique remplissant la chambre antérieure et qui empêchait de voir jusqu'au fond de l'œil. Ce n'est qu'après avoir attentivement examiné l'œil qu'il a pu reconnaître qu'il n'y avait qu'une opacité congéniale avec épaississement de la cornée.

Les changements qui surviennent dans la cornée opaque de naissance, pendant les premiers mois après la naissance de l'enfant, méritent, à un haut degré, notre attention. — Dans un cas de ce genre, les bords de la cornée, qui étaient devenus de plus en plus foncés, perdirent leur coloration perlée et semblèrent s'éclaircir graduellement.— Les centres des deux cornées, en conservant leur état primitif, paraissaient d'autant plus opaques qu'elles étaient plus colorées sur les bords qui étaient déjà devenus plus clairs. — Plus tard les bords, devenant de plus en plus transparents, repoussèrent graduellement l'opacité vers le centre, et la cornée devint, dans la même proportion, de plus en plus mince, ce qu'on distinguait très-bien par l'aspect qu'offraient les bords de la partie opaque. — Grâce à ces changements, l'œil reprit graduellement sa transparence normale, et bientôt on commençait à distinguer l'iris et la pupille. — Au bout d'un an, la cornée du côté droit s'était presque entièrement éclaircie, mais la cornée gauche présentait encore au milieu un endroit opaque (fig. 7 et 14).— Les changements de couleur que l'iris a subis dans le courant de ces variations étaient très-remarquables, il devenait graduellement brunâtre à mesure que la cornée passait de la couleur perlée à la couleur bleue et verte (fig. 7 et 14).

Il est à remarquer que les vices pareils de la cornée sont ordinairement compliqués de défauts de l'iris, relatifs à la position de la pupille et à la texture du parenchyme iridien, et que des exsudations séreuses persistent quelquefois longtemps dans la chambre antérieure après l'éclaircissement de la cornée. — Au nombre des altérations morbides de la cornée appartient l'épaississement partiel de cette membrane que M. *Riba, de Prague* a pris pour sujet de ses recherches. (Monatschrift für Medicin, Chirurgie und Augenkunde de M. Ammon, t. I, p. 657 ; t. II, p. 216). Ces tumeurs sont recouvertes de poils, ce qui pourrait faire présumer que leur structure est lypomateuse. — Cependant on y trouve des fibres qui prennent leurs racines dans la substance propre de la cornée. Ces fibres ne se trouvent pas à la surface, mais au-dessus d'une couche transparente particulière qui à son tour est recouverte de la conjonctive cornéale. — La texture de ces productions ressemble à celle des fibro-cartilages, ce qui pourrait nous autoriser aujourd'hui, où l'on reconnaît généralement la naturec artilagineuse de la cornée, à considérer ces tumeurs comme des excroissances de cette membrane.—La transformation du tissu cartilagineux en fibro-cartilagineux et en substance tendineuse est assez fréquente dans l'état physiologique et pathologique des tissus. Ainsi le tissu cartilagineux de la cornée se transforme, par exemple, en tissu tendineux dans la sclérotique, et devient même fibro-cartilagineux chez les oiseaux. Les leucomes de la cornée, qui consistent en un tissu fibro-cartilagineux, nous fournissent un exemple pathologique de cette transformation. — Les anomalies innées de la cornée, quant à la grandeur de cette membrane, ne sont pas moins dignes d'une attention sérieuse; car nous savons, grâce aux recherches de M M. *Krause* et *Treviranus*, qu'il existe entre toutes les parties de l'œil un rapport indispensable relativement à leur proportion. — Le disque de la cornée peut être ou trop grand ou trop petit, mais ces anomalies de la grandeur sont toujours accompagnées des anomalies de la forme de la cornée. — Dans les cas où cette membrane est trop grande, elle est aussi tout à fait ronde, tandis que la cornée trop petite est ordinairement ovalaire ou irrégulièrement anguleuse, avec des modifications infinies dans sa configuration. Il est en outre à remarquer qu'on trouve rarement la cornée trop petite dans un œil normal, tandis que dans un œil microphthalmique elle l'est constamment. — La transparence de la cornée trop petite est rarement sans reproche, elle l'est ordinairement beaucoup moins près de sa jonction avec la sclérotique, où l'on remarque souvent un anneau bleuâtre, mentionné plus haut.

Nous reconnaissons deux genres d'anomalies relatives à la convexité de la cornée : la *cornée conique* et la *cornée sphérique*. Dans l'anomalie que nous désignons sous le nom de *cornée sphérique* cette membrane est beaucoup plus grande que dans l'état normal ; elle fait penser à sa conformation chez le fœtus, où elle occupe un peu plus du tiers de la coque oculaire. — Elle est très-bombée et constitue un segment beaucoup plus grand que dans l'état normal ; elle est en même temps plus luisante et paraît plus épaisse. — Sa réunion avec la sclérotique ne présente rien de remarquable. — En présence de cette anomalie, l'iris présente la forme d'un entonnoire; et la pupille, au lieu d'être placée au centre, est située en haut. — M. Ammon observa une fois le tremblotement de cette membrane (iridodonesis, fig. 13, 15). La chambre antérieure paraît large et profonde, l'œil louche quelquefois, et le regard acquiert une expression d'indécision qui saute aux yeux.

La cornée conique présente la forme exprimé par son nom, sans aucun dommage pour sa transparence. — Cette anomalie assez fréquente à l'état congénial appartient à la famille des staphylômes; les uns l'appellent *staphylôme pellucide*, les autres *hyparkeratosis*, d'autres *cornée conique*. — M. Ammon a proposé pour elle le nom de *keratoconus congenitus*, mais il a donné la préférence à la dénomination de *cornée conique*. — Le plus souvent le centre de ce cône est situé au centre de la cornée (fig. 8, 10), rarement il est excentrique (12). Dans les premières années de la vie une pareille cornée est entièrement transparente, et ce n'est que depuis la huitième ou la dixième année que le sommet qui devient plus pointu commence à devenir opaque. Cette opacité n'est pas la conséquence de l'ulcération, mais elle reconnaît pour cause le frottement du sommet du cône contre les paupières qui présentent même assez souvent une fossette destinée à le recevoir. Ce sommet irritant les paupières dispose le muscle orbiculaire à se contracter; il en résulte qu'il est d'autant plus exposé à devenir opaque que la pression de la part de ce muscle est plus forte. — Si l'on examine ces opacités latéralement, on y découvre une teinte miroitante qui s'oppose à un examen exact du cristallin. — L'iris est ordinairement normal, quelquefois concave et branlant, ce qui a lieu en cas d'excès de l'humeur aqueuse. — La pupille ne présente aucune anomalie. — Du reste, son aspect varie suivant ses complications avec l'amaurose ou la cataracte. La vue est troublée seulement dans les cas où la conicité de la cornée est très-développée; c'est alors qu'on observe la myopie, la diplopie, la polyopie, la vue nébuleuse, le plus souvent compliquées de strabisme. — Parmi toutes ces complications celle avec l'amaurose et la cataracte sont les plus fréquentes. (Voyez Explication des pl. XV, XVI, XVII).

Les recherches anatomiques que M. Ammon a faites au sujet de cette anomalie, ont démontré que chez le fœtus de deux mois, ayant la cornée opaque, cette membrane était partout également épaisse et très-saillante, et que le reste du globe ne présentait aucune autre difformité (Comparez Wimmer, *de Hyperceratosi, Lipsiæ*, 1831). Dans deux cas de cornée conique, dont l'un fut compliqué d'amaurose, et qui est représenté pl. XV, fig. 9. M. Ammon a trouvé la cornée aussi épaisse à son sommet qu'à sa base (Comparez Explication de la pl. XV). La prédisposition à cette anomalie est fréquemment innée, mais elle échappe le plus souvent à l'attention du médecin jusqu'à l'âge de la première et la deuxième dentition. Dès ce moment la conicité de la cornée augmente graduellement, et, arrivée à un certain point de développement, elle s'arrête et persiste ensuite sans changement durant toute la vie. Il est curieux de remarquer que les deux yeux sont toujours également affectés. — On a émis différentes opinions sur la nature de ces cônes; mais il paraît certain, d'après ce qu'on a dit à ce sujet, que la cause n'en est pas toujours la même. Il n'est pas moins certain qu'on n'en peut pas attribuer l'existence à un arrêt de développement organique de la cornée, car cette membrane ne présente dans aucune période de la vie fœtale la forme dont il s'agit ici. Il est aussi intéressant à noter que les personnes affectées de cornée conique présentent la configuration particulière du crâne que M. Wimmer appelle tête pointue (*Spitzkopf*) dans sa dissertation écrite sous les auspices de M. Ammon et mentionnée ci-dessus. (Comparez l'avant-propos à la pl. XVI, XVII; et l'explication de ces planches.)

Fig. 1. Opacité et épaississement des deux cornées observées chez un enfant de dix semaines. — La cornée est dans toute son étendue également opaque, colorée en bleu; sa surface est unie et miroitante; mais elle ne présente pas la moindre trace de dégénérescence staphylomateuse. — Il n'est pas possible de distinguer quelque chose à travers son tissu dans la chambre antérieure. — Cependant l'opacité qui paraît un peu moins épaisse au centre semble indiquer la présence de la pupille.

Fig. 2. Les mêmes yeux représentés quelques mois plus tard. — La cornée présente près de son bord supérieur un petit anneau opaque. — La pupille se laisse distinguer, mais elle est excentrique. — Ayant perdu de vue cet enfant, l'auteur n'a pas pu continuer cette observation.

Fig. 3, 4, 5, 6, 7. La même affection de la cornée observée dans ses différentes modifications pendant quatre années après la naissance de l'enfant. — Lorsque l'auteur a vu pour la première fois ce sujet, il l'a trouvé bien constitué, bien formé, et ne présentant aucune autre anomalie, si ce n'est de la photophobie qui empêchait d'examiner ses yeux. Après avoir écarté les paupières on apercevait la cornée très-grande, unie et de couleur perlée. — L'iris et la pupille étaient totalement masqués. — Il a été assez difficile de reconnaître au premier aspect s'il s'agissait dans ce cas d'une occlusion de la pupille, de la persistance de la membrane pupillaire ou d'une opacité cornéale résultant d'une kératite chronique qui aurait donné lieu à des épanchements plastiques sur la surface postérieure de la cornée. — Au bout de quelques jours, M. Ammon fit instiller de la solution d'extrait de belladone dans les deux yeux, et il reconnut, quelques heures plus tard, un nuage léger qui ressemblait à l'iris et à un indice de pupille. — Quelques jours plus tard on a pu encore plus distinctement apprécier que la cornée opaque et épaisse commençait à s'éclaircir. — L'œil droit présentait l'ombre de la pupille, mais l'œil gauche était encore entièrement opaque. L'éclaircissement s'effectuait par le bord de la cornée, mais la surface postérieure faisait voir à cet endroit des taches perlées. — Cinq semaines plus tard l'auteur remarqua l'*anneau fœtal* à la jonction de la cornée avec la sclérotique. — La cornée devenue assez transparente laissa voir l'iris, dont la pupille excentrique était placée en haut et en dedans. La cornée semblait être en plusieurs endroits plus épaisse qu'à l'ordinaire. Quelques mois plus tard son opacité disparut presque totalement, excepté dans l'œil droit où l'on voyait encore une tache opaque à gauche, au-dessus de la pupille. — Trois mois plus tard, l'iris bleu a pris une couleur plus foncée; sa surface antérieure commença à faire voir sa structure vasculaire et la disposition de ses cercles qui étaient encore très-imparfaits. — La pupille était placée un peu en haut, mais elle était du reste normale. L'iris un peu branlante avait la forme d'un entonnoir, et la jonction de la cornée et de la sclérotique était toujours marquée par la présence de l'*anneau fœtal*, très-large en haut et mince en bas. — La chambre antérieure semblait beaucoup plus grande que dans l'état normal. — L'enfant était myope et louchait alternativement de l'un et de l'autre œil. Les deux yeux éprouvaient en même temps un mouvement continuel de rotation dans leurs orbites (nyctagmus).

Fig. 3. L'aspect des yeux de cet enfant peu de temps après sa naissance. Les deux cornées sont épaisses et opaques; elles présentent une couleur perlée plus épaisse au centre qu'à la circonférence. La chambre antérieure est entièrement masquée.

Fig. 4. Les mêmes yeux représentés à l'époque où les deux cornées étaient devenues plus transparentes et moins épaisses, surtout en haut; où l'iris pourvu de la pupille excentrique commençait à se laisser apercevoir.

Fig. 5. Les mêmes yeux représentés encore plus tard. La couleur bleue de l'iris a commencé à être appréciable. — La pupille est devenue encore plus visible, grâce à la diminution considérable de l'opacité de la cornée, qui est encore assez prononcée, surtout en bas.

Fig. 6. L'aspect des mêmes yeux à l'époque où la transparence de la cornée était encore plus prononcée. — Au milieu de l'œil droit on distingue un endroit pâle, verdâtre d'une forme irrégulière : c'est l'iris et la pupille. Dans l'œil gauche on aperçoit un cercle transparent qui renferme une plaque opaque; on y distingue la pupille.

Fig. 7. Les mêmes yeux représentés à l'époque où la guérison de deux cornées était presque effectuée. Dans l'œil droit l'opacité cornéale a presque totalement disparu, et l'iris se présente dans toute son étendue. — Dans l'œil gauche (qui est représenté à part au microscope dans la fig. 14) la résorption est presque terminée, à l'exception d'une portion au centre qui masque en partie la pupille excentrique qu'on voit en haut.

Fig. 8. La cornée conique représentée de profil. Son sommet n'est pas très-saillant, parce qu'elle appartient à un individu très-jeune. — L'opacité nébuleuse qui occupe le sommet du cône n'est pas bien distincte dans cette position.

Fig. 9. Dans ce cas le cône est dirigé en bas et occupe presque la totalité du pourtour inférieur de la cornée. — L'opacité au sommet de la proéminence est ici bien distincte, la pupille est ronde et la sclérotique présente une blancheur frappante.

Fig. 10. Une autre cornée conique transparente représentée de profil. — Le cône est ici assez pointu et déjà assez développé. — L'iris présente la forme d'un entonnoir, la pupille est très-petite, la chambre antérieure est très-étendue et la sclérotique est aussi très-blanche.

Fig. 11. L'œil droit présente une opacité innée de la cornée qui est conique, le globe est microphthalmique. — La pupille apparaît à travers la cornée. — Dans l'œil gauche l'iris présente un colobome, et à la jonction de la cornée avec la sclérotique on remarque l'*anneau fœtal.*

Fig. 12. Cornée conique congéniale avec sommet opaque. — On a constaté dans ce cas que la croissance de ce cône avait lieu à la période de la puberté. — Le crâne présentait une forme pointue. (Voyez *Avant-Propos.*)

Fig. 13. Cornée sphérique congéniale. Elle paraît épaisse est très-grande. — L'iris est concave en forme d'entonnoir et la sclérotique est très-blanche.

Fig. 14. L'aspect microscopique de l'œil représenté au n° 7. — Nous ajoutons à l'explication donnée au n° 7, que l'anneau fœtal de la cornée est ici très-marqué, qu'il saute aux yeux, surtout en haut où il est double; en haut il appartient à la sclérotique et en bas à la cornée. Plusieurs vaisseaux se réunissent en cet endroit qui est un peu proéminent. Au-dessus de ce point l'iris s'insère au ligament ciliaire qui est probablement placé ici plus bas qu'à l'ordinaire. Par le concours de ces circonstances la chambre antérieure paraît plus grande qu'elle ne l'est en réalité. — Ceux qui ne sont pas habitués à examiner les maladies innées des yeux pourraient facilement confondre cette anomalie avec le staphylôme commençant de la sclérotique. — L'iris présente une déviation singulière de sa structure naturelle. — Sa texture n'est pas régulière et ses cercles peu développés. — La pupille est située trop haut, elle est petite, mais du reste normale.

Fig. 15. OEil gauche de la fig. 7 représenté de profil. La cornée qui est sphérique est pourvue d'une taie d'origine congéniale. La pupille est excentrique.

PLANCHE VIII, 3e PARTIE.

Vices congénitaux de l'iris relatifs à la couleur et à la texture de cette membrane.

Les cas que nous nous nous proposons d'expliquer ici se rapportent à deux anomalies différentes, savoir : à la coloration de l'iris dont nous allons voir différentes modifications, et au développement arriéré de son parenchyme. — Pour faire bien comprendre ces anomalies, il nous faudra faire précéder leur description de quelques observations physiologiques.

La couleur naturelle de l'iris varie entre le *bleu*, le *brun*, le *jaune* et le *bleu gris*. — En général, la coloration de l'iris est si variée, qu'on aurait peine à trouver deux cas qui se ressemblent entièrement; et cependant on peut réduire ces variétés aux quatre couleurs principales que nous venons de nommer. — La matière à laquelle l'iris doit sa couleur s'appelle pigment; elle est disséminée en petites parcelles dans la trame du parenchyme iridien, et rassemblée, en plus grande abondance, à la surface postérieure de cette membrane. — Des modifications qualitatives et quantitatives de cette matière peuvent occasionner des nuances innombrables dans la couleur de l'iris, depuis les yeux de l'albinos jusqu'à ceux des nègres.

Il y a une époque dans la vie fœtale où le pigment n'existe pas encore. — Il se forme lentement et graduellement dans certains endroits du parenchyme de l'iris, de la choroïde et de l'uvée, et il passe par des modifications très-peu connues et très-peu appréciées jusqu'à présent. — (Comparez Ammon, *De genesi et usu maculæ luteæ in retina oculi humani.* Vinariæ, 1830.) C'est à cette époque qu'il faut rapporter les colorations anormales de l'iris dont nous avons à nous occuper maintenant. — Quelquefois le pigment manque dans certains endroits de l'iris, tandis que dans d'autres il conserve sa coloration normale. On voit par exemple, dans l'iris de la pl. X, fig. 3, une ligne nacrée qu'on pourrait prendre pour un colobome iridien, et qui provient d'un défaut du pigment. Les différentes colorations qu'on rencontre quelquefois dans le même œil trouvent aussi leur place dans cette planche. — Relativement à cette variété, on peut distinguer deux catégories : dans la première, les deux moitiés de l'iris présentent une coloration variée; dans l'autre, un cercle de l'iris est autrement coloré que l'autre; l'un, par exemple, est brun et l'autre est jaune, l'un est foncé et l'autre est clair. — Il arrive aussi quelquefois que l'iris d'un œil présente une couleur différente de celle de l'autre, par exemple, l'un est brun, tandis que l'autre est bleu, etc. — Cet état était déjà connu dans l'antiquité, et désigné sous le nom de *hétérophthalmie ;* plus souvent encore que chez les hommes on observe cette anomalie chez les animaux, chez les chiens par exemple; mais, ni chez les uns, ni chez les autres, elle n'a la moindre influence sur la qualité de la vision. — Il paraît que l'hétérophthalmie n'appartient nullement à la famille des arrêts de développement, car elle n'a d'analogie dans aucune période de la vie fœtale. — Il y a un fait cependant qui pourrait avoir quelque rapport avec ce phénomène, et qui consiste en un changement de la coloration de l'iris qui est ordinairement bleu chez les nouveau-nés, et qui change en brun gris ou brun, dans les premières journées qui suivent la naissance. M. Ammon serait tenté d'attribuer la cause de ce phénomène à l'action de la lumière sur le pigment iridien, mais il est impossible d'apprécier la valeur de cette hypothèse au moment où nous manquons de recherches anatomiques et microscopiques relatives à ce sujet. — Il ne nous reste qu'à exprimer le vœu que les savants puissent tourner leur attention sur ce point de la science qui nous paraît mériter leur intérêt.

Lorsque le pigment est déposé en plus grande quantité dans un endroit de l'iris que dans d'autres, il en résulte des taches qui peuvent excessivement varier sous le rapport de leur forme, de leur nombre, de leur grandeur, etc. Elles présentent ordinairement une couleur brune noire à différents degrés d'intensité; elles donnent souvent à l'iris un aspect singulier et même bizarre (pl. VIII, fig. 9).

Les figures 4, 5, 6, 7 peuvent servir d'exemple d'*albinisme* (leucosis, leucopathia) dont nous reconnaissons trois degrés différents: 1° albinisme parfait, 2° albinisme imparfait, et 3° albinisme partiel.

On remarque cette anomalie aussi bien chez les races noires que chez les races blanches, chez les animaux on la trouve encore plus souvent que chez l'homme. — Dans l'albinisme parfait, on trouve la peau blanche, fine et pâle; les endroits où elle se convertie en muqueuse sont fins et rouges. — Cette peau est souvent recouverte de poils déliés et blancs. — Les cheveux et les poils des autres parties du corps sont toujours de couleur très-claire, souvent entièrement blancs, quelquefois blanc verdâtre. Ils sont très-fins et d'une texture très-délicate, surtout aux cils, à la barbe et plus particulièrement encore aux sourcils. — Les paupières ont l'air d'être gonflées, surtout les supérieures. Les sourcils sont ordinairement froncés et les fentes palpébrales contractées. — Les conjonctives sont pâles, injectées de vaisseaux très-fins, principalement du côté de la caroncule qui paraît être boursouflée et rouge. — La sclérotique est très-fine et presque demi-transparente. — L'iris d'une couleur rose pâle présente des stries qui se dirigent de son bord pupillaire vers son bord sclérotical. — Si l'on examine l'œil, lorsque la pupille est largement dilatée, on voit que son fond est rouge comme dans les yeux d'un lapin. — Ordinairement la pupille est très-contractée, et présente un tremblotement plus ou moins prononcé, le globe exécute un roulement continuel (nyctagmus). — La pupille, au lieu d'être située au centre, est le plus souvent placée en haut, elle est beaucoup plus souvent ovale que ronde. Son bord est quelquefois entouré d'une lisière noire (fig. 7), comme cela a eu lieu chez un individu nommé Gambert, dont nous parlerons plus bas. — Chez cet homme manquaient aussi les cercles iridiens, il y avait seulement quelques traces du cercle pupillaire qui donnait naissance à des stries qui se dirigeaient vers le bord sclérotical. — On a remarqué que le plus grand nombre des albinos ne peut pas supporter la lumière, pourtant la faiblesse de la vue n'est pas constante chez eux, mais la myopie est habituelle. On prétend avoir remarqué chez eux un chatoyement particulier des yeux.

M. Buzzi trouva, en disséquant des yeux d'albinos (Seiler, ouvrage cité, p. 46), que la sclérotique était moitié plus mince qu'à l'ordinaire. — L'iris, dépourvu de l'uvée, présentait une coloration bleue. La choroïde était très-fine et rouge pâle. La rétine plus fine et plus blanche que dans l'état normal. La tache jaune de Sœmmering, qui était située tout près, était plus transparente qu'à l'ordinaire. — L'auteur regrette que dans l'autre cas d'autopsie des yeux d'albinos, décrite dans les notices de M. Frorip (*Frorip's Notitzen*, 1838), la tache jaune de Sœmmering n'ait pas été plus spécialement mentionnée. — Car les observations exactes de cette tache dans les yeux d'albinos pourraient conduire à des conclusions physiologiques importantes. (Comparez *De generi et usu maculæ luteæ*, etc, p. 20.)

Ayant eu occasion d'examiner le cas observé par M. Seiler, et plusieurs autres représentés fig. 4 et 6, l'auteur peut assurer que le pigment ne manque pas totalement dans l'albinisme imparfait, mais qu'il y est seulement dans une très-petite proportion. Cela nous explique pourquoi la couleur des cheveux et des yeux de ces individus est verdâtre ou intermédiaire entre le bleu et la couleur normale. — Les cils et les sourcils sont ordinairement très-longs chez eux. — La sensibilité pour la lumière était toujours considérable, et on observait toujours le mouvement rotatoire continuel des yeux dans leurs orbites. Dans le cas représenté au nº 6, les cheveux étaient assez foncés; l'iris était *rouge-lilas*, dépourvu de ses cercles; la pupille était ronde, excentrique et sans lisière noire, située en haut et en dedans. — Les sourcils étaient aussi foncés que les cheveux, mais les cils étaient entièrement blancs. — L'enfant louchait un peu. — Dans le cas du crétinisme complet représenté au nº 4, l'iris était rouge bleuâtre, à peu près *lilas*, et les papières dépourvues de cils. — La pupille ronde était placée au centre, l'œil gauche louchait en dedans, le roulement des yeux, la myopie et la faiblesse de la vue ne se faisaient pas remarquer dans ce cas.

Dans le crétinisme partiel (leucosis partialis) qu'on observe le plus souvent chez les animaux, l'anomalie se rapporte seulement à certaines parties du système pileux et de l'iris; tandis que le reste présente un état normal.—On voit, dans les cas de ce genre, qu'une ou plusieurs mèches de cheveux sont blanches, et que l'iris présente des plaques blanches ou des stries de la même couleur (pl. X, fig. 3).

L'albinisme est souvent héréditaire, mais on le rencontre aussi comme la plupart des autres maladies innées au sein des familles qui ont été toujours exemptes de cette anomalie. — On est généralement d'accord que l'albinisme est occasionné par le manque de pigment; mais quelle est la cause de ce défaut? — Sous ce rapport, les opinions sont très-divisées. — M. Ammon se range relativement à cette question de l'avis de MM. Ossiander, Mansfeld et Seiler qui l'expliquent par un arrêt de développement organique. — Le premier parmi ces auteurs dit (Comment. societ. regiæ scienciar. Gœtting. T. VIII, 1814-15, p. 47) : Nota de homine quomodo fiat et formatus. « *Leucœtiopia morbus est connatus et pigmenti oculorum defectu scilicet universali carboni fœtus inopia ortus.* » M. Seiler dans son célèbre ouvrage (Ueber die ursprünglichen Bildungsfehler und gænzlichen Mangel des Auges, *Dresde*, 1833) a traité ce sujet à fond, et il partage cet avis. M. Ammon croit qu'il est nécessaire d'ajouter en corece qui suit à son appui.

La formation du pigment dans les yeux du fœtus commence de très-bonne heure. — Chez certains mammifères, on le remarque au dix-neuvième ou vingtième jour après la naissance. — Chez l'homme, l'œil paraît noir à partir de la quatrième ou cinquième semaine; cela tient à ce que le pigment se trouve ramassé en plus grande quantité dans la partie antérieure de la choroïde et sur les procès ciliaires, tandis que le fond de l'œil qui est le plus souvent dépourvu du pigment présente une coloration rougeâtre, et quelquefois même il est privé de toute couleur. L'albinisme commence évidemment à cette époque, et il est complet, lorsque la formation du pigment est entièrement arrêtée; il est partiel lorsque le pigment n'est formé que dans certains endroits, et incomplet lorsque sa formation est vicieuse et imparfaite. Il serait très-important pour la science d'avoir à ce sujet des données plus positives.

Outre l'albinisme, la planche VIII contient encore, depuis le nº 7 jusqu'au nº 12, une série complète de dessins microscopiques qui représentent les vices de conformation du parenchyme iridien. Ces vices se rapportent aux trois cercles d'iris, *pupillaire*, *moyen* et *sclérotical*, ainsi qu'à des taches saillantes à la surface de cette membrane. — Dans les premières époques de la formation de l'iris, sa surface antérieure est ordinairement bleuâtre, elle présente cet état dans le quatrième et le cinquième mois de la grossesse, sans aucune trace de cette structure vasculaire qu'on voit plus tard. (Ammon — *De iridite commentatio a societate medico-pratica parisiensi, premio aureo publice ornata.* Lipsiæ, 1837). — Le début de cet aspect réticulaire est simultané avec la coloration de l'iris qui dépend, comme nous l'avons déjà dit, de la formation du pigment, enfermé dans le parenchyme iridien, et il est évident que, dans tous les cas, où la formation des vaisseaux est gênée, la sécrétion normale du pigment est plus ou moins modifiée.

Les anomalies de l'iris qui proviennent d'un dérangement dans la formation des vaisseaux se classent dans deux catégories : dans la première, l'iris présente une surface unie; dans la deuxième, elle est parsemée de stries et de lignes sans ordre, qui indiquent les traces de la structure normale. Les fig. 7, 8, 9, 12, nous fournissent des exemples de la première catégorie, où la structure de l'iris est visiblement arrêtée, ce qui nous prouve que les pupilles sont excentriques et irrégulières. — En présence de ces désordres, on trouve souvent d'autres vices de conformation, tels que l'absence du pigment dans plusieurs endroits du parenchyme iridien, et son abondance démesurée dans d'autres, circonstances qui donnent lieu à des taches et à des variations dans la couleur de l'iris. — Il y a des cas de ce genre, où l'on reconnaît des traces des anneaux iridiens (fig. 8-9), preuve qu'il y a certaines lois organiques qui président à la distribution du pigment dans le tissu de l'iris.

Des taches blanches, rondes, anguleuses ou longitudinales, saillantes, disposées circulairement dans la substance de l'iris, constituent l'autre anomalie congéniale non moins intéressante que la précédente. — Elle donne quelquefois naissance à des figures bizarres dont la superstition a déjà souvent tiré parti. Il ne manque pas d'exemples, où on a prétendu avoir trouvé des lettres ou des mots entiers dans les yeux de pareils individus.

Nous allons faire mention encore d'une anomalie, où l'on trouve en même temps une altération de la texture et un défaut dans la sécrétion du pigment. — Elle est représentée au nº 12 de cette planche. Au lieu des fibres circulaires qu'on remarque dans l'iris normal, nous voyons ici des fibres concentriques très-régulières. — L'iris est brun et marqueté des taches blanches qu'on trouve au milieu de son pourtour. Parmi ces taches, on y voit encore de petits points saillants blancs, formés de matière plastique. — Cette altération de la structure et de la couleur dénotent, dans ce cas, l'aberration de la vie plastique; mais il est difficile d'assurer si elle provient de l'inflammation du tissu ou de l'influence anormale de la force formatrice.

Avant de terminer ces considérations générales sur les maladies innées du parenchyme iridien, nous allons mentionner encore l'absence partielle de cette membrane, coïncidant avec l'intégrité parfaite de l'uvée. Cette anomalie que M. Ammon n'a jamais rencontrée dans sa pratique fut signalée par MM. Schœn et Rau à l'attention d'ophthalmologistes (Ammon, Monatschrift, t. I, p. 56, et t. III, p. 62). — Le cas observé par M. Schœn est représenté pl. X, fig. 19, où l'on remarque que l'iris manque dans un endroit, où l'uvée mise à nu laisse voir une tache rougeâtre. — Dans le cas décrit par M. Rau, l'iris présentait une espèce de fente irrégulière, ressemblante au colobome, et l'uvée qui était intacte laissait voir à travers cette fente une couche foncée.

Les fig. 1 et 2 représentent la coloration anormale de l'iris.

Fig. 1. La moitié externe de l'iris est plus claire que la moitié interne.

Fig. 2. La moitié interne de l'iris est moins foncée que l'externe.

Fig. 3. Un cas d'hétérophthalmie, où l'iris, du côté gauche, est plus foncé que celui du côté droit.

Fig. 4. Représente le cas mentionné plus haut d'albinisme de l'œil. On y voit des stries excentriques de l'iris, une coloration bleuâtre et une position oblique du globe; le strabisme est manifeste, les cils et les sourcils sont blancs.

Fig. 5. Un cas d'albinisme complet où les cils et les sourcils sont blancs et l'iris violet. — Ce dessin représente les yeux d'un nommé Gumbert, albinos très-connu en Allemagne. — Dans les deux yeux les pupilles sont excentriques. (Comparez l'*Avant-Propos* à cette planche.)

Fig. 6. Albinisme incomplet observé par l'auteur sur un enfant de quatre ans. Les cils sont aussi blancs, les sourcils un peu plus foncés. L'iris tient le milieu entre le rouge clair et le bleu. La pupille est excentrique.

Fig. 7. L'aspect microscopique de l'iris de l'albinos Gumbert. — La pupille excentrique est anguleuse et elliptique. Parmi ses cercles l'intérieur est seulement distinct. — On distingue dans l'iris une quantité de stries tortueuses qui se dirigent du bord sclérotical vers son bord pupillaire, et se terminent près de l'endroit où ce bord est limité par une lisière noire.

Fig. 8. L'aspect microscopique d'un iris où la coloration et la structure sont anormales. — Plusieurs endroits de cet iris présentent une coloration mélanotique, et d'autres ne sont pas colorés du tout. La moitié inférieure est plus claire que le reste. — Les cercles iridiens sont entièrement effacés. — La pupille excentrique et longitudinale est située en haut. — Au-dessus d'elle on distingue une partie de l'annean fœtal de la cornée.

Fig. 9. L'iris d'un garçon affecté de cataracte congéniale, et opéré avec succès par M. Ammon. — Il est aussi dépourvu des cercles. — La couleur de cette membrane présente un mélange de stries foncées allié à des intervalles incolorés.

Fig. 10. Représente l'iris d'une couleur incertaine, dans lequel les cercles sont peu développés. — Le cercle moyen est seul assez distinct, et la surface entière de l'iris ressemble à un réseau irrégulier. — La pupille irrégulièrement ovale est située en haut.

Fig. 11. On aperçoit dans cet iris un grand nombre de taches grises qui sont disposées systématiquement autour de la pupille, et forment deux cercles séparés : l'un externe et l'autre interne. — Cette disposition rappelle l'anneau osseux des yeux des oiseaux, dont la formation s'effectue par plusieurs points d'ossification qui sont à peu près distribués comme les points dont il s'agit ici.

Fig. 12. Dessin microscopique d'un iris et d'une capsule cristalline ayant trois points opaques, *cataracta capsularis punctata*. L'iris présente la structure rayonnée; on y voit en outre deux endroits clairs, dépourvus de pigment, et une grande quantité d'autres points décolorés.

PLANCHE IX, 3e PARTIE.

Déplacement (discoria), irrégularité (corectopia) et multiplicité (polycoria) innés de la pupille.

Parmi les anomalies congéniales de la pupille, on rencontre assez souvent sa position vicieuse, sa forme irrégulière. La série de ces défauts, représentés dans la planche ci-jointe, nous fera connaître plusieurs de leurs variétés. — Il est nécessaire d'entrer tout d'abord dans une courte explication physiologique et pathologique, pour faire comprendre la valeur de ces anomalies dont M. Gescheidt a fait nouvellement le sujet de ses recherches (*Die Iridoremia*, *das Iridoschisma und Korektopia*, *drei wesentliche Bildungsfehler des Iris*. — *Journal* de Walther et de Græfé, t. XXII, cahier 2 et 3).

La korectopie (ἡ κόρη, pupille; ἐκ et τόπος) désigne cette forme de l'iris dans laquelle une moitié est plus large que l'autre, ce qui fait que la pupille, au lieu de se trouver au milieu, est excentrique. — Ordinairement une pareille pupille existe en haut (fig. 18, 20); mais souvent aussi elle est située en bas (fig. 16, 17, 19, 21), ou du côté de l'angle interne (fig. 16, 19). Sa position la plus rare est celle en dehors (fig. 12, 17).

La situation anormale de la pupille est le plus souvent compliquée d'irrégularité dans sa forme (*discoria*); elle est ovale (fig. 15, 16), en forme de cœur de carte (fig. 10, 17), verticale ou oblique (fig. 4, 5, 7, 8, 17, 19), anguleuse (fig. 6, 12), dentelée (fig. 13), etc.

Quelquefois on rencontre plusieures ouvertures pupillaires dans un iris *polycoria* (fig. 23, 24). — Toutes ces anomalies dans la position et dans la forme de la pupille s'observent souvent dans la microphthalmie (Comparez pl. III et IV). Elles sont souvent accompagnées de la coloration anormale de l'iris, ou de cataractes capsulaires ou lenticulaires innées, preuve que dans ce cas le développement organique de l'œil était gêné dans toutes ses parties.

Des recherches anatomiques sur de semblables yeux n'ont pas encore été faites jusqu'à présent. — M. Ammon disséqua l'œil gauche d'un enfant, pourvu d'une pupille excentrique très-petite et située en dedans et en bas. — La cornée était longitudinale, mais elle ne présentait aucune trace de l'anneau fœtal. — L'iris était brun. L'œil fut coupé en deux par une section transversale parallèle au bord de la cornée et située à quelques lignes en arrière. — La sclérotique était très-mince. — Le cristallin et le corps ciliaire étaient à l'état normal, seulement la capsule touchait à l'uvée et présentait plusieurs portions opaques. — Le péristoma de Dœlinger était très-développé. — Le trou central de la rétine manquait totalement, la tache jaune de Sœmmering était longitudinale, et le repli iridien très-développé. — L'uvée était très-foncée, et les procès ciliaires formaient un cercle ovalaire. La fig. 22 représente ce cas.

Quant à l'origine de ces anomalies et à leurs combinaisons, elles s'expliquent par un arrêt de développement compliqué d'un état morbide. — L'iris n'existe pas dans les premières époques de la formation du globe, il commence à se faire voir sous la forme d'un cercle bleuâtre et très-étroit du moment où la fente choroïdale est soudée et la formation des procès ciliaires achevée (*De genesi et usu maculæ luteæ*, etc.). L'iris à cet état n'offre pas à la vue la même largeur, il est plus étroit en dedans, ce qui provient évidemment d'un certain affaiblissement de la force plastique à l'endroit de la fente choroïdale et dans le voisinage de cette fente. — Cela nous explique aussi pourquoi dans l'état normal l'iris est toujours plus étroit en bas et en dedans, et la pupille n'est jamais exactement au centre de la cornée. Il est facile de concevoir, d'après ce que nous venons de dire, qu'il suffit d'un léger dérangement dans la marche de la formation, pour donner lieu à une pupille irrégulière excentrique ou multiple. — Conformément aux différents degrés de ce dérangement il peut résulter différentes modifications dans l'irrégularité de la pupille. — M. Gescheidt en a distingué trois genres. Plus la pupille est excentrique, plus elle est difforme, et cette difformité peut aller jusqu'à donner lieu à la multiplicité des pupilles. — M. Ammon croit (autant qu'il lui est permis d'en juger d'après ses recherches faites jusqu'à présent) que les difformités de la pupille sont en rapport avec la formation des cercles et du parenchyme iridien. Lorsqu'une partie du bord iridien se développe plus vite que le reste, il se forme à cet endroit une languette qui pourra facilement se réunir avec le bord opposé ; cette languette, en divisant la pupille en deux parties, donne lieu à une double pupille (*polycorie*). (Comparez l'explicaton de la fig. 21 et 22, pl. XI, fig. 10, 12, 14 ; — Comparez aussi pl. X et XI relativement à la description du korestonoma congénial). — La forme de la pupille accessoire est rarement ronde, le plus souvent elle est linéaire ou ovale. Cette pupille est mobile, et il est facile de changer sa configuration à l'aide de l'instillation de la belladone ou de l'action de la lumière. La diplopie et la polyopie ne résultent jamais de cet état, mais la myopie l'accompagne presque constamment.

La pupille multiple, dont il est question ici, n'a rien de commun avec celle qu'on observe quelquefois dans la cyclopie, en présence d'un double cristallin, ou dans l'œil moyen chez les monstres à trois yeux, dont la tête résulte de la fusion anormale des têtes de deux individus.

Fig. 1. La pupille trop petite de l'œil gauche qui a été affecté de myopie ; elle est excentrique.

Fig. 2. Une pupille obliquement ovalaire de haut en bas.

Fig. 3. Une pupille elliptique et oblique, s'étendant outre mesure en haut.

Fig. 4. Une pupille horizontalement ovalaire, qui ressemble à celle des ruminants. — Elle est située un peu trop haut.

Fig. 5. Un autre cas semblable.

Fig. 6. Pupille rendue irrégulière, située trop en dedans, ayant les bords dentelés.

Fig. 7. Une pupille se terminant par un angle trop pointu qui est dirigé en bas et en dedans.

Fig. 8. Un autre cas analogue, qui offre un angle pointu dirigé en bas et en dehors.

Fig. 9. Une pupille pourvue d'une languette. Ce cas peut donner l'idée du commencement de cet état morbide, à l'aide duquel la pupille d'un fœtus se divise en deux, en donnant naissance à l'anomalie représentée aux n°s 23 et 24 de cette planche.

Fig. 10. Une pupille ayant la forme d'un cœur de carte, située trop haut.

Fig. 11. Une pupille irrégulière, ayant des bords dentelés en étoile. — On y distingue aussi une cataracte centrale.

Fig. 12. Une pupille ayant une forme arrondie en haut, mais déchirée en bas, et présentant une fente en forme de *colobome*. Ce cas fut observé chez une jeune fille de six ans.

Fig. 13. Un autre cas semblable, à l'exception que la fente qui se termine ici en trois pointes est tournée en haut. — Un autre cas analogue à celui-ci est représenté par M. Heifelder (*Studien im Gebiete der Heilwissenschaft*, t. I, fig. 8).

Fig. 14. Pupille excentrique située trop en dedans, compliquée d'un anneau fœtal sur la cornée.

Fig. 15. Une pupille difforme excentrique située en dedans et en haut.

Fig. 16. L'autre œil du même individu, dans lequel la pupille est aussi excentrique. Elle est située en bas et en dedans.

Fig. 17. Pupille située tout à fait en dehors et se prolongeant en bas. — C'est le degré le plus prononcé de la pupille excentrique, il fait penser au colobome iridien.

Fig. 18. Le même état, si ce n'est que la pupille est ici en haut et en dehors.

Fig. 19. Une pupille ovalaire excentrique, située en dedans et en bas, c'est aussi un des cas où la pupille excentrique est la plus prononcée.

Fig. 20. Une pupille excentrique, située en haut.

Fig. 21. Une autre pupille pareille, située en bas.

Fig. 22. L'intérieur de l'hémisphère antérieur de l'œil qui présente la pupille très-petite, excentrique. La sclérotique est très-mince : le péristoma de Dœlinger est très-développé, l'uvée est très-serrée et le cercle des procès ciliaires présente la forme ovalaire.

Fig. 23. Pupille double (polycorie). Au-dessus de la pupille naturelle on découvre une autre pupille qui est séparée de la première par une portion très-mince de la substance iridienne. — La pupille accessoire est presque triangulaire. — La base de ce triangle repose sur le ligament ciliaire, son sommet arrondi est tourné vers le centre de l'œil. — Elle ressemble à une pupille artificielle faite par décollement (Comparez l'explication à la pl. X, et surtout à celle de la fig. 12 et 14).

Fig. 24. Un autre cas de pupille multiple. — Au centre de l'iris on distingue deux petites pupilles ovalaires en forme de deux fentes, et au-dessus d'elles on en trouve une troisième ronde. — Cette triple pupille est probablement formée par trois languettes, une supérieure et deux latérales qui, ayant pris naissance au bord pupillaire, se sont ensuite réunies. — La manière dont cette formation s'est accomplie a été décrite à l'avant-propos de cette planche, et est représentée à son début dans la fig. 9.

PLANCHE X, 3e PARTIE.

Colobome de l'iris et Korestenoma congénital.

Ce vice de conformation déjà remarqué par Albinus (*academiæ adnotationes*, Leiden, in-4°, p. 49), mais négligé par ses contemporains, fut dernièrement rappelé à l'attention des observateurs par M. de Walther, qui lui a donné le nom qu'elle porte aujourd'hui. — Il consiste en une fente plus ou moins profonde, qui s'étend du bord pupillaire au bord sclérotical de l'iris. Dans la pl. X, M. Ammon a rapproché les cas observés par lui-même de ceux qui ont été publiés par d'autres, et il nous donne une série de colobomes qu'on ne trouve nulle part et qui nous représente cette anomalie depuis le manque de pigment jusqu'à la fente béante de l'iris. — Le colobome est le plus souvent vertical en bas (fig. 1, 5, 6, 7, 8), ou plus ou moins oblique et même horizontal en dedans (fig. 10, 12, 13, 18, 20); quelquefois il est dirigé en dehors (fig. 15, 17) ou en haut (fig. 21). Sa forme est très-variée, le plus souvent elle est triangulaire ayant la base tournée vers la pupille, et le sommet vers la sclérotique (fig. 7, 13, 17). Les angles du bord pupillaire sont quelquefois bien dessinés (fig. 10, 16, 17), d'autres fois ils sont arrondis et la fente prend alors la forme ovalaire, ce qui lui donne une largeur beaucoup plus considérable que dans les cas où elle est triangulaire. Il y a cependant des observations où elle avait les bords presque parallèles, et où elle était presque aussi large au ligament ciliaire qu'à la pupille (fig. 12, 14). Les bords du colobome sont ordinairement un peu plissés et un peu plus minces que ceux de la pupille. — Quant à cette dernière, elle est sujette aux modifications inhérentes à la forme du colobome. — Elle conserve sa forme ronde tant que la fente est très-étroite, et le colobome est pourvu d'angles tranchants. — Dans d'autres cas, le colobome se confond entièrement avec la pupille comme dans les cas de la fig. 6, qui ressemble à la pupille du chat. — A l'endroit opposé au colobome, l'iris paraît toujours plus large qu'à l'état normal. Remarquons cependant que cette apparence n'est qu'illusoire, car la pupille ayant perdu par la présence du colobome, son point d'appui devient plus grande, par conséquent l'iris devient moins large. — Quant à la coloration de la pupille, elle paraît n'éprouver aucune modification de la présence du colobome, et ce n'est que dans les cas compliqués de cataractes que la pupille présente une couleur anormale.

Les mouvements de l'iris sont très-imparfaits et ne sont bien marqués qu'au bord pupillaire. Ce n'est que dans un seul cas que l'auteur a pu constater les mouvements dans le colobome. — La couleur de l'iris est normale, mais les bords de la fente présentent une grande pénurie de pigment. — La force visuelle est normale, excepté une grande sensibilité pour la lumière. Mais cette circonstance mérite d'être soumise à de nouvelles observations, car il y a des cas dans lesquels la vue était normale, et il y en a d'autres dans lesquels elle était faible.

On observe le colobome aux deux yeux ou à un seul, ce qui est le plus fréquent. — Il est simple ou compliqué de cataracte (pl. XI, fig. 1-6), avec l'absence du pigment ou avec microphthalmie, ou avec d'autres vices de conformation de l'œil, tels que l'aplatissement de l'hémisphère inférieur de l'œil, la conformation vicieuse de la cornée, le colobome des paupières, le bec de lièvre, etc. Il est peu probable qu'un sexe ait plus de prédisposition à cette anomalie que l'autre. Le colobome s'étend quelquefois seulement sur l'iris, les procès ciliaires et la couronne ciliaire; d'autres fois il s'étend à la rétine, la sclérotique et la choroïde. L'anatomie pathologique démontre que, dans des cas les plus fréquents de colobome de l'iris, la conformation de cette membrane ressemble entièrement à celle de l'uvée; que les procès ciliaires sont pourvus d'une forme ovalaire et qu'ils présentent une cicatrice à l'endroit du colobome. La couronne ciliaire fait voir la même forme ovalaire avec ou sans cicatrice. Le cristallin recouvert de sa capsule est situé immédiatement derrière l'uvée; mais tout près du bord scléroticál dans l'angle du colobome, on découvre un endroit qui n'est pas recouvert par le cristallin (pl. XI, fig. 17, 18, 19, 20).

Toutes ces anomalies de structure ont été constatées par les recherches de MM. Heifelder, Wagner, Gescheidt et Ammon. La dissection faite par ce dernier de deux yeux dans lesquels le colobome se prolongeait dans la rétine et la choroïde a fourni d'autres résultats. La sclérotique a fait voir dans sa partie inférieure et postérieure, à la distance d'un quart de pouce derrière le bord de la cornée, une bosselure bleuâtre ressemblant à un staphylôme latéral. Dans toute l'étendue de cette bosselure la sclérotique était très-mince et moins résistante que dans d'autres endroits (fig. 15). — Ayant incisé l'œil gauche parallèlement à la cornée (pl. XI, fig. 11), son hémisphère antérieur fit voir ce qui suit : Le corps ciliaire, à peu près ovale, se terminait en bas par un large repli, blanc et saillant, sur lequel on ne remarquait pas de procès ciliaire. — Dès ce pli jusqu'à la fente dont nous parlerons tout à l'heure, s'étendait une strie pigmenteuse de deux lignes de largeur. — Le cristallin était un peu longitudinal, mais en bas on trouvait un espace qui n'était pas couvert par lui et qui donnait dans la chambre antérieure de l'œil. La fente uvéale était très-noire, ses bords présentent l'aspect velouté. Le segment antérieur de l'œil, vu en dedans, fit voir une fente dans la rétine et dans la choroïde; elle était longue de sept lignes, large au-devant et en arrière de deux lignes, elle commençait à quelques lignes de distance du trajet du nerf optique, et elle était divisée par un filament transversal en deux portions, l'une postérieure plus petite, et l'autre antérieure plus grande. — La terminaison de la rétine était bien distincte (pl. XI, 15), les bords de la fente choroïdale étaient aussi très-tranchés et on pouvait les relever dans toute leur étendue au moyen d'un stylet. La tache jaune de la rétine, qui ne présentait, du reste, aucune anomalie, était bien distincte en dehors du nerf optique et au centre optique du fond de l'œil, mais elle était dépourvue de trou. — L'humeur vitrée, retirée de l'autre œil qui présentait les mêmes anomalies, fit voir la couronne ciliaire ovale (pl. XI, fig. 14) et une languette particulière à l'endroit correspondant au colobome. Le cristallin et la capsule de cet œil étaient ovalaires, et il s'est formé dans l'un et dans l'autre une saillie pointue à l'endroit correspondant à la fente, quelque temps après que la préparation fut mise dans l'esprit de vin.

Les opinions des auteurs sont très-variées à l'égard de la formation de l'iridocolobome; mais il n'est pas dans le plan de cet ouvrage ni de les passer en revue, ni de s'engager dans leur appréciation critique. Ce n'est que d'après ses propres observations et recherches que M. Ammon expose ici son opinion. Il a traité dans toute son étendue ce sujet dans son ouvrage *De Colobomate iridis, Dresdæ*, 1831, et dans ces derniers temps, dans son *Monatschrift für Chirurgie und Augenheilkunde*, t. III, pl. VI, fig. 1-9. — Peu de temps après que le cerveau du fœtus a fourni deux globes oculaires, le cristallin commence à paraître dans chacun d'eux et simultanément avec lui on aperçoit le corps vitré, qui est très-petit; c'est aussi à cette époque que l'on remarque les premières traces de la rétine qui paraît prendre sa naissance du cerveau, mais d'une manière encore inconnue. — Cette membrane se recouvre de la choroïde et toutes les deux sont enfermées dans la sclérotique qui est très-mince, transparente et encore ouverte du côté du cerveau. — Immédiatement audessus de la sclérotique, on voit la choroïde bleue noirâtre, qui ne forme pas encore, à cette époque, le sac fermé qu'elle constitue plus tard. — Elle entoure la rétine, le cristallin et le corps vitré de manière qu'elle laisse en bas et en dedans une fente considérable qui s'étend d'avant en arrière et se termine à la partie postérieure du globe par un angle arrondi. — Le nerf optique passe plus tard par cet endroit, et ce n'est qu'après ce passage que la fente se ferme, mais de telle manière que la cicatrisation de ses bords s'effectue d'avant en arrière. Plus tard encore la sclérotique se consolide de plus en plus, mais il persiste encore longtemps à l'endroit de la fente choroïdale un endroit qui est beaucoup plus mince que le reste de cette membrane (Ammon, *de generi et usu maculæ luteæ*, ouvrage cité fig. 2). La réunion de la fente choroïdale s'effectue graduellement, et au moment où la partie postérieure est en train de se fermer, la soudure de la partie antérieure est entièrement achevée. — C'est à cette époque que cette partie antérieure se plisse et donne naissance aux procès ciliaires. — L'iris n'existe pas encore, et, cependant, plusieurs observateurs semblent avoir oublié cette circonstance, et ils ont pris la fente choroïdale pour la fente iridienne. — Cette erreur, dont *Kieser* a déjà fait mention, a donné lieu à de fausses opinions et à des conclusions erronées (Comparez Ammon, *Monatschrift*, fig. 1 et 2). — C'est à cette époque que l'iris commence à apparaître, et à ce moment la fente choroïdale est déjà fermée en avant du côté du corps ciliaire; elle n'est ouverte que dans sa partie postérieure, à l'endroit où le nerf optique s'est déjà engagé dans le globe (*Monatschrift*, fig. 3, *a*, *b*). — Il résulte de cela que l'iris qui prend son origine du corps ciliaire se développe également et sous la forme d'un cercle régulier, et ne présente aucune interruption de continuité : pourtant cette solution de continuité est possible dans le cas où la fente choroïdale persiste plus longtemps qu'elle ne le devrait, et où la formation de l'iris est commencée avant sa soudure (*Monatschrift*, fig. 4, *a*, *b*). Un pareil iris ne sera plus circulaire, il sera interrompu à l'endroit de la fente choroïdale; mais du moment où la choroïde sera soudée, l'iris commencera aussi à se réunir, ce qui aura lieu de son bord sclérotical vers son bord pupillaire. Selon que cette réunion sera plus ou moins prononcée, la fente aura un aspect différent depuis la simple cicatrice (fig. 1) jusqu'à une perte considérable de substance. — Il arrive que l'iris se cicatrise sans laisser de traces de sa fente primitive, mais il y a aussi des cas qui prouvent que la nature n'a pas fait les moindres efforts pour rétablir l'intégrité de cet organe. Dans ces cas, les bords du colobome sont parallèles (pl. X, fig. 8; pl. XI, fig. 2, 3).

Il peut arriver aussi que la fente choroïdale se cicatrise seulement à l'endroit des procès ciliaires, et que la marche de la cicatrisation, en s'arrêtant tout d'un coup, laisse béante la partie moyenne de la fente en question. — C'est de cette manière que se sont formés les cas disséqués par l'auteur, et que nous venons de décrire; ils prennent évidemment leur source dans un arrêt de développement organique (Comparez l'article de M. Ammon, *Zeitschrift für Ophthalmologie*, t. I, p. 55, — Des fentes congénitales de l'iris, de la choroïde et de la rétine dans l'œil humain).

On pourra objecter à l'opinion que nous venons de développer, qu'elle nous explique seulement l'existence des colobomes qui sont situés en bas et en dedans. — Cette objection que M. Stilling a faite, non sans raison (Comparez Holschers, *Annalen*, t. I, p. 107, et Ammon's, *Zeitschrift*, t. V, p. 462), est basée sur cette remarque que, dans le premier temps de la vie fœtale, la fente choroïdale est située de telle sorte qu'elle se dirige directement de dehors en dedans. — Plus tard, lorsque la partie faciale du crâne est plus développée et que l'œil est repoussé un peu en dehors, la fente se dirige obliquement en dedans, et enfin lorsqu'elle approche de son terme elle se place directement en bas. — Nous avons déjà fait connaître qu'il y a des colobomes qui se dirigent directement ou en dedans (fig. 18), ou en haut (fig. 21), ou en dehors (fig. 15, 17); ces colobomes n'ont donc pas pu se développer de la manière que nous avons exposée plus haut. — Pour éclaircir ce point, M. Ammon a fait de nombreuses recherches sur les yeux du fœtus, et il a trouvé qu'indépendamment de la fente indiquée, il se trouve encore une autre fente tournée vers le côté externe et même quelquefois en haut (*Monatschrift*, t. III, p. 6, fig. 7, 8). Cette fente est évidemment pathologique, elle est aussi capable de se cicatriser, mais avant qu'elle ne le fasse, il pourra se former dans l'iris qui se développe peu à peu une interruption considérable dans sa continuité (colobome) qui ne peut se fermer qu'après la cicatrisation de la fente pathologique de la choroïde. — Dans un pareil cas, le colobome sera placé latéralement et sera occasionné par un arrêt de développement consécutif à un état pathologique. L'existence de cette fente surnuméraire de la choroïde a été démontrée par M. Ammon, dans les yeux de petits poulets, et tout porte à croire qu'elle peut tout aussi bien avoir lieu en haut qu'en dehors et donner lieu aux colobomes externes.

Dans ces derniers temps on a attribué la cause des colobomes (Seiler et Arnold) au défaut de réunion des vaisseaux des anneaux iridiens; on les explique par conséquent, non par un développement vicieux, mais par un vice de la production organique. M. Ammon se déclare entièrement contraire à cette opinion, et il assure que ses nombreuses recherches sur le développement de l'œil lui ont démontré que le parenchyme iridien précède la formation des cercles vasculaires et que l'iris ne fait nullement exception à la règle générale qui précède le développement organique, savoir : que la formation de chaque organe commence par la production parenchymateuse dans laquelle s'établit ensuite la circulation du sang, et que les globules sanguins se creusent dans le parenchyme des trajets qui se convertissent ensuite en vaisseaux.

Résumons en quelques mots ce qui a été dit sur la formation des colobomes. Il n'existe aucune variété de cette anomalie qu'on puisse considérer comme le résultat d'un arrêt de développement de l'iris, car cette membrane ne présente dans aucune période de sa formation normale de fente qui ressemblât au colobome. — Le colobome situé en bas et en dedans doit son existence à cette circonstance, que la fente choroïdale ne se ferme pas à temps; c'est donc un état pathologique consécutif à un arrêt de développement. — Dans les colobomes, en haut et en dehors, la fente de l'iris survient aussi à la suite de la fente de la choroïde, mais cette fente n'est pas normale comme la première, quoiqu'elle gêne non moins la formation de l'iris et donne naissance à des colobomes. — Une semblable anomalie ne peut provenir que d'un état pathologique intrantérine.

Nous ne pouvons pas passer sous silence un fait observé par MM. Stilling Zeis et Ammon et sur lequel M. le professeur Jaeger a fixé le premier l'attention des hommes de l'art. — On observe quelquefois qu'il se forme sur les bords dentelés de la fente colobomateuse des granulations et même de petites excroissances charnues qui se prolongent en forme de brides et se réunissent avec ceux du côté opposé (pl. X, fig. 12, 14).— On trouve ces brides toujours dans l'intervalle de la fente et jamais dans la pupille; de cette manière elles séparent l'une de l'autre. On dirait, en examinant un cas de ce genre, qu'il y a deux pupilles (fig. 14). — La formation de ces brides montre les efforts de la nature pour amener la cicatrisation qui est d'autant plus facile que les bords de la fente sont dentelés et inégaux.

Avant de commencer la description des cas représentés dans cette planche, nous sommes obligés de remarquer qu'il y a encore une anomalie congéniale de l'iris qui est diamétralement opposé au colobome. — Cette anomalie, observée jusqu'à présent seulement par M. Ammon (*Monatschrift für Chirurgie und Augenheilkund*, t. II, p. 574, pl. I, fig. 5 et 6), fut appelée par lui *korestenoma* (pl. XI, fig. 21, 22), et consiste en une excroissance en forme de languette sur les bords iridiens. L'existence de cette anomalie s'explique par l'hypertrophie d'une (pl. IX, fig. 9) ou de plusieurs portions de l'iris (pl. IX, fig. 4, 5) qui croisent irrégulièrement la pupille (discorie). — Cet excès de développement partiel peut s'étendre à ce point que la languette en question touche au bord opposé de la pupille et s'il y en a deux elles peuvent se rencontrer, se réunir et diviser en deux l'espace pupillaire (pl. IX, fig. 24, 22, 21). Quelquefois le tissu qui constitue la languette diffère considérablement du parenchyme iridien par sa couleur et sa texture. — Le rétrécissement considérable de la pupille est le résultat direct du korestenome, cette ouverture étant bouchée en partie par une masse cellulaire analogue à celle qui constitue les brides dans les colobomes. — Planche XIII, fig. 1 et 4, représentent cette anomalie à la loupe peu grossissante. Les recherches anatomiques qui sont seules capables de répandre la lumière sur cet état, nous manquent entièrement dans l'état actuel de la science (Comparez explication de la pl. XIII).

Fig. 1. On aperçoit ici un indice de colobome en forme de strie noire étroite, se dirigeant du bord ciliaire vers le bord pupillaire. — Il est difficile de décider si c'est une cicatrice ou une fente de l'iris qui met à nu la surface noire de l'uvée, telle que M. Rau l'a dernièrement observé (Ammon's, Monatschrift, T. III, p. 63). Malgré l'examen exact à la loupe plusieurs fois réitéré, il a été impossible à l'auteur de fixer son opinion à ce sujet.

Fig. 2. Un autre cas pareil, mais la trace est ici plus distincte et ne laisse aucun doute sur sa nature. — C'est une cicatrice avec amincissement de la substance iridienne, telle que M. Ammon et Gescheidt l'ont déjà plusieurs fois observé (*Zeitschrift für Ophthalmologie*, t. IV, p. 439).

Fig. 3. Une strie de couleur nacrée dans la partie inférieure de l'iris. — Elle prouve que cette membrane a été fendue pendant la vie fœtale, et que la nature a opéré la réunion, au point qu'il ne manque que la couche pigmenteuse sur la surface postérieure.

Fig. 4. Une autre strie ressemblante à la précédente, mais colorée en jaune. — Les deux derniers cas ont été observés par M. Ammon, quoique M. Gescheidt les ait publiés le premier.

Les figures suivantes représentent des colobomes parfaits plus ou moins développés.

Fig. 5. Iridocolobome ayant la forme d'un angle dont le sommet est dirigé en bas vers le bord ciliaire de l'iris.

Fig. 6. Dans ce colobome, le bord de la pupille passe directement dans les bords de la fente, de sorte que les angles qui les séparent ordinairement l'un de l'autre sont ici très-peu distincts.

Fig. 7. Colobome pyramidal ayant des angles arrondis (Comparez l'explication de la pl. XI, fig. 8 et 16).

Fig. 8. Colobome vertical comme tous les autres mentionnés jusqu'ici. — Les bords de la fente, au lieu de converger en angle du côté du bord ciliaire, sont divergents et donnent à la fente l'aspect d'une pyramide tronquée ayant son sommet dirigé vers la pupille. — C'est le plus fort degré du colobome iridien.

Fig. 9. Un colobome d'une forme particulière dirigé aussi en bas, il est arrondi et ses bords sont concaves.

Fig. 10. Colobome des deux yeux se dirigeant en bas et en dedans, ayant le sommet arrondi. Ce vice de conformation fut observé chez un enfant de 12 ans.

Fig. 11. Colobome ressemblant au cas représenté au n° 9. La pupille est plus petite que le cercle que le colobome décrit par ses branches.

Fig. 12. Un colobome oblique en bas et en dedans, ayant des bord saillants et dentelés. En bas on aperçoit une bandelette qui va d'un bord de la fente à l'autre. — Ce cas a été communiqué à M. Ammon par M. Zeis.

Fig. 13. Un cas observé par M. Ammon avec le concours de M. Gescheidt; l'œil droit nous présente un colobome dirigé en dedans et en bas. On observe aussi à cet œil un point suppurant; dans l'œil gauche, le colobome va directement en bas.

Fig. 14. Un cas observé par M. Escher. (Jæger, *über den angebornen gænzlichen oder theilweisen Mangel der Iris, besonders über das Coloboma iridis*. Erlangen, 1830.) Cette double pupille fut trouvée dans l'œil gauche d'une jeune fille de 18 ans. — La vue de ce côté était plus mauvaise que de l'autre, qui ne présentait aucune anomalie. — La pupille était située un peu plus bas que le centre de l'iris, elle était plus grande que sa congénère, et séparée par une bandelette de deux lignes de largeur de l'ouverture qui se trouvait au-dessous d'elle. — Cette ouverture occupait toute la largeur de l'iris, en bas elle touchait au bord de la cornée, et avait à peu près trois lignes de diamètre. — Elle présentait une forme pointue du côté du ligament ciliaire, et ressemblait, à un haut degré, à un colobome; sa couleur était absolument la même que celle de la pupille naturelle. — Au fond, on n'y voyait que les procès ciliaires. — La chambre antérieure était très-petite, à cause de l'iris s'approchant outre mesure vers la cornée. — La jeune fille ne voyait nullement double, mais seulement comme à travers un brouillard.

Fig. 15. Un colobome pourvu de bords parallèles se dirigeant obliquement en dehors.

Fig. 16. Un autre cas pareil publié par M. Gescheidt et observé par M. Ammon. Dans l'œil droit, la pupille passe directement dans la fente qui est oblique et ne présente aucune trace d'angles. — Dans l'œil gauche, ces angles sont très-distincts, et la séparation entre la pupille et le colobome est bien indiquée.

Fig. 17. Colobome horizontalement placé en dehors; l'écartement de ses bords est très-petit.

Fig. 18. Colobome horizontalement placé en dedans, pourvu de bords divergents, observé par M. Helling.

Fig. 19. Un cas observé par M. Schœn de Hambourg, de l'absence partielle de la substance iridienne et de l'intégrité parfaite de l'uvée (*Monatschrift*, t. I, p. 56). Ce dessin représente l'œil gauche d'une jeune fille de 5 ans, qui de l'aveu de sa mère est venue au monde avec ce défaut. On voit que l'iris présente seulement en haut, en dedans et à peu près dans les deux tiers de son étendue, sa structure normale. Un tiers inférieur manque, et la pupille paraît dans cet endroit jusqu'à peu près une ligne de distance du bord cornéal. Si l'on examine exactement cette ouverture, on ne tarde pas à s'apercevoir qu'elle est illusoire, car on remarque une pupille ronde, naturelle et très-noire. A l'endroit où l'iris paraît manquer, on reconnaît une surface noire foncée qui doit évidemment son existence à la couche pigmenteuse qui recouvre l'iris en arrière. — Cette couche, en remplaçant la pupille normale, présente une mobilité absolument semblable à celle de la portion normale de l'iris. — La force visuelle de cet œil est irréprochable.

Fig. 20. Pupille excentrique compliquée d'un colobome oblique en dedans, qui est très-court à cause du peu d'étendue de l'iris à cet endroit. — Ce cas ressemble aux cas représentés (pl. IX, fig. 17, 19, 21), quoique, d'un autre côté, il en diffère essentiellement.

Fig. 21. Colobome oblique en dehors et en haut, qui ne présente aucune démarcation de la pupille.

PLANCHE XI, 3e PARTIE.

Colobome et korestenoma congénial de l'iris.

Cette planche contient le colobome iridien compliqué de cataracte et de vices congéniaux de la cornée, l'anatomie pathologique du colobome et enfin un vice de conformation opposé au colobome, et que M. Ammon appelle *korestenoma* de l'iris. Tous ces objets ont été déjà mentionnés dans l'avant-propos de la planche précédente.

Fig. 1. Colobome vertical inférieur, confondu avec la pupille compliquée d'une opacité partielle de la capsule.

Fig. 2. Colobome oblique en bas et en dedans avec opacité de la partie supérieure de la capsule. Dans l'œil gauche on voit un autre colobome pourvu de bords divergents, compliqué aussi d'une opacité capsulaire.

Fig. 4. Un colobome oblique en dedans et en bas, compliqué d'une cataracte capsulaire centrale et d'une déformation de la cornée qui a l'aspect d'un cœur de cartes.

Fig. 3. Un colobome oblique en dedans et en bas, compliqué d'une cataracte capsulaire pointillée.

Fig. 5. Yeux d'un garçon âgé d'un an et demi ayant des pupilles qui ressemblent à celles d'un chat. On y remarque en outre des opacités capsulaires. — M. le docteur Romberg de Berlin, qui a communiqué ce cas à M. Ammon, assure que l'enfant voyait mieux dans une demi-obscurité et que les pupilles ne se contractaient pas sous l'influence de la lumière.

Fig. 6. Un large colobome vertical en bas, compliqué d'une cataracte lenticulaire.

Fig. 7. Colobome d'un œil retiré de l'orbite et débarrassé de la graisse et des muscles; la fente iridienne se confond avec la pupille et se termine par un angle arrondi.

Fig. 8. Le même globe représenté par le côté. — En haut on voit le nerf optique et à côté de lui une protubérance scléroticale (Comparez fig. 15 et son explication). — En bas et à gauche on voit le colobome iridien (Comparez: *Zeitschrift für Ophthalmologie*, t. I, p. 64).

Fig. 9. La surface interne de l'iris représenté à la fig. 5. La pupille est irrégulièrement ovalaire; les procès ciliaires présentent la même forme.

Fig. 10. L'œil représenté à la fig. 5, dont on a enlevé la cornée et la partie antérieure de la sclérotique. — L'opacité capsulaire est ici très-évidente. — La pupille ressemble à celle d'un chat, et s'étend jusqu'au ligament ciliaire qui est aplati et très-large.

Fig. 11. L'hémisphère antérieur de l'œil vu de dedans. — Le cristallin y est encore présent. — Au milieu de l'uvée, on voit une fente qui se prolonge à travers les procès ciliaires. — Dans la choroïde, cette fente est indiquée par une cicatrice.

Fig. 12. Segment postérieur du même œil qui présentait non-seulement une fente dans l'iris, mais aussi dans la choroïde et dans la rétine. Pour faire mieux apprécier cette dernière, nous l'avons fait représenter avec une épingle introduite sous son bord. — La tête de cette épingle se trouve à l'endroit de la fente choroïdale, au fond de laquelle on voit la surface interne de la sclérotique. — (Comparez l'*Explication* de la fig. 16.)

Fig. 13. L'aspect interne de l'hémisphère antérieur d'un œil pourvu d'un iridocolobome. Le cristallin est retiré de sa place. Le cercle ciliaire n'est pas interrompu, mais prolongé en bas; dans la choroïde, on distingue une cicatrice linéaire, trace d'une ancienne solution de continuité.

Fig. 14. Représente le cristallin et le corps vitré d'un œil affecté d'un colobome congénial. La couronne ciliaire n'est pas divisée, mais elle est tiraillée dans la direction de la fente.

Fig. 15. Représente l'œil droit de la personne dont nous avons représenté l'œil gauche aux fig. 11 et 12. Une partie de la sclérotique est excisée, mais la cornée est ménagée dans cette excision. — Le cristallin et le corps vitré sont retirés (voyez fig. 14). La sclérotique est ici très-bombée en arrière; elle ressemble au staphylôme postérieur de cette membrane; on voit ici sa surface interne. — L'iridocolobome forme un angle pointu; l'uvée est un peu froncée, mais son pigment présente l'état normal. — Les procès ciliaires sont aussi dans leur état physiologique; mais à l'endroit correspondant au colobome, ils étaient interrompus, et un parmi eux était plus gros et plus long que tous les autres. A partir de cet endroit, il s'étendait une raie pigmenteuse jusqu'à la bosselure de la sclérotique. — La partie antérieure de cette membrane ne présentait sur sa surface externe aucune anomalie; mais sur sa surface interne on voyait au milieu une cicatrice épaisse, blanche, plus large en avant qu'en arrière, et unie fortement au ligament ciliaire. — Plus loin, en arrière, à l'endroit de la bosselure scléroticale, la choroïde était fendue, la rétine présentait aussi à cet endroit une solution de continuité, qui commençait à partir de la couronne ciliaire, et s'élargissait considérablement jusqu'à la bosselure scléroticale. La fente de la choroïde était un peu plus large. — Cette observation fut publiée par M. Gescheidt avec consentement de M. Ammon. — Nous le remarquons exprès, car M. Seiler (p. 32) a cru que M. Gescheidt avait rencontré un deuxième exemple de l'anomalie signalée par M. Ammon à l'attention des observateurs.

Fig. 16. Hémisphère postérieur d'un œil dont la moitié antérieure a été représentée au n° 12. — Il est ici retourné de manière que la choroïde, qui est fendue, occupe la surface convexe. — Le pigment est peu foncé; en haut on voit un point blanc qui désigne le passage du nerf optique; plus bas commence la fente choroïdale; pour l'indiquer une aiguille est introduite sous son bord. — La sclérotique est à l'endroit de la fente considérablement amincie. La rétine est aussi fendue. La pointe de l'autre aiguille est introduite entre la sclérotique et la membrane séreuse qui tapisse la surface interne, dans le but de démontrer l'existence de cette séreuse.

Fig. 17. L'aspect interne de la moitié antérieure d'un œil affecté de colobome iridien. — On voit ici une coupe de la sclérotique et la rétine qui flotte. Les procès ciliaires forment un anneau rond qui ne porte aucune trace de fente. — L'uvée qu'on voit ici à travers la capsule postérieure et le cristallin laisse voir la pupille qui se prolonge un peu en bas et à gauche.

Fig. 18. Autre œil représenté de la même manière, où l'on voit un colobome vertical inférieur. Le corps ciliaire est tiraillé en bas. — La choroïde présente une cicatrice. — Le cristallin rond recouvre en grande partie l'uvée, et l'angle du colobome fournit une communication entre les deux chambres de l'œil.

Fig. 19. L'aspect interne d'un autre colobome iridien. — Le cristallin et le corps vitré sont enlevés. — La fente s'étend ici assez profondément; les procès ciliaires forment un ovale, mais ils ne portent pas de traces des divisions qu'on observe chez le fœtus.

Fig. 20. La surface antérieure du cristallin et du corps vitré de la fig. 17 représentés au microscope. — Le cristallin et la couronne ciliaire qui l'entoure sont ovalaires. — Cette figure est dessinée dans le sens inverse, le bas est tourné en haut.

Fig. 21-22. Représentent un vice de conformation, observé par M. Ammon, auquel il a donné le nom de *korestenoma*, et qui consiste en un excès de développement d'une portion du bord pupillaire (Comparez *Monatschrift*, t. II, p. 373). Cette anomalie a été jusqu'à présent observée une seule fois sur l'homme. — Le cas qui est représenté ici fut observé sur un taureau. — Nous lui accordons la préférence, car le premier n'a pas été anatomiquement constaté. Dans ce cas, la couleur de l'iris était entièrement normale. — La pupille, au lieu de sa forme naturelle, présentait deux ouvertures, et la cause de ce phénomène dépendait du prolongement en languettes des bords supérieur et inférieur de la pupille. — Ces prolongements, en se rencontrant, formaient une substance intermédiaire qui masquait la pupille au point qu'il n'en restait que deux petites ouvertures latérales. Il est évident que chez cet animal, le degré de la vision dépendait de la plus ou moins grande contraction de la pupille; elle était nulle dans le degré ordinaire de la contraction iridienne, car les deux languettes, en se rencontrant, bouchaient alors entièrement les deux ouvertures pupillaires. — Ces ouvertures latérales augmentaient à mesure que l'iris se contractait, et il est fort probable que la vue était alors plus parfaite. — Il résulte de là, que cet œil présentait différents états pathologiques, suivant les divers degrés de contraction pupillaire, l'absence de la pupille (*acoria*) ou la duplicité de la pupille (*polycoria*).

Fig. 21. Représente la surface antérieure de l'iris où l'on voit la section circulaire de la choroïde, le ligament ciliaire, le bord ciliaire de l'iris et ses cercles vasculaires. Les deux languettes supérieure et inférieure prennent leur racine sur le bord pupillaire, et une tache noire, en forme de fer de cheval, se trouve au-dessous de la languette inférieure.

Fig. 22. Représente la surface postérieure de l'iris de l'autre œil, où l'on distingue la section de la sclérotique et de la choroïde, ainsi que les nerfs ciliaires qui sont à l'état normal. La pupille présente deux excroissances en languettes et deux ouvertures dont il a été question plus haut.

PLANCHE XII, 3e PARTIE.

Iridorémie partielle et totale.

Cette planche contient une série d'exemples de l'absence totale et partielle de l'iris (*iridorémie*); elle se rattache par conséquent à la planche précédente. — Ce défaut, qu'on observe ordinairement dans les deux yeux à la fois, présente différents degrés de développement; dans le plus fort, l'iris manque totalement (fig. 1,2); dans d'autres, on n'en observe qu'une bandelette très-étroite (fig. 3); dans d'autres enfin, on n'en trouve que quelques rudiments. — L'examen spécial de ces anomalies fera connaître leurs différentes modifications.

La première chose qui frappe à l'inspection d'un œil iridorémique, c'est l'absence de cet aspect vif et animé, qui provient de la coloration de l'iris. — La vue de l'examinateur pénètre jusqu'au fond de l'œil qui paraît brun foncé, noir, miroitant, ou tirant sur le rouge. Si l'on examine un œil semblable à distance, on reconnaît alors presque constamment une coloration rougeâtre (fig. 3) au fond. Cette coloration ressemble entièrement à celle que l'on observe dans des yeux dépourvus de l'iris, par suite de l'action d'une cause traumatique. La fig. 12 qui représente l'iridorémie accidentelle, et que nous avons placée ici pour qu'on puisse la comparer avec l'iridorémie congéniale, pourra nous donner l'idée de cette coloration. — La myopie et la faiblesse de la vue accompagnent ordinairement cette anomalie. — La photophobie est fréquente; il y a cependant des cas où elle manque entièrement. — M. Ammon en a pu observer un, où il n'y avait pas de trace de ce phénomène. — La forme longitudinale de la cornée, qu'on prétend avoir rencontrée conjointement avec l'iridorémie (Praël, *Monatschrift*, t. I, p. 501), n'a jamais été observée par M. Ammon; mais il a trouvé une fois que cette membrane était trop saillante. — Souvent l'iridorémie est compliquée de l'anneau fœtal de la cornée (fig. 13), que plusieurs observateurs ont pris pour la lisière très-étroite de l'iris (*Zeitschrift für Ophthalmologie*, t. V, p. 12). — Dans un cas d'iridorémie, M. Ammon observa une opacité particulière de la surface postérieure de la cornée. — Il n'a jamais trouvé la sclérotique bleue, mais, au contraire, toujours très-blanche. — La paupière supérieure pendait ordinairement devant la cornée (ptosis), et formait un ptosis à un faible degré. — On dirait que la nature trouve, dans cette disposition de la paupière, un moyen pour garantir l'œil contre la profusion de lumière. — Les globes ont été souvent trouvés strabiques en dedans.

Sous le nom d'iridorémie partielle, nous comprenons l'état où l'iris est imparfaitement formé, et c'est au point qu'il ne forme qu'un anneau très-étroit, ou qu'il ne présente à la vue que des lambeaux rudimentaires. Quant à ce dernier état, M. Ammon n'en a observé qu'un seul cas (fig. 8) dans l'œil gauche d'une jeune fille de 12 ans, où l'iris manquait en entier en haut, tandis que l'on en remarquait deux rudiments de couleur brunâtre en bas et sur les côtés; le fond de cet œil était brun aussi, mais foncé. — Dans le cristallin, on distinguait en haut, presque immédiatement derrière la cornée, une opacité circulaire qui s'étendait, sous forme de rayons, vers le centre transparent. — La force visuelle de cet œil était assez bonne. — Un autre cas semblable a été observé par Henschel —(*Zeitschrift für Ophthalmologie*, t. I, p. 43); il est représenté dans la fig. 7. — C'est probablement à cette catégorie qu'appartient aussi le cas observé par M. Sichel à la clinique du docteur Stœber de Strasbourg; cet ophthalmologiste, en examinant l'œil en question à la loupe, a pu constater l'existence du rudiment de l'iris (*Zeitschrift für Ophthalmologie*, t. V, p. 12). D'autres cas du même genre ont été observés par MM. Carron du Villards, Gutbier, etc.

L'autre genre d'iridorémie incomplète, où il n'y a qu'un anneau très-étroit de l'iris, n'a jamais été observé par M. Ammon; quoique l'existence de cet état (qui paraît indiquer un arrêt de développement de l'iris) n'ait jamais été constaté par la dissection, il est cependant très-probable qu'il peut exister. — Il faut seulement se garder de le confondre avec l'anneau fœtal de la cornée qu'on rencontre assez souvent accompagné d'iridorémie totale.—Dans l'iridorémie imparfaite, on observe aussi que le fond de l'œil est brunâtre, et que la vue est faible; la photophobie, le blépharospasme léger et la rougeur de la conjonctive accompagnent ordinairement cet état.

L'opacité du cristallin et de la cornée, qu'on observe souvent concurremment avec l'iridorémie, mérite à haut un degré notre attention.— Parmi les observateurs qui ont remarqué cette complication, plusieurs prétendent qu'elle est congéniale; plusieurs autres assurent, au contraire, qu'elle se développe tôt ou tard dans le courant de la vie. — Cette coïncidence, entre l'absence de l'iris et l'opacité du cristallin et de la cornée, fait présumer qu'il existe un rapport physiologique entre ces organes. M. Gescheidt, en se fondant sur ce fait, a sans doute raison de dire que la présence de l'iris est très-importante dans l'organisation de l'œil (*Die drei wesentlichen Bildungsfehler der Iris.* — *Journal de Wather et de Graefé*, t. XXII).

D'après les recherches anatomiques de M. Ammon (*Skitzen einer Entwickelungsgeschichte des menschlichen Auges*, — *Monatschrift*, etc., t. II, p. 515), la capsule postérieure est très-riche en ramifications artérielles qui ne s'étendent nullement jusqu'à la capsule antérieure; quant à cette dernière, elle reçoit des vaisseaux de l'iris, et, à l'époque où cette membrane n'existe pas encore, de la membrane pupillaire et de la membrane capsulo-pupillaire. Pour expliquer la formation de l'opacité du cristallin, dans les cas d'iridorémie, on pourrait tirer partie de l'opinion de l'auteur (*Zeitschrift für Ophthalmologie*, t. III, p. 83) et dire que la capsule postérieure avec ses vaisseaux représentent le système artériel, et la capsule antérieure, le système veineux du cristallin. — L'équilibre entre la nutrition et la résorption dans cet organe ne peut exister qu'à condition d'intégrité des fonctions de ces deux systèmes. Ainsi, dans les cas où le système veineux est défectueux, le cristallin ne peut devenir opaque que par dépôt de matériaux dont il ne peut se débarrasser.

Sans nous engager plus avant dans l'exposition de l'opinion qui certainement ne manque pas de probabilité, nous allons mentionner ce que l'expérience nous a appris, touchant l'opacité du cristallin, qui survient après la naissance coïncidemment avec l'iridorémie. — M. Ammon observa ces opacités lorsqu'elles étaient complètes et dans le cours de leur formation. — Le cas d'une pareille opacité arrivée à maturité est représenté au n° 9. On y voit que la surface antérieure du cristallin est colorée en blanc-grisâtre, et présente à son centre un point blanc autour duquel existent plusieurs cercles ayant la même couleur. Il est impossible, à l'aspect d'une pareille cataracte, de se faire une idée de sa formation et, par conséquent, de son rapport avec l'iridorémie; il importe cependant de faire remarquer que les cataractes de ce genre sont souvent branlantes ou flottantes. Ainsi M. Prœl (*Monatschrift*, t. I, p. 501) et M. Carron du Villards en ont déjà fait la remarque. Dans un autre cas que M. Ammon a eu occasion d'observer, le bord de la cataracte, qui était aussi flottante, était dentelé, preuve que la couronne ciliaire était ou mal développée ou détruite.

Quant à la formation de semblables cataractes, l'observation a démontré à M. Ammon qu'elles avaient pour point de départ la surface postérieure du cristallin. — Voici les détails relatifs à cette formation observée chez un enfant de 5 ans. — Cet enfant est la fille d'un nommé Pitschmann, né iridorémique, et opéré par M. Pœnitz d'une cataracte de l'œil gauche. — L'iridorémie était donc ici héréditaire. — Dans ce cas, qui est fidèlement représenté dans les fig. 4-10, on remarque dans chaque œil une opacité étoilée, dont les rayons vont en s'élargissant à mesure qu'ils se rapprochent de la circonférence du cristallin, où ils se terminent par une extrémité bien distincte. — Il est évident que dans ce cas cette opacité a pour siége la capsule postérieure ou la couche corticale postérieure du cristallin. — Pour donner une idée exacte de cette opacité, M. Ammon l'a fait représenter à la loupe (fig. 10), et il donne en outre (fig. 11) un dessin idéal qui représente un cristallin couché sur sa surface antérieure, et ayant sur sa surface postérieure (devenue supérieure dans cette position) une opacité étoilée.

Cette formation particulière de l'opacité en présence de l'iridorémie, indique-t-elle qu'il existe quelque rapport physiologique entre le cristallin et l'iris? — Nous avouons qu'il est impossible de résoudre définitivement cette question d'après le petit nombre de faits que la science possède à ce sujet. — Si cependant une observation ultérieure venait confirmer ce que nous avons dit sur la formation de la cataracte que nous venons de mentionner, la science posséderait alors un fait important à l'appui de l'opinion émise plus haut sur la nature artérielle de la capsule postérieure et la nature veineuse de la capsule antérieure. — En effet, si nous admettons cette opinion, il nous sera facile d'expliquer la formation de l'opacité par la congestion qui se produit incessamment sous l'influence exagérée de la lumière. Par suite de cette congestion, le sang se porte en abondance vers le système cristallin, et ne pouvant pas être éloigné à mesure qu'il y arrive, à cause de l'absence des vaisseaux veineux, s'y fixe et donne peu à peu naissance à des transformations morbides, qui se font remarquer en premier lieu à la capsule postérieure (4) et se propagent de là vers le cristallin lui-même et vers la capsule antérieure (9).

Las cataractes qui surviennent concurremment avec l'iridorémie indiquent, selon l'opinion de M. Gescheidt, l'effort que fait la nature pour soustraire l'œil à l'influence exagérée de la lumière. — L'iris, par ses contractions et ses dilatations proportionnelles, constitue un organe protecteur de la rétine. Dans le cas où il manque, cette membrane étant exposée à une surexcitation continuelle, ne pourrait que devenir amaurotique, s'il ne se formait pas une opacité au centre du cristallin, capable de diminuer l'intensité de la lumière. — Grâce à cette opacité, la lumière ne peut pénétrer dans l'œil que par la circonférence de la lentille; de cette manière la pupille centrale est remplacée par une espèce de pupille circulaire et périphérique; l'expérience prouve que la vue gagne considérablement par sa présence. — Cette remarque est d'une grande importance pratique, car si l'on cherchait à débarrasser l'œil de cette opacité cristalline, on agirait contrairement à l'intérêt du malade en s'exposant à des résultats très-fâcheux. — L'observation suivante de M. Pœnitz pourra servir de preuve à ce que nous venons d'énoncer. — Le malade nommé *Pitschmann*, déjà mentionné plus haut, que ce médecin a opéré, a vu pendant quelque temps après l'opération; mais plus tard la vue de l'œil opéré commença à baisser insensiblement, quoiqu'il ne reste aucun fragment du cristallin opaque ni de la capsule qui pût rendre compte de cet affaiblissement; — enfin, la vue s'est entièrement éteinte, et depuis plusieurs années déjà, le malade (que M. Ammon a vu plusieurs fois depuis l'opération) est entièrement privé de cet œil, tandis que la vue de l'œil non opéré se soutient toujours au même point où elle était auparavant; elle aide le malade à discerner les objets grossiers et à se conduire dans la rue et dans sa maison, etc. — Cette observation nous indique ce qu'il faut penser de la discussion qui existe entre les oculistes au sujet de la préférence que les uns donnent à l'extraction et les autres à la dépression de la cataracte compliquée d'iridorémie. — Selon l'opinion de M. Ammon, le meilleur parti à prendre c'est de ne pas opérer du tout.

Quant aux différentes opinions qu'on a émises pour expliquer l'origine de l'iridorémie, elles l'ont été presque toutes sans égard au développement de l'œil; il serait donc inutile de l'indiquer ici. — D'après l'opinion de M. Ammon, cette anomalie résulterait d'un arrêt de développement. Nous avons déjà dit à l'occasion de l'iridocolobome que l'iris n'existe pas au commencement de la formation de l'œil, et qu'il ne se développe que plus tard au moment où la fente choroïdale est cicatrisée. — Il apparaît dans son principe sous la forme d'une lisière ayant une couleur foncée et cachée derrière le bord sclérotical; ce n'est que plus tard qu'il présente la forme d'un anneau parfait, dont la moitié supérieure est un peu plus large que la moitié inférieure. — La fig. 14 de cette planche représente l'œil d'un fœtus arrivé à la troisième et à la quatrième semaine de la grosseur. Il est préparé de telle sorte qu'on y aperçoit la surface interne de cinq lambeaux de la sclérotique et de la choroïde. — Le pigment est clair-semé sur cette dernière; on le voit aussi sur la sclérotique, où il a été déposé par hasard pendant la dissection. — En avant on aperçoit les procès ciliaires qui commencent à paraître et se font remarquer déjà par une couche épaisse du pigment. L'iris n'existe pas encore. — Dans la fig. 15 qui représente l'iris d'un fœtus ayant 4 mois, nous distinguons les premières traces de cette membrane qui a la forme d'un cercle très-étroit. — On y voit la coupe de la sclérotique, la surface interne de la choroïde pourvue déjà de son pigment plus copieux que dans le cas précédent, les procès ciliaires et tout près d'eux l'iris en forme de cercle noir très-mince, qu'on a détaché tout exprès du ligament ciliaire pour faire voir son bord adhérent. Ce bord, examiné à la loupe, se montre composé de mailles qui se resserraient de plus en plus à mesure qu'elles se rapprochaient de la substance iridienne, dans laquelle elles se perdaient entièrement. — La fig. 16 fait voir l'iris encore plus développé chez un fœtus de 6 mois. Le dessin représente l'intérieur du segment antérieur de l'œil. — On voit d'abord le bord sclérotical, puis le bord de la rétine qui s'est roulé vers l'intérieur du globe; — la surface postérieure du cristallin avec l'embranchement de l'artère centrale qu'on rencontre ordinairement chez le fœtus, et enfin à travers le cristallin l'anneau iridien qui dans ce cas était encore dépourvu de pigment. — L'uvée est située très-près des procès ciliaires et ne laisse aucune trace de sa structure en mailles.

Il résulte de l'examen de ces préparations que l'œil est dépourvu d'iris dans les premiers temps de la vie fœtale, et que l'apparition de cette membrane indique une nouvelle époque dans le développement organique du globe (Comparez Ammon, *Skitzen der Entwickelungs-Geschichte des menchlichen Auges; — Zeitschrift für Ophthalmologie*, t. II, p. 515). — Chaque fois que l'iris est arrêté dans sa formation, il en résulte une *iridorémie totale*; mais s'il a commencé à se développer d'une manière normale et qu'il soit dérangé subitement dans son développement, il en résulte une *iridorémie imparfaite*. Si ce développement n'a lieu que dans certaines portions du bord choroïdal, il en résulte une *iridorémie partielle*. Le premier de ces trois cas résulte d'un arrêt de développement, les deux autres sont les suites d'un état morbide intrantérin inconnu.

Fig. 1. Un cas d'iridorémie observée par M. Ammon sur un jeune homme de 28 ans. — Chez cet individu il n'y avait pas de traces d'iris, et le fond des deux yeux était très-foncé. — Une légère opacité se faisait voir sur la surface postérieure de chaque cornée. — Les globes roulaient dans leurs orbites, et ils étaient un peu voilés par les paupières qui restaient abaissées (ptosis). La photophobie était très-faible.

Fig. 2. M. Gutbier (*Dissertatio de iridoremia seu defectu iridis congenito*, *Gœttinge*, 1804) raconte l'observation suivante, qui a été communiquée à M. Ammon par le professeur Jaeger avec le dessin ci-joint. — Le sujet de cette observation est une jeune fille de 22 ans ayant la peau très-blanche et les cheveux roux. — Dès son enfance elle distinguait parfaitement bien les objets rapprochés et un peu moins bien les objets éloignés; elle voyait moins au grand jour que dans la demi-obscurité. — Elle n'a jamais été photophobe ni sujette aux ophthalmies. — Les fentes palpébrales étaient étroites et ses yeux profondément cachés dans leurs orbites. — Les paupières supérieures qui étaient très-larges couvraient presque entièrement la moitié supérieure des deux cornées, de telle sorte que la malade était obligée de les relever. — Si elle fixait du regard un objet quelconque, ses paupières tombaient encore davantage. — Les globes, strabiques en dedans, présentaient quelque disposition au mouvement de rotation. La sclérotique était le siége d'une injection vasculaire très-fine, et à sa jonction avec la cornée on distinguait un anneau bleuâtre ressemblant au cercle sénil (*gerontoxon*). Les cornées étaient entièrement transparentes. — Leur dimension transversale était beaucoup plus considérable que leur dimension verticale. — L'iris manquait entièrement, et le fond de chaque œil offrait une couleur brun-foncée. — A la lumière très-vive du soleil ou d'une loupe rapprochée, on distinguait au fond des yeux une coloration chatoyante qui ressemblait à celle des rubis, et qui changeait d'aspect à chaque mouvement du globe. — A la lumière modérée on ne remarquait rien de ce phénomène. — La chambre antérieure était entièrement confondue avec la chambre postérieure, et l'on ne distinguait ni procès ciliaires ni vaisseaux de la choroïde.

Fig. 3. C'est la copie d'un dessin très-connu représentant un cas observé par M. Beer de Bernbourg (*Hekker's Annalen*, 1839, t. I, p. 575). — La jeune fille qui fut le sujet de cette observation était depuis sa naissance en proie à une photophobie tellement forte qu'elle jetait des cris chaque fois qu'elle était exposée à une lumière intense. — M. Beer examina cet enfant et découvrit une absence complète de l'iris. — Nous citerons ici les résultats les plus importants de son observation. La peau de cette jeune fille était blanche et ses cheveux blond-foncés, les sourcils rares et bleuâtres. — Elle était un peu timide dans ses relations avec les enfants de son âge; son front plissé, ses paupières épaisses, ses yeux caves, cherchant à se soustraire à la lumière, donnaient une expression de tristesse à sa figure. — Les yeux très-mobiles étaient dirigés en bas, le gauche davantage que le droit. — En insistant on parvenait à forcer les yeux à fixer un objet, c'est alors qu'on distinguait la sclérotique colorée en bleu et la pupille noire-foncée; mais dépourvue de l'iris. — Le point de jonction de la cornée avec la sclérotique présentait un cercle qui ressemblait au cercle sénil. — Si en se plaçant devant l'enfant, quand elle se trouvait au fond d'une chambre, et qu'on laissait tomber sur ses yeux la lumière entrant par la croisée placée en face d'elle, on découvrait alors dans le fond de ses yeux un chatoyement rougeâtre ressemblant à celui d'un rubis. — Pour observer ce phénomène, il fallait regarder les pupilles dans un sens parallèle à celui de la direction des rayons lumineux arrivant dans les yeux de cet enfant. Si en conservant toujours la même position on regardait dans la direction de l'axe visuel, on ne distinguait plus cette coloration rougeâtre au fond des yeux, mais seulement une strie de même couleur paraissait toujours située immédiatement derrière la paupière inférieure, à l'endroit de la jonction de la sclérotique avec la cornée. Cette strie devenait de plus en plus large, à mesure qu'on levait la tête au-dessus de l'axe. — Plusieurs personnes qui examinaient cette particularité prétendirent que cette couleur rougeâtre provenait de la partie inférieure de la choroïde; mais elles étaient évidemment dans l'erreur, car la partie supérieure présentait le même aspect dans certaines positions du globe.

On a pu l'observer chaque fois que l'enfant était dans un appartement bien éclairé et un peu éloigné des fenêtres; on l'observait même à la lune, mais à un degré beaucoup moindre qu'au soleil ou à la lumière artificielle qui donnait au fond de l'œil l'apparence d'un charbon ardent. C'est cette coloration qui établit la différence qui existe entre cet œil et *l'œil de chat*, dans lequel la couleur est jaune-verdâtre et phosphorescente. — La vue était assez bonne, la photophobie existante semblait se passer de temps en temps; de sorte que l'enfant supportait quelquefois une lumière assez intense. Elle se trouvait cependant toujours mieux dans une demi-obscurité; elle était alors très-gaie; elle courait, jouait, et semblait voir, distinguer les objets beaucoup mieux. — Pour examiner les petits objets, elle les rapprochait des deux yeux; mais au lieu de les placer dans la direction de l'axe visuel, elle avait l'habitude de les tenir au-dessous de cet axe. — Parmi toutes les positions des yeux, celle en haut semblait lui être la plus pénible et même à une lumière très-modérée. — Elle ne pouvait pas la soutenir longtemps, elle détournait les yeux le plus souvent en bas.

Fig. 4. Représente un cas observé par M. Ammon sur un enfant de la femme nommée Pitschmann, affecté aussi d'iridorémie (que M. Pœnitz a décrit dans *Zeitschrift der Professoren der Dresdener Akademie*, t. II, p. 214), et dont l'œil droit, dépourvu de l'iris ayant le cristallin opaque, est aussi représenté dans cette planche (fig. 9). Cette observation prouve que l'iridorémie peut être héréditaire. — L'état des yeux de cet enfant est différent de celui de sa mère. —

Chez cette dernière, lorsqu'elle avait 15 ans, l'œil gauche était déjà cataracteux; plus tard on distinguait l'opacité cristalline dans les deux yeux, mais elle était loin d'être complète; beaucoup plus tard même l'un des deux yeux (celui qui n'a pas été opéré) offrait encore à la vue une cataracte qui n'était pas encore complétement opaque. Cette cataracte présentait à sa circonférence une portion transparente, large à peu près d'une ligne, qui livrait passage à la lumière. — Cette portion entourait sous forme d'anneau la portion opaque.

Les yeux de la fille de cette femme, d'*Augustine Grünberg*, offraient un aspect tout à fait différent. — Elle était âgée de 12 ans à l'époque où M. Ammon l'a vue pour la première fois. — Elle ne présentait aucun vice d'organisation, si ce n'est aux yeux. — Les globes étaient très-gros et très-durs. — La cornée présentait à chaque œil l'anneau fœtal. — L'iris manquait entièrement. — Dans le fond de l'œil, qui présentait un aspect chatoyant particulier qui le faisait paraître vide, on remarque une opacité d'une forme étoilée, beaucoup plus visible dans l'œil droit que dans l'œil gauche. — La vue était myope, mais du reste assez bonne. — Le clignotement des paupières se faisait souvent remarquer. — Le crâne présentait la configuration normale, cependant il semblait être plus développé en arrière qu'en avant.

Ayant eu aussi l'occasion d'examiner la mère de cet enfant, M. Ammon remarqua que les yeux de cette femme présentaient une résistance considérable au toucher, et que les paupières étaient mal fendues. Le regard ne présentait du reste aucune anomalie. — L'iridorémie était complète dans l'œil droit qui était le siége d'une cataracte capsulo-lenticulaire d'une blancheur et d'une étendue remarquables. — Dans l'œil gauche qui a été opéré par M. Pœnitz, la cornée présentait une légère opacité; en outre, elle était peu bombée, circonstance qui rendait difficile l'examen de l'œil. — Cet œil fonctionnait mal, et sa sensibilité à la lumière était nulle, tandis que la malade distinguait encore les objets en masse de l'autre œil cataracteux (fig. 9).

Fig. 5. Un cas d'iridorémie observé par le docteur Praël à Brunsvic (Walther et Græfé, *Journal für Chirurgie und Augenheilkunde*, t. XIV, p. 82). — Le sujet de cette observation est une jeune villageoise d'une taille petite, mais robuste, d'un tempérament flegmatique, ayant les cheveux blonds, la peau fine et très-blanche. — Ses paupières étaient peu fendues, froncées et à bords très-épais, garnis de cils très-courts. — Cette jeune fille remarqua dans sa dixième année que sa vue baissait particulièrement à l'œil droit qui devenait en même temps myope. — Elle apercevait de cet œil les objets comme à travers un brouillard épais. — L'examen des deux yeux fit découvrir une disproportion remarquable entre les sclérotiques et les cornées; celles-ci étaient trop petites et peu convexes. — Indépendamment de cette difformité qui était pareille quant à l'aspect extérieur des deux yeux, l'intérieur de ces deux globes offrait une différence remarquable. — L'œil droit présentait près de la cornée une opacité blanche-grisâtre sillonnée, qui ne changeait pas de place pendant les mouvements de la tête et de l'œil, et qui s'observait également bien dans toutes les directions. — L'iris à l'état rudimentaire, obliquement placé d'avant en arrière, avait une couleur foncée et entourait la cataracte d'une bordure large d'une demi-ligne. La vue n'était nullement en harmonie avec l'obstacle que cette cataracte lui opposait; la malade voyait les objets en masse, quoiqu'ils lui semblassent entourés d'une ombre. — Dans l'œil gauche, l'iris presque noir avait la forme d'un entonnoir tourné vers le corps vitré et se rétrécissant dans cet endroit au point qu'on ne distinguait plus la pupille; sur la surface de cette membrane on distinguait des stries jaunes-chatoyantes, sous forme de rayons et aboutissant au milieu d'une plaque jaunâtre qui occupait le sommet de l'entonnoir et qui était masqué par une opacité nubéculeuse. — Cet œil était devenu plus faible depuis peu de temps, mais il servait toujours au point que la malade pouvait encore distinguer de grosses lettres. — La figure ci-jointe représente dans l'œil droit une ligne transversale qui ressemble à la pupille. Au-devant de lui et un peu plus bas on aperçoit un corps blanc, difforme et nubéculeux, qu'on prit de prime abord pour le cristallin luxé dans la chambre antérieure; mais la malade n'accusait ni douleur ni photophobie; on n'y observait ni rougeur ni aucun autre symptôme qui permît d'admettre un défaut organique d'une telle gravité. Le docteur Prœl se décida quelque temps plus tard à déboucher la pupille de cet œil par une ponction scléroticale, et il exécuta cette opération au moment où l'autre œil ne pouvait plus servir. — Il a assuré ne pas avoir éprouvé de grandes difficultés. Malgré la lésion considérable de l'iris, la réaction inflammatoire fut peu considérable, et au bout de quelques mois cet œil fut rétabli au point que la malade reconnaissait bien les objets à l'aide de lunettes du n° 4; après cette opération l'œil présentait une coloration noire, tellement uniforme qu'on ne pouvait qu'avec beaucoup de peine distinguer l'iris qui offrait l'aspect d'une pellicule demi-transparente brune-luisante, tirant sur le rougeâtre. Lorsqu'on examinait l'œil à une lumière éclatante venant d'en haut et tombant à l'endroit de la pupille, on remarquait un espace privé de toute couleur, ayant la grandeur d'une lentille; — une petite incision elliptique, qui se dirigeait de bas en haut et de dehors en dedans, divisait cette pupille en deux parties; elle devait probablement son existence à un mouvement brusque de l'aiguille. Dans la direction obliquement horizontale on remarquait en outre dans la substance iridienne une petite cicatrice, longue d'une ligne, entièrement opaque, ayant la couleur du café.—Elle indiquait l'endroit où l'instrument entama l'iris. — La résorption des flocons du cristallin fournit à M. Prœl une bonne occasion de s'assurer de la position de l'iris. — Au moment où ces flocons avaient disparu à moitié, l'iris présentait la forme d'une soucoupe, ce qui s'explique par la pression que le corps vitré exerçait sur le sommet du cône, que l'iris présente après l'opération. — Plus les restes du cristallin se résorbaient, plus l'iris devenait plat, de sorte qu'à la fin il recouvra entièrement sa position normale. — A une lumière modérée, M. Prœl observa une belle coloration rouge-rubis dans le fond de l'œil. — Cette coloration disparaissait entièrement dans l'obscurité. — En réfléchissant sur tous ces faits, l'auteur présume que l'organe qu'il a pris pour l'iris n'était autre chose que l'uvée, et que le centre de cet organe était constitué par la membrane pupillaire persistante. — Plus tard il opéra l'œil gauche par le même procédé, et il mentionna (dans t. XVIII, cahier 3 du même ouvrage) ce qui suit : 1° Le cristallin se trouvait depuis sa formation dans l'espace qui existe entre l'iris et la cornée. 2° L'iris conique était probablement constitué par l'uvée, qui dans l'état normal recouvre sa surface postérieure (*iris uvealis*). Son centre (probablement occupé par la membrane pupillaire) était transparent, sa périsphérie l'était bien moins. Cette membrane était très-fine, de sorte qu'on ne pouvait facilement pas l'apercevoir et croire que l'iris manquait totalement. 3° Dans certaines positions de l'œil son fond présentait la couleur rouge-rubis qui se faisait surtout remarquer à une lumière très-forte, et qui devenait beaucoup plus faible à une lumière ordinaire. — Ayant pris connaissance de cette observation, M. Ammon pria l'auteur de lui communiquer le dessin de ce cas remarquable. Il a reçu à sa place une excellente copie en cire, qui a servi de modèle pour l'exécution de la figure ci-jointe.

Fig. 6. Représente les deux yeux d'une jeune fille de 18 ans, dans lesquels on n'observe aucune trace de l'iris. — L'anneau fœtal de la cornée y est très-prononcé, et la conjonctive scléroticale est injectée dans toute son étendue. — Il y a en outre un peu de strabisme convergent. — Le fond des deux yeux est brun, et une légère opacité nubéculeuse commence à se montrer dans le cristallin.

Fig. 7. Ce cas a été décrit par M. Henschel (*Zeitschrift für Ophthalmologie*, t. I, p. 52), à qui M. Ammon doit aussi le dessin ci-joint. — Le sujet de cette observation est un homme de 51 ans, domicilé à Frankenberg, dans les montagnes de la Saxe. — L'œil gauche offrait seulement un rudiment de l'iris près du bord inférieur de la cornée. — Le fond de l'œil est gris noir et mat comme si le malade était atteint d'une amaurose commençante. — En effet, la vue était diminuée dans les derniers temps; — cet homme voyait mieux de loin que de près. — La photophobie était assez considérable à la lumière solaire, beaucoup moins à la lumière artificielle. — La cornée était entourée de vaisseaux, faiblement injectés. Cet homme avait trois filles affectées d'iridorémie, la quatrième et son fils avaient les yeux normaux.

Fig. 8. Un cas d'*iridorémie* chez une jeune fille de 10 ans, observée par l'auteur. — On y voit en bas deux segments iridiens de couleur brunâtre; le cristallin commence à devenir opaque. — A sa surface postérieure on observe des stries en forme de rayons.

Fig. 9. Œil droite de la femme Pitschmann dont il a été question plus haut. — La cataracte capsulo-lenticulaire est ici entièrement développée. — Tout près du bord sclérotical on aperçoit à travers la cornée un anneau qu'on pourrait prendre par erreur pour un rudiment de l'iris. Cet anneau provient de l'espace libre qui existe entre la cataracte et le bord sclérotical par lequel la lumière peut pénétrer dans l'œil. — Les figures irrégulières qui existent sur la surface antérieure du cristallin sont remarquables. — Son bord est dentelé; du moment où on a remarqué ce caractère, on s'est aussi aperçu de son tremblottement, ce qui prouve que le cristallin en se racornissant a détruit les liens qui l'attachaient aux procès ciliaires.

Fig. 10. Dessin microscopique de l'œil représenté à la fig. 4. Il est dépourvu d'iris et une opacité commençante se remarque à la couche corticale postérieure du cristallin. — On voit que cette opacité est profonde, concave, qu'elle est composée de rayons qui sont étroits au centre et deviennent de plus en plus larges, à mesure qu'ils s'approchent de la circonférence.

Fig. 11. Dessin idéal du cristallin des fig. 4 et 10, pour qu'on puisse se former une idée juste sur l'opacité de la capsule postérieure. — Le cristallin est couché sur la surface antérieure, sa surface postérieure est tournée en haut.

Fig. 12. Un cas d'iridorémie traumatique (Comparez la première partie de cet ouvrage, pl. XIV, fig. 17). A droite on voit encore une partie de l'iris qui dans d'autres endroits manque entièrement. Le fond de l'œil qu'on voit au travers de ce large espace présente une coloration rougeâtre. — Nous avons placé ici cette figure à dessein pour qu'on puisse comparer l'iridorémie acquise avec l'iridorémie congéniale.

Fig. 13. L'œil gauche de la personne représentée au n° 5, dessiné au microscope. — On voit ici une opacité sous forme d'une étoile dont les rayons sont pointus. — Çà et là on distingue plusieurs points blancs (fig. 5).

Fig. 14, 15, 16. Reproduisent ce qui a été dit relativement à ces figures, p. 69.

PLANCHE XIII, 3e PARTIE.

Persistance de la membrane pupillaire.

L'occlusion congéniale de la pupille est très-rare; elle reconnaît pour cause une anomalie dans la métamorphose organique de l'œil, et non une inflammation et une exsudation plastique comme cela a été admis par plusieurs auteurs. Le titre même de ce chapitre indique qu'il est ici question de l'occlusion de la pupille par la membrane pupillaire persistante. Le diagnostique de ces cas est sujet à de fréquentes erreurs; ainsi il est facile de confondre cette anomalie avec celle que nous avons représentée aux n° 1 et 4 de cette planche, et qui a déjà été mentionnée sous le nom de *korestenoma* dans l'explication de la planche 9 (*Monatschrift für Augenheilkunde und Medicine*, t. II, p. 576).

Le cas représenté à la fig. 1 dans sa grandeur naturelle, et dont la fig. 4 nous fournit l'aspect microscopique, fut observé par M. Ammon sur une femme qui a été affectée d'un anévrisme du tronc anonyme. — La pupille trop petite avait une forme particulière. — Elle était entourée d'un rebord épais consistant en une substance colorée en gris présentant une structure identique à celle de la membrane. La pupille très-petite siégeait au centre de cette masse; examinée au microscope elle présentait en bas et en dedans un petit colobome (pl. XIII, fig. 4). Les bords de cette pupille, qui ne présentait pas des traces de mobilité, étaient nettement tranchés.— L'iris était plus qu'à l'ordinaire coloré en jaune et on y distinguait bien trois anneaux, le ciliaire, le moyen et le pupillaire. — D'après ce que nous venons de dire, on pourrait être tenté de considérer ce cas comme un exemple de membrane pupillaire persistante pourvue d'une ouverture au centre; mais la solidité de la masse qui occupe le bord pupillaire est tout à fait contraire à cette hypothèse.— D'un autre côté, il serait impossible de considérer cette masse comme une continuation de la substance iridienne, car elle est nettement séparée par la trace circulaire de la pupille. — Si l'on en juge d'après l'analogie, la masse qui donne origine au korestenoma est très-analogue à la masse qu'on observe dans les colobomes d'iris, où elle constitue des brides réunissant deux bords de la fente colobomateuse (Explication, pl. XI), qui sont aussi d'une autre couleur que l'iris même.— Dans le cas qui nous occupe la substance en question, au lieu des filaments, constitue des masses qui reposent sur le bord pupillaire (Comparez fig. 4). Passons maintenant à des considérations sur la persistance de la membrane pupillaire.

M. Ammon n'a jamais vu la membrane pupillaire persister en entier jusqu'après la naissance de l'enfant à terme. La fig. 7, qui nous fait voir cette membrane dans sa totalité, représente l'œil de fœtus au septième mois de la grossesse. — Elle trouve sa place sur cette planche à pur titre de comparaison. — Dans des cas de persistance de la membrane pupillaire, que M. Ammon observait jusqu'à présent, il n'y avait que les débris de la membrane qui s'avançaient dans la pupille en forme de languette et de lambeaux. — Dans un cas très-rare observé et représenté par *Wrisberg (Opuscula anatomica*, t. I, *Gœttingæ)* et dans un autre de *Rœmer* (fig. 10, 11, 12, 13.—Comparez *Zeitschrift für Ophthalmologie*, t. III, p. 273), la membrane pupillaire persistait dans l'un en totalité, dans l'autre en grande partie. — Cet état pathologique peut donc avoir lieu sous deux formes différentes :

1° Membrane pupillaire persistante partielle;
2° Membrane pupillaire persistante totale.

Chacune de ces deux formes mérite d'être traitée à part.

Il a été déjà dit que M. Ammon n'a jamais observé la persistance totale; il a vu une fois chez un enfant mort-né dans le neuvième mois, la membrane pupillaire à l'état qu'on lui connaît dans le huitième mois de la grossesse. — Chez un enfant vivant ce cas ne s'est jamais présenté à son observation *(Skitze einer Entwickelungs-Geschichte des menschlichen Auges. — Zeitschrift für Ophthalmologie*, t. II, p. 519). Quant à la persistance partielle, il en a remarqué deux cas dans sa pratique. — Le premier, qui est représenté dans la fig. 2 de cette planche, appartient à une petite fille ayant 4 semaines, qui lui fut apportée de Meisen. Les deux iris de cet enfant étaient très-étroits, les pupilles très-grandes et dans chacune d'elles on distinguait quatre lambeaux triangulaires qui prenaient leur naissance au bord pupillaire, s'avançaient vers le centre de la pupille et nageaient librement dans l'humeur aqueuse. — Chaque mouvement de l'œil était accompagné d'une certaine vacillation dans le regard, ressemblant en quelque sorte aux roulements des yeux chez les aveugles. — Après avoir pris le dessin de ces yeux, M. Ammon conseilla de s'abstenir de toute médication.— Au bout d'un an et demi cet enfant se présenta de nouveau à la consultation de M. Ammon. — Il était bien portant, son œil gauche présentait l'état presque normal; on constata que les cercles iridiens de cet œil se sont bien formés; la pupille large et un peu difforme ne présentait plus de trace de la membrane pupillaire. — Le cristallin était transparent. — L'œil droit fit voir l'état suivant : — L'iris s'était bien développé, la pupille était plus petite que dans l'autre œil ; — derrière elle on apercevait le cristallin légèrement opaque. — Examiné à la loupe, l'iris de cet œil (fig. 6) offrit des taches nombreuses qui indiquaient que les cercles iridiens n'étaient pas encore entièrement développés. — Le bord pupillaire était d'une couleur très-foncée, mais il ne présentait plus de traces de la membrane pupillaire. — Au lieu des languettes mentionnées plus haut, on distinguait deux troncs vasculaires qui prenaient leur source du bord pupillaire de l'iris et se ramifient sur la capsule cristalline. — L'un de ces vaisseaux se dirigeait de haut en bas et l'autre de bas en haut.

L'autre cas de membrane pupillaire partiellement persistante fut observé sur un enfant mâle nouveau-né qu'une sage-femme apporta à M. Ammon, ayant reconnu dans ses yeux quelque chose dont elle ne pouvait pas se rendre compte. Cet enfant avait en même temps l'anus imperforé que M. Ammon fit représenter dans son ouvrage , *sur les maladies congéniales de l'homme*, Berlin, 1839, pl. IX, fig. 1.—L'examen attentif des yeux de cet enfant fit découvrir sur chaque bord pupillaire des languettes triangulaires au nombre de deux dans l'œil droit et au nombre de trois dans l'œil gauche. Dans ce dernier ces languettes était placées l'une en haut, l'autre au dedans et la troisième en dehors. — Leur sommet se dirigeait vers le centre de la pupille ; leur tissu était très-fin, blanchâtre et ressemblant à une toile d'araignée. — Peu de temps après cet enfant succomba à la suite des efforts qu'on fit inutilement pour ouvrir l'anus, et M. Ammon a pu injecter le cadavre. — Les yeux examinés dans cet état présentaient ce qui suit : l'œil gauche avait sur sa surface antérieure des vaisseaux très-bien injectés qui se dirigeaient tous vers la pupille; mais au lieu d'aboutir dans un vaisseau circulaire, ils se recourbaient vers l'uvée et se terminaient par des bouts déliés. En haut on distinguait un petit tronc vasculaire qui dépassait le bord de la pupille et se ramifiait sur la capsule. — Deux autres troncs pareils se faisaient remarquer en bas, mais ils étaient beaucoup plus petits (fig. 9). Ces trois vaisseaux correspondaient aux trois languettes de la membrane pupillaire qu'on distinguait durant la vie. Dans l'œil droit, dont l'injection ne laissait rien à désirer, les vaisseaux se dirigeaient aussi comme dans l'œil gauche directement vers la pupille, se recourbaient vers l'uvée et se terminaient par des extrémités très-fines. Dans un endroit on remarquait l'indice d'un vaisseau circulaire, et en face de cet endroit on apercevait un petit tronc vasculaire qui dépassait le bord pupillaire et se terminait en fourchette sur la capsule cristalline; ce tronc correspondait à un des deux lambeaux de la membrane pupillaire, observés sur le vivant (pl. XIII, fig. 9). Dans l'un et l'autre de ces yeux le petit cercle de vaisseaux iridiens manquait entièrement.

Ces observations démontrent jusqu'à l'évidence la réalité de la persistance de la membrane pupillaire et les suites fâcheuses qui peuvent en résulter pour la vue (pl. XIII, fig. 5 et 6). Elles démontrent aussi que les languettes de la membrane pupillaire peuvent disparaître (p. XIII, fig. 5) ou se rétracter à ce point qu'on n'en remarque que quelques traces presque imperceptibles. — Il serait très-intéressant d'observer à la loupe les progrès de cette rétraction pendant la vie. — Quant aux recherches anatomiques relatives à ce sujet, elles laissent peu à désirer (voyez plus bas). Quant à la cause qui s'oppose à la disparition de ces lambeaux, elle dépend des vaisseaux iridiens qui, au lieu de s'atrophier et de disparaître, se prolongent, se ramifient, se propagent sur la capsule et obscurcissent cet organe (pl. XIII, fig. 5 et 6). M. Ammon a depuis longtemps déjà dénoncé ce sujet à l'attention du public (Journal de Walther et de Græfé, t. IX, p. 174). — M. Beck de Freibourg a vu les vaisseaux de la membrane pupillaire se ramifiant dans la cornée et rendant opaque cette membrane (*Monatschrift für Medicin, Chirurgie und Augenheilkunde, von Ammon, B. 1, p. 1, fig. 1, tab. 1*).

Relativement à la persistance totale de la membrane pupillaire, on prétend l'avoir souvent observée, mais M. Reich, dans son excellente dissertation *De membrana pupillari, Berlin*, 1833, et *Seiler* (ouvrage cité, p. 53), ont déjà suffisamment démontré que les exemples bien constatés de cette anomalie sont beaucoup moins fréquents qu'on le pense généralement.

Les cas de *Wrisberg* et de *Rœmer* (fig. 10, 13) sont à l'abri de tous les doutes, car ils ont été constatés par l'autopsie. — Il est seulement à regretter qu'ils ne soient pas accompagnés d'observations prises pendant la vie.

La persistance de la membrane pupillaire prend sa source dans l'arrêt de développement progressif de l'œil. — Des recherches anatomiques, exécutées sur les yeux d'un fœtus du neuvième mois, firent voir à M. Ammon que le bord pupillaire de l'iris était déjà à cette époque parfaitement bien tracé. Cette circonstance lui fit présumer que la membrane pupillaire disparaît vers la fin du huitième et au commencement du neuvième mois. Cette disparition a lieu à ce qu'il paraît par une rétraction des vaisseaux et par une absorption très-active. — La perforation commence au centre où l'on aperçoit au commencement une ouverture irrégulière qui grandit de plus en plus par l'amincissement des bords, qui se rétractent, roulent sur eux-mêmes et finissent par disparaître. — Il arrive cependant au milieu de cette transformation qu'il persiste des portions plus ou moins grandes de la membrane pupillaire, et qu'on les distingue encore plus ou moins longtemps après la naissance.

Fig. 1. Un cas de korestenoma congénial

décrit dans l'introduction. — On distingue dans cette figure une petite pupille et autour d'elle une portion membraneuse qui caractérise l'anomalie en question par sa texture et sa couleur.

Fig. 2. Membrane pupillaire persistante partielle, observée par M. Ammon chez un enfant nouveau-né. — L'iris se présente ici sous forme d'un cercle très-étroit et bordé à son bord pupillaire d'une lisière presque blanche. — Des languettes coniques qui avancent dans la pupille, sans l'obstruer totalement, doivent leur origine à la persistance de la membrane pupillaire.

Fig. 3. Le cas observé par le professeur Prinz, à Dresde, de la membrane pupillaire persévérante dans l'œil d'un chien. — L'ouverture pupillaire y fait voir une forme étoilée irrégulière; elle contient les restes de la membrane pupillaire.

Fig. 4. L'aspect microscopique du korestenoma congénial représenté à la fig. 1. On y voit plus distinctement la substance grise qui occupe le bord pupillaire et donne à cette ouverture un aspect irrégulier, présentant des fentes qu'on pourrait confondre au premier aspect avec des colobomes.

Fig. 5. L'aspect des yeux de la fig. 2, représenté un an et demi plus tard. On y voit à droite une opacité considérable de la capsule et deux troncs vasculaires, l'un en haut et l'autre en bas, provenant de l'iris et se ramifiant au milieu de cette opacité ; à gauche la languette de la membrane pupullaire visible dans la fig. 2 a entièrement disparu.

Fig. 6. Dessin microscopique de l'iris et de la capsule antérieure appartenant à l'œil représénté à la fig. 5. On y voit les deux vaisseaux mentionnés plus haut se prolonger sur la capsule. — L'opacité de cette membrane, dans laquelle on aperçoit des quartiers demi-transparents alternativement avec des quartiers plus opaques, est assez remarquable. Les cercles de l'iris sont un peu arriérés dans leur développement.

Fig. 7. OEil d'un fœtus de 7 mois pourvu de la membrane pupillaire qui s'étend sur la pupille sous la forme d'un voile; elle n'est pas encore perforée au milieu, mais elle est à cet endroit considérablement plus mince. — La sclérotique et la cornée ayant été excisées nous font voir à nu l'anneau ciliaire; — l'iris et la choroïde dont on a aussi excisé une portion pour faire voir le corps vitré qui est coloré en rouge.

Fig. 8 et 9. Ces figures représentent les débris de la membrane pupillaire, grosis au microscope. — Les vaisseaux iridiens sont injectés et se dirigent sous forme de rayons concentriques du bord ciliaire vers le bord pupillaire de l'iris; plusieurs d'entre eux se terminent à cet endroit par des extrémités très-fines, d'autres se recourbent du côté de l'uvée. — Dans l'un et dans l'autre de ces deux cas, le petit cercle de l'iris manque entièrement. — Dans la fig. 8 un vaisseau se dirige vers la pupille et s'y termine par une extrémité fourchue. Dans la fig. 9 on aperçoit en haut et en bas des vaisseaux s'engager dans la pupille et se ramifier dans la capsule qui n'est pas représentée dans cette figure, où l'on n'aperçoit que l'iris étendu sur une plaque noire.

Fig. 10, 11, 12, 13 Représentent un cas de membrane pupillaire persistante, comminiqué à M. Ammon par le professeur Rœmer de Vienne. — Le sujet de cette observation mourut six mois après la naissance ; son cadavre fut injecté par l'aorte, et on trouva à la suite de cette préparation une coloration rouge des deux iris. — La masse n'a pas été plus tôt refroidie que l'on a excisé les globes des orbites afin de les disséquer avec le plus grand soin. — Dans l'œil droit plus de la moitié de la membrane pupillaire persistait encore; elle était limitée par un tronc artériel qui se dirigeait transversalement d'un bord pupillaire à l'autre. Ce tronc prenait sa source de l'artère ciliaire longue et constituait une troisième branche surnuméraire de cette artère; ce tronc parcourait directement de dedans en dehors à travers l'iris et la pupille, et s'anastomosait avec des vaisseaux qui existaient du côté opposé. Au milieu de la pupille cette artère donne naissance à trois branches qui se dirigent en haut et s'anastomosent avec les branches des procès ciliaires, elles prennent leur naissance du plexus des artères ciliaires externes. — La partie membraneuse se trouvait étendue entre ces vaisseaux, et le bord inférieur de la pupille était mince à ce point qu'il a fallu prendre de grandes précautions pour ne pas le déchirer ; évidemment il était constitué par la même membrane. Il est digne de remarque que dans cette préparation, malgré le développement considérable du système vasculaire, le petit cercle de l'iris manquait entièrement.

Fig. 10. La choroïde et l'iris de l'œil gauche augmentés huit fois de volume sous le microscope.

a a a a. La surface antérieure de la choroïde divisée en deux lambeaux.

b b. Ligament ciliaire dont les réseaux vasculaires sont parfaitement injectés.

c c c. L'iris.

d d. Deux grandes artères ciliaires avec leurs rameaux.

e e e e. Artères ciliaires antérieures.

f. La branche opposée de l'artère ciliaire longue incisée.

gg. Les artères ciliaires postérieures, courtes, vues à travers de la substance choroïdale.

h h. Le grand cercle vasculaire de l'iris.

iiii. Les artères iridiennes prenant leur source du grand cercle vasculaire.

k k k k. Petit cercle vasculaire.

l ll. Petites branches artérielles prenant leur naissance au petit cercle vasculaire et se dirigeant vers le bord pupillaire

m m m. Vasa verticosa.

n n. Les nerfs ciliaires longs postérieurs.

o o. Deux petites veinules.

p p. Plusieurs petits nerfs iridiens.

q q. Endroits dans lesquels l'injection n'a pas réussi.

Fig. 11. La même préparation dans sa grandeur naturelle.

Fig. 12. L'aspect de la membrane antérieure de la choroïde de l'iris et de la moitié de la membrane pupillaire qui persistait, augmentées six fois de volume.

a a a a. La surface antérieure de la choroïde divisée en six lambeaux.

b b. Le ligament ciliaire ayant un réseau vasculaire injecté.

c c. Surface antérieure de l'iris.

d. La moitié libre de la pupille.

e. Une portion de la membrane pupillaire.

f. Deux artères ciliaires longues.

g g. Les branches provenant de ces artères.

h. La branche artérielle surnuméraire qui provient de l'artère ciliaire longue et passe à travers la pupille.

i. Trois rameaux qui proviennent de cette branche et qui se ramifient dans la membrane pupillaire.

k. Les quatre extrémités de ces artères.

l l. Le grand cercle artériel de l'iris.

m m. Les artères iridiennes.

n n. Plusieurs veines iridiennes.

o o. Vasa vorticosa.

p p. Deux longues veines ciliaires qui accompagnent ici les artères comme cela a lieu dans l'état normal.

q q. Plusieurs petits troncs veineux.

r. L'endroit où l'injection n'a pas réussi.

Fig. 13. La même préparation dans sa grandeur naturelle.

PLANCHE XIV, 3e PARTIE.

Maladies congéniales de la capsule et de la lentille cristalline.

Afin d'éviter de graves confusions, il faut diviser les cataractes qu'on observe chez les enfants en deux grandes catégories: 1° Cataractes qui se forment après la naissance ; 2° Cataractes congéniales qu'on peut avec certitude considérer comme résultant d'un état pathologique pendant la vie fœtale. C'est de ces dernières exclusivement que nous nous occuperons dans cet article. — La cataracte congéniale peut être *capsulaire* ou *lenticulaire ;* elle peut être *totale* ou *partielle;*—quelquefois la cataracte capsulaire partielle est accompagnée de cataracte lenticulaire partielle. Sous le rapport de la consistance, la cataracte congéniale lenticulaire peut être dure ou molle, liquide, laiteuse, etc. -- Sous le rapport des complications, la cataracte congéniale peut être accompagnée de vices congéniaux de l'iris, tels que l'absence totale de cette membrane, les colobomes, les anomalies de couleur, etc. (Comparez pl.IX); souvent on observe encore en présence des cataractes congéniales des anomalies innées d'autres organes, telles que les pieds-bots, les hernies, etc., etc. — Il est aussi digne de remarque que les cataracteux de naissance présentent une forme particulière de la tête (Comparez pl. CXVI et XVII, et leur explication). — En général, la cataracte congéniale a la même symptomatologie que la cataracte acquise, à cette seule exception que la cataracte en question se remarque immédiatement après la naissance de l'individu. Les accessoires peuvent servir non moins que cette circonstance pour distinguer les cataractes acquises des cataractes innées, et un observateur exercé pourra en tirer un grand profit pour fixer son diagnostique. Quant à l'influence de la cataracte congéniale sur la vue, elle est très-variée, et dépend exclusivement de l'extension de la cataracte. Si elle est partielle et petite, si le point opaque est placé au centre du cristallin comme cela arrive souvent, la vue n'en souffre que très-peu. La myopie est le résultat le plus fréquent de ce défaut; elle est ordinairement accompagnée du mouvement rotatoire des yeux.

Les recherches anatomiques sur cet état ont démontré à M. Ammon ce qui suit: Dans des cataractes congéniales molles les capsules étaient ordinairement transparentes; la substance cristalline était gélatineuse, opaline et ordinairement d'un volume assez considérable. — Au milieu de cette substance on découvrait çà et là des couches transparentes. — Ni la capsule ni le cristallin ne faisaient voir de taches rouges et de coloration sanguinolente. Le corps vitré ne présentait aucune anomalie; les plis de la rétine étaient peu marqués, et cette membrane était constamment dépourvue de la tache jaune de Sœmmering. — La choroïde et l'iris présentaient ordinairement un état entièrement normal.

Cataracte congéniale dure. — Dans un cas de cataracte aux deux yeux, présenté à M. Ammon par le professeur Haase de Dresde, où la cataracte était évidemment innée, celle d'un œil était dure, et celle de l'autre était molle. — L'iris des deux yeux était gris-bleu, et on voyait sur lui, à la distance d'une ligne du bord pupillaire, un cercle composé de petites taches blanches qui ressemblait en quelque sorte au début au cercle osseux qu'on observe chez certains oiseaux (fig. 3). La cataracte de l'œil gauche présentait une division en trois branches qui est particulière aux cataractes dures, dans le voisinage de cette division qui avait une couleur foncée; la substance cristalline était très-opaque. — Dans l'œil droit la mollesse du cristallin était facile à constater à travers la capsule qui était à peine opaque. — La dilatation artificielle de la pupille laissait distinguer encore plus facilement le caractère de cette cataracte. — Les globes roulaient dans leurs orbites, ils étaient presque à fleur de tête, caractère qui a déjà été remarqué par M. Lusardi dans des cas pareils, et que M. Ammon a aussi observé chez les individus affectés d'une cataracte congéniale lorsqu'ils ont atteint l'âge de 10 à 13 ans. De temps en temps cet enfant ouvrait largement les yeux comme s'il voulait faire usage du peu de vue dont il pouvait disposer.

Nous avons eu dans ces deux cas des exemples de cataracte lenticulaire, mais on trouve aussi assez souvent des opacités capsulaires en présence de celles du cristallin. — L'institution des aveugles de Dresde a donné assez longtemps asile aux deux frères Herzog qui étaient tous deux atteints de microphthalmies et de cataractes congéniales capsulo-lenticulaires. Dans un de ces cas la capsule était ratatinée, épaisse, jaunâtre, coriacée, et fortement adhérente à la surface opaque et racornie du cristallin. — La cataracte de l'autre œil présentait la même anomalie, ce qu'on a pu aisément reconnaître par les efforts opératoires qu'on a faits dans le but de démasquer la pupille.

Cataracte capsulaire congéniale totale et partielle. — Sa forme est très-variée, elle a pour siége la capsule antérieure ou la capsule postérieure; elle est grande ou petite, ronde ou anguleuse, difficile quelquefois à déterminer, surtout lorsqu'elle siége dans la capsule postérieure. — Dans un cas de ce genre que M. Ammon a dernièrement eu occasion d'observer chez une fille de 12 ans, on ne distinguait rien dans l'œil lorsqu'on le regardait en face; mais en l'observant à certaine distance et latéralement on découvrait une tache carrée qui avait évidemment pour siége la capsule postérieure. — Cet œil louchait quelquefois, et la vue en était faible.

La cataracte capsulaire centrale est la plus fréquente parmi les cataractes congéniales. Nous allons en citer ici deux cas qui se rapportent également à la capsule et au cristallin (Journal de Græfé et Walther, t. I, p. 174). — Dans ces deux cas il y avait une opacité centrale sur la surface antérieure du cristallin, mais on ne voyait pas à cet endroit de bosselures ni à l'œil nu, ni à la loupe. La partie opaque de la capsule différait beaucoup du reste de cette membrane par la densité du tissu. — Les deux enfants sujets de cette observation étaient nés avant terme. — Le diagnostique de la cataracte capsulaire centrale congéniale est très-facile, il ne diffère nullement de la cataracte partielle acquise après la naissance. *Seiler* (*Beobachtungen ursprünglicher Bildungsfehler und gænzlichen Mangel des Auges*, pl. LXII, fig. 11) observa que la tache centrale en question était ordinairement ronde, bien contournée, pourvue d'un point transparent au centre qui était assez souvent entouré d'un cercle grisâtre semi-diaphane. — Cette opacité peut-elle diminuer dans les cataractes congéniales comme elle diminue quelquefois dans les cataractes acquises? Il est difficile de répondre à cette question d'après le petit nombre de cataractes congéniales dont la marche a été observée jusqu'à présent. — Ordinairement ces cataractes sont accompagnées d'opacités partielles du cristallin qui ont pour siége les couches corticales antérieures, les couches corticales postérieures, ou enfin, ce qui a lieu le plus souvent, le noyau central de cet organe. — Les opacités circonscrites placées latéralement sont excessivement rares. Toutes ces opacités sont rondes, quelquefois triangulaires ou carrées, petites ou grandes, grises ou blanches (fig. 14, 16). Mais il y a dans cette catégorie une forme à part que nous ne pouvons pas passer sous silence, c'est la cataracte *capsulo-lenticulaire pyramidale*. — M. Ammon a eu l'occasion d'observer seulement deux fois cette cataracte à l'état réellement inné, et de la soumettre à des recherches anatomiques. La couleur de la cataracte a été dans un cas jaune pâle, et la forme pyramidale était très-prononcée; du reste, cette pyramide avait l'air d'être constituée par de la matière cristalline sortie de la capsule par un petit trou qu'on aurait pratiqué dans son segment antérieur. — C'est de cette manière que cette cataracte se présenta à l'observation après la mort; car pendant la vie on ne distinguait qu'une tache opaque, qui ressemblait à une opacité provenant de la capsule postérieure. (*Zeitschrift fur Ophthalmologie*, t. II, p. 281). L'autre œil de ce sujet présentait la forme normale. La sclérotique, la cornée et le corps vitré de cet œil ne présentaient aucune anomalie; la rétine était plus opaque qu'à l'ordinaire, son repli transversal était peu prononcé, il était pourvu d'un autre repli vertical qui lui donnait la forme cruciale. — La rétine était un peu jaunâtre à cet endroit, mais on n'a pas pu cependant voir distinctement la tache de Sœmmering. — La tache choroïdale (Comparez Ammon, *de genesi et usu maculæ luteæ, Vinariæ*, 1830, fig. 14) était présente, mais pâle; le pigment choroïdal au fond était brun. — La capsule et le cristallin offraient dans leur segment antérieur plusieurs parties opaques, et à travers ces endroits dans lesquels la capsule conservait sa transparence, on voyait, surtout au centre, des opacités très-prononcées dans le cristallin. Près de la circonférence, la capsule et le cristallin étaient entièrement normaux. En outre de toutes ces désorganisations, on trouva encore dans ce cristallin examiné au microscope des annélides du genre *distomes* (pl. XIV, fig. 19, 20). — Le cristallin de l'œil gauche était aussi opaque; la capsule était transparente; mais lorsqu'elle fut mise dans de l'eau et gardée pendant vingt-quatre heures, elle se troubla et devint opaque. Ce cristallin fit voir une fente au milieu qu'on apercevait déjà pendant la vie; ses bords étaient à l'état normal; mais au milieu de sa surface antérieure on apercevait un noyau triangulaire d'une consistance cartilagineuse, se laissant déplacer dans différentes directions. Ce cristallin était évidemment plus petit que celui de l'autre œil. D'autres parties de l'œil ne présentaient aucune anomalie. — Le deuxième exemple de cette pyramidale est représenté dans les deux premières figures de la planche XIV; la fig. 1, fait voir les yeux immédiatement après la naissance; la fig. 2 représente ces mêmes yeux deux ans plus tard. Ce cas est remarquable par la petitesse des deux pupilles, par l'iris brunâtre très-mince et arriéré dans le développement de son parenchyme. — Vu de côté, le cristallin présentait au milieu une éminence blanchâtre, opaline, s'avançant à travers la pupille dans la chambre antérieure. — Cette éminence remplissait par son volume l'ouverture pupillaire; mais chaque fois que cette ouverture était élargie par l'action de la lumière modérée ou par une instillation mydriatique, on distinguait alors que la base de la pyramide était ronde, bien contournée; que la pyramide envahissait à peu près le cinquième du volume du cristallin; si l'on en jugeait d'après ses bords tranchants, elle devait être séparée du reste de cet organe. — A mesure que l'individu avançait en âge, la pyramide s'élevait de plus en plus; cette marche progressive a eu lieu jusqu'à la mort de l'enfant qui succomba à l'âge d'un an et demi dans une attaque de convulsions auxquelles il était sujet. L'autopsie démontra la transparence parfaite de la capsule et du cristallin; la pyramide était placée au centre de la surface antérieure de ce dernier et formait un noyau opaque dont la base prenait sa racine dans les couches verticales du cristallin, et son sommet occupait le centre de la capsule antérieure. — Nous regrettons vivement que la publication avancée de cet ouvrage ne nous ait pas permis de placer le dessin de ce cas au nombre de ceux qui se trouvent dans la pl. XIV. Il ne diffère de celui que nous avons représenté dans la fig. 11, qu'en ce que la pyramide commençait par une base très-étroite et se terminait par un sommet beaucoup plus pointu.

On remarque encore quelquefois un genre d'opacité particulière dans des cataractes congéniales où les parties opaques forment des cercles autour d'un point central et sont séparées les unes des autres par des cercles diaphanes. — M. Ammon observa seulement un cas de ce genre qui se trouve représenté dans la fig. 10.

Les recherches anatomiques sur la nature de l'opacité, dans les cataractes capsulaires antérieures et postérieures, manquent dans l'état actuel de la science, malgré les efforts de M. Seiler (O. c. p. 62), qui a fourni sur ces cataractes des communications très-importantes. — Il résulte de ces recherches que l'opinion de M. Lusardi et d'autres, qui attribue la cataracte congéniale exclusivement à la capsule, est erronée; dans cette cataracte l'opacité peut se rapporter au cristallin seul, à la capsule seule ou à tous les deux à la fois. Cette opinion, qui se trouve pleinement constatée par les recherches de M. Ammon (*Zeitschrift für Medicine, Chirurgie und Augenheilkunde*, t. III, p. 80), a déjà été émise il y a quelque temps par M. Saunders (*Bauer*. — *Minerva Medica*, 1er cahier). Cet auteur dit, et non sans raison, que l'origine de la cataracte congéniale restera toujours énigmatique malgré la fréquence de cette maladie, car les perturbations de la vie fœtale échappent complétement à l'investigation directe des pathologistes. — Il faut avouer cependant que cet obstacle n'est pas insurmontable au point que le croit M. Saunders. Des recherches sur l'anatomie pathologique du globe de l'œil, éclairées par la connaissance du développement organique de cet organe, ont permis à M. Ammon de soulever en plusieurs endroits le voile qui recouvre la vérité (Comparez Lettres à M. Bauer, sur la cataracte congéniale. — *Zeitschrift für Ophthalmologie*, t. III, p. 70).

Le cristallin est du nombre des parties primitives du globe; on le trouve parmi les premiers vestiges de cet organe où il est proportionnellement trop gros. — Il est constamment transparent ainsi que sa capsule. — Il ne manque de cette diaphanéité que dans les cas où il est détérioré dans sa structure par la décomposition de ses éléments. Les recherches nombreuses entreprises sur ce sujet ont entièrement démontré à M. Ammon la vérité de cette proposition, qui est d'ailleurs entièrement d'accord avec l'opinion des auteurs, tels que *Zinn* (*Descriptio oculi humani auct.*, p. 116, 127), *Haller* (*Elementa physiolog.*, t. V, p. 194), *Petit* (Mémoires de l'Académie des sciences de Paris, 1737), *Danz* (*Zergliederungskunst des neugebornen Kindes*, t. II, p. 34). — *Emert* et *Baerens* (*Dissertatio inaugural. systematis sentis cristalinæ monographiam sistens*). *Valintin* (*Entwickelungsgeschichte*, p. 204). *Seiler* (*Beobachtungen ursprünglicher Bildungsfehler*, p. 61). — Il admet comme démontré que le cristallin est transparent dès le commencement de sa formation, et il ne partage nullement l'opinion de M. *Walther*, qui soutient (*Abhandlungen aus dem Gebiete der practischen Medicin. Landshut*, 1810, p. 29) que le cristallin est primitivement opaque et qu'il s'éclaircit graduellement, et que la cataracte congéniale n'est qu'une espèce d'arrêt dans le développement organique de cette lentille. — Contrairement à cette opinion, M. Ammon admet que ces cataractes sont le résultat de différents états pathologiques de l'œil, survenu pendant la vie fœtale. Les recherches microscopiques souvent réitérées ont aussi démontré à l'auteur (*Skitze der Entwickelungsgeschichte, des menschlichen Auges, Zeitschrift für Ophthalmologie,* t. II, p. 511) que la substance cristalline au commencement de sa formation est très-relâchée et qu'elle ne se resserre que peu à peu et couche par couche. — C'est pour cela que la texture du cristallin chez l'adulte paraît différente de celle du fœtus. Cette matière cristalline est entourée depuis le commencement, d'une capsule qui est très fine, surtout au milieu de sa surface antérieure. *Huschke* (*über die Entwickelungsgeschichte des Auges*) (*Mekel's Archiv*, t. VI, 1er cahier) admet qu'elle est ouverte à cet endroit. — Il serait superflu de nous engager ici dans une discussion à propos de l'opinion de ce physiologiste; nous remarquerons seulement que la capsule est pourvue à sa surface interne d'une grande quantité de vaisseaux lymphatiques, et qu'elle reçoit le sang de l'artère centrale de la rétine qui se glisse dans l'œil avec le nerf optique. Cette artère est très-développée pendant la vie fœtale, elle conduit du sang rouge; plus tard elle se resserre et le liquide qu'elle contient devient séreux et plus analogue relativement, à sa nature, à la substance du cristallin. — L'artère centrale de la rétine se ramifie dans la capsule postérieure et surtout à sa surface externe. — M. Arnold a remarqué (*Anatomische und physiologische Untersuchungen über das Auge des Menschen, Heidelberg*, 1832) que cette artère n'est pas accompagnée des veines correspondantes et qu'elle constitue sous ce rapport une exception remarquable à la règle générale. — Les faits que nous venons de mentionner sont très-importants. — Il résulte de la ramification de l'artère centrale sur la capsule postérieure que l'autre segment de cette membrane reste à peu près étranger à l'influence de cette artère, ce qui fait présumer que ce segment reçoit d'autres sources ses sucs nutritifs. — Quant à la ramification de cette artère sur la surface de la capsule, elle nous prouve l'analogie de cette membrane avec les sacs séreux qui nous offrent la même distribution de leurs vaisseaux. — L'absence de la veine correspondante à l'artère centrale s'explique par cette circonstance, que le sang conduit par l'artère ne sert pas seulement à l'entretien du cristallin et de sa capsule, mais qu'il lui fournit les matériaux nécessaires à sa croissance. — Une veine serait donc tout à fait inutile, car il ne reste rien qui pourrait être ramené à la masse de sang. — Plus tard, la capsule antérieure, déjà plus épaisse et plus étendue, se charge de la fonction veineuse, grâce à la liaison intime de ses vaisseaux avec les vaisseaux de l'iris, et ceux de la membrane pupillaire qui sont très-riches en veines. — Il n'est pas difficile de prévoir, d'après cette disposition des vaisseaux sanguins dans la capsule, qu'il existe une différence fonctionnelle entre les deux segments de cet organe. — Quant aux rapports entre le cristallin et sa capsule, M. Ammon s'est entièrement convaincu, par des observations positives, qu'il n'existe aucune liaison entre eux au moyen des vaisseaux sanguins. — Il a plusieurs fois remarqué dans les fœtus très-jeunes que la capsule postérieure était adhérente au cristallin, au moyen d'un faible tissu; il présume que cette adhésion est encore plus forte et plus intime avant ce terme; mais, quant aux vaisseaux, il n'en a pu trouver de traces. — Il est donc très-probable, d'après ce que nous venons de dire, que la capsule se forme en même temps que le cristallin, que dans les premières époques de la vie fœtale ces deux organes sont réunis, et qu'ils se séparent plus tard, mais qu'ils ne cessent jamais d'avoir des rapports les plus intimes. — Quant à la nutrition du cristallin, il paraît qu'elle s'effectue par la résorption du liquide sécrété par la capsule, et que c'est aussi la capsule qui préside à la fonction d'éloigner les matières qui ont cessé d'être utiles à l'entretien du cristallin (Arnold, O. c. p. 120).

De ces faits physiologiques nous pouvons tirer les résultats suivants pour l'histoire de la cataracte congéniale.

1o Le cristallin peut être dérangé dans son développement, par une gêne de la circulation dans l'artère centrale, et par les désordres dans la fonction de la capsule postérieure qui en sont la conséquence.

2o Différentes anomalies peuvent avoir lieu dans la capsule antérieure pendant le développement organique de cette membrane.

3o La formation du cristallin lui-même peut dévier de sa marche normale et donner lieu à des transformations morbides.

4o A cause des rapports fonctionnels existants entre le cristallin et sa capsule, peuvent se développer des états pathologiques dans un de ces deux organes, consécutivement aux maladies de l'autre.

Nous allons nous occuper spécialement de chacune de ces catégories.

1o L'artère centrale de la rétine peut gêner le développement du cristallin par la trop grande quantité de sang qu'elle peut lui fournir dans certaines circonstances ; cet état congestif, qui fournit au cristallin plus de sang qu'il ne peut s'en assimiler, peut devenir très-dangereux dans les premiers mois de la vie fœtale. — Il est certain que l'artère centrale de la rétine est singulièrement prédisposée à ces congestions par la finesse de ses parois, par l'absence de la veine correspondante, et par la composition particulière du sang qui se dénote chez les cataracteux de naissance par des traces manifestes de discrasie congéniale. — On pourrait supposer que l'inflammation de l'artère centrale est une des causes les plus fréquentes des cataractes congéniales, mais l'observation ne nous fournit aucune preuve à l'appui de cette hypothèse; quant à l'oblitération de cette artère, la science en possède des preuves incontestables. — Nous trouverons plus bas la description d'une cataracte innée chez un lapin, dans lequel M. Ammon a constaté cette oblitération. La capsule postérieure était opaque au centre, et dans son voisinage, la substance cristalline présentait plusieurs noyaux d'une matière blanchâtre. — M. Ammon a observé plusieurs autres cas de cataracte congéniale occasionnée très-probablement aussi par l'oblitération de l'artère centrale.—Dans ces cataractes il y avait une opacité très-prononcée dans la capsule antérieure, et dans toute l'épaisseur du cristallin on remarquait des opacités par plaques, qui se couvraient réciproquement, et qui étaient séparées les unes des autres par des couches transparentes. (Comparez Beck, *de cataracta centrali dissertatio inaugularis*, *Lipsiæ*, 1830; tab. 1, fig. 5, 6, 9). — Le début de l'opacité cristalline, dans les yeux affectés de glaucomes, offre une grande analogie avec celle dont il est question ici. Cette opacité survient aussi à la suite de lésions de l'artère centrale de la rétine, et de l'altération du sang qui y circule. Elle est plus diffuse, mais elle débute aussi par la capsule postérieure, et ce n'est que plus tard, et lorsqu'elle est bien établie à cet endroit qu'elle s'avance sur la capsule antérieure. — La forme variée de cette opacité trouve son explication dans le déclin de la vitalité qui caractérise le glaucome. Dans les cataractes congéniales, ces opacités sont circonscrites, elles se forment sous l'influence de l'évolution organique très-active.

Il est à remarquer, relativement à la pathologie de la capsule antérieure, qu'il résulte de l'observation de M. Huschke, de M. Sperber et de M. Ammon (*Zeitschrift für Ophthalmologie*, t. II, p. 432) que la capsule antérieure au commencement de son existence est bien mince dans son milieu et peut être même ouverte dans ce point. — Cet état prédispose évidemment à la cataracte centrale, car pendant la formation de l'iris et de l'humeur aqueuse peuvent se déposer en cet endroit des matières étrangères et donner naissances à des opacités plus ou moins étendues. Quelquefois la capsule conserve trop longtemps son amincissement central, ce qui dérange plus ou moins la formation du cristallin et occasionne des cataractes centrales, qu'on peut dans des cas de ce genre mettre au nombre des vices organiques produits par un arrêt de développement. — Ce retard pourra nous rendre compte de la formation de la cataracte pyramidale, car la masse du cristallin, qui augmente à mesure que le fœtus devient plus âgé, ne peut qu'exercer une pression contre la paroi antérieure de la capsule, et y former une saillie qui se dirige vers la pupille. Dans les cas où la capsule est encore ouverte au centre, la substance cristalline passe à travers de l'ouverture, fait un petit dépôt en dehors de l'enveloppe cristalline, et constitue la pyramide dont il a été question plus haut. — Dans les cataractes pyramidales qui ne présentent qu'une légère opacité centrale, cette opacité s'explique par la synéchie de la substance cristalline avec la capsule. — Mais il y a des cataractes pyramidales qui présentent une opacité dans toute leur étendue. Dans ces cataractes l'adhérence de la capsule au cristallin est générale, et c'est à ce point que ces deux organes ne constituent qu'un seul corps opaque.

Les cataractes capsulaires antérieures centrales peuvent aussi avoir pour cause l'état pathologique des vaisseaux sanguins de cette membrane; cette anomalie dépend-elle de la congestion, de l'oblitération, de l'inflammation de l'artère centrale de la rétine comme cela a lieu dans des opacités de la capsule postérieure? Le manque absolu de documents anatomiques nous empêche de répondre à cette question. Ce qui est certain, c'est que du moment où la membrane pupillaire, l'iris, et les points ciliaires commencent à paraître dans l'œil, les fonctions plastiques de la capsule antérieure commencent à augmenter, et que c'est précisément à cette époque qu'on observe la consolidation de la capsule. Plus tard la quantité de vaisseaux qui se développent dans le voisinage devient trop considérable et leur influence prédomine sur celle de l'artère centrale. Cette circonstance donne une prédisposition particulière aux états pathologiques, et explique pourquoi les cataractes capsulaires antérieures sont beaucoup plus fréquentes que les cataractes capsulaires postérieures. Il paraît probable que la gêne de la circulation occasionnée par le désordre, soit dans le système artériel, soit dans le système veineux, est beaucoup plus souvent la cause de ces opacités que l'irritation inflammatoire et la composition vicieuse du sang. — Quelquefois des anomalies dans la distribution des vaisseaux occasionnent des vices dans la nutrition de la capsule et provoquent des opacités, comme cela s'observe dans les colobomes et les absences congénitales de l'iris.

3. La troisième catégorie de la cataracte congénitale contient des cas dans lesquels la substance cristalline présente des modifications morbides indépendantes de l'état de la capsule. — On ne peut nullement considérer une cataracte de ce genre conformément à l'opinion de M. Walther comme un arrêt du développement organique du cristallin à l'époque où il n'était pas encore transparent; il serait plus exact à notre avis de la regarder comme une désorganisation morbide de la substance de la lentille, provoquée par des causes morbifiques. — Il est vrai que cette étiologie est très obscure; mais elle gagne en vraisemblance, si l'on considère que les cataractes dont nous parlons sont souvent accompagnées de discrasies, surtout de scrofules qui s'emparent du système lymphatique, et attaquent d'autant plus facilement le cristallin que cet organe, ayant peu de rapport avec le restant du corps à cause de sa position, se trouve presque isolé dans l'intérieure de l'œil.

Les modifications morbides du cristallin se réduisent au ramollissement total ou partiel (*phacomalacie*) ou au racornissement et à l'induration de cet organe. — Ce dernier état est rarement partiel, — il amène constamment le rapetissement de la masse lenticulaire. — Le ramollissement congénial du cristallin s'observe à différents degrés; quelquefois cet organe est converti en une masse laiteuse sans que cet état soit moins énigmatique que celui de l'induration. — Le ramollissement détériore beaucoup plus le cristallin que l'induration au milieu de laquelle on distingue encore des traces anciennes de sa forme et de sa texture. — Au nombre de ces traces on peut placer la fente en trois rayons qui se fait remarquer quelquefois dans les cataractes innées de cette catégorie et qui rappelle la fente qu'on observe sur les cristallins retirés de l'œil et plongés dans l'esprit de vin ou dans les acides. — On trouvera plus bas un exemple d'une pareille cataracte (Comparez *Arnold*, ouvr. cit. p. 117, et *Huschke, Untersuchungen über einige Streitpuncte der Anatomie des menschlichen Auges. Zeitschrift für Ophthalmologie*, t. III, p. 20—28). Au milieu de tous ces changements du cristallin, la capsule conserve ordinairement son état normal; elle ne devient opaque que beaucoup plus tard, preuve que son affection n'est que consécutive et que le siége primitif du mal est dans le cristallin lui-même.

4. Cette catégorie de la cataracte congéniale dépend de la relation vicieuse qui existe entre le cristallin et sa capsule. — C'est alors ici qu'il nous reste à rechercher de quelle manière l'état pathologique de l'un de ces deux organes peut réagir sur l'autre, car nous avons vu plus haut que l'un et l'autre pourraient être affectés primitivement et qu'il arrivait rarement que la maladie sévissait également sur les deux à la fois.— Nous avons déjà fait quelques remarques plus haut sur l'antagonisme des deux segments de la capsule, lorsque nous avons parlé de l'absence de l'artère centrale et de la membrane pupillaire. Ces remarques nous ont laissé présumer que chacune des deux parois de la capsule remplit un rôle à part, que la paroi postérieure sert à la sécrétion de la substance cristalline, et

la paroi antérieure sert à la résorption de la matière devenue inutile à l'entretien de son intégrité. — En admettant cette hypothèse, on pourra expliquer pourquoi la capsule antérieure devient beaucoup plus souvent opaque que la capsule postérieure. — Il arrive presque constamment que l'opacité capsulaire débute par un seul point et que de là elle se propage sur toute la surface de la capsule. A mesure que cette opacité augmente en extension, la fonction de la capsule, qui dépend nécessairement de l'intégrité de cet organe, se trouble de plus en plus, et le cristallin qui se ressent de ce dérangement éprouve des changements dans ses conditions vitales; il se ramollit ou il s'endurcit selon les circonstances; dans tous les cas, il perd sa transparence. — Une cataracte lenticulaire, formée de cette manière peut persister pendant toute la vie sans se modifier davantage; le plus souvent cependant elle est sujette à de nouvelles modifications qui proviennent de la résorption de l'élément liquide qui la compose. — Le résultat definitif de cette métamorphose à laquelle les cataractes molles et laiteuses sont surtout exposées, c'est la conversion des cataractes de ce genre en cataractes, membraneuses ou siliqueuses.

Quant à l'influence du cristallin sur la capsule, elle est beaucoup plus lente, et s'exerce d'une manière très-variée. — Le ramollissement du cristallin réagit quelquefois de telle manière sur la capsule qu'elle se boursoufle, se ramollit, et se dissout dans des humeurs de l'œil. Cette opération est quelquefois très-longue, elle peut même durer pendant toute la vie, surtout lorsque la substance du cristallin s'altère par le noyau et que cette altération avance lentement vers la périphérie. — La rapidité ou la lenteur de cette marche sont soumises à mille circonstances qu'il est en général impossible d'apprécier. Ce qui est certain, c'est que les affections de la capsule, consécutives aux désorganisations du cristallin s'observent beaucoup plus souvent dans le segment antérieur, que dans le segment postérieur de cette membrane.

Que la prédisposition à la cataracte est souvent héréditaires: cela a déja été constaté par les observations de *Maitrejean*, de *Gendrin*, de *Janin*, de *Petit*, de *Fray*, etc. Il est curieux que dans les cas de ce genre on a souvent observé, qu'au lieu de tous les enfants issus des mêmes parents, il n'y en avait que quelque-uns qui venaient au monde aveccette disposition; Beer par exemple connaissait une famille baronne (*Seiler, Beobachtungen ursprünglicher Bildungsfehler*, p. 62) dans laquelle le père et le fils ont été affectés de la cataracte, et les enfants de ce dernier, issus du premier mariage, y étaient prédisposés à ce point, que des cataractes se formèrent chez eux avant leur douzième année. Parmi les enfants du deuxième mariage il n'y avait que les filles qui étaient sujettes à cette infirmité, tandis que les garçons en étaient entièrement exempts. — Il serait très-intéressant de savoir si l'hérédité se rapporte aussi à l'état congénial, c'est-à-dire si les enfants issus d'individus cataracteux de naissance apportent aussi au monde cette infirmité. La science manque entièrement de faits relatifs à cette question. Malgré les recherches de M. Seiler qui nous en a donné d'excellents indices dans son article sur la cataracte congéniale (Journal de Walther et de Græfe, t. XVIII, p. 619), il est impossible de porter le moindre jugement sur ce sujet.

Il n'est pas moins important de savoir si les cataractes peuvent se former chez les enfants à la suite des convulsions; M. Ammon ne le croit pas. — Les enfants, nous dit-il, affectés de la cataracte congéniale, apportent au monde des prédispositions rachitiques et scrofuleuses. Chez la plupart d'entre eux le cervau présente une organisation vicieuse, il est le siége d'un épanchement séreux qui se manifeste par des convulsions. — D'après cette opinion, les cataractes et les convulsions ne sont que des phénomènes concomitants, et ce n'est que par erreur qu'on a prétendu trouver entre eux un rapport étiologique.

Fig. 1. Les yeux d'un enfant âgé de quelques semaines, affectés de cataractes pyramidales. — Les pupilles sont artificiellement dilatées, on remarque dans leur centre des opacités entourées de cercles diaphanes, où la substance cristalline présente ses caractères normaux. — Au milieu de chaque opacité on distingue un point saillant qui avance vers la chambre antérieure. Cette cataracte paraît avoir pour siége la capsule et les couches corticales antérieures du cristallin.

Fig. 2. Représente le même cas dessiné six mois plus tard. — Les pupilles sont aussi artificiellement dilatées. — L'opacité présente le même aspect, mais la pyramide est plus développée, quant à son élévation et à l'extension de sa base. L'introduction à cette planche contient la description plus détaillée de ces cataractes que M. Ammon a eu occasion de disséquer plus tard.

Fig. 3. Une cataracte congéniale. Le noyau du cristallin de chaque œil est opaque, et les couches corticales sont transparentes, beaucoup plus dans un œil que dans l'autre. Le cercle composé de taches blanches qu'on voit sur chaque iris est très-remarquable; il nous rappelle la formation de l'anneau osseux qu'on rencontre chez les oiseaux entre la sclérotique et l'iris. — Le parenchyme iridien est un peu arriéré dans sa texture.

Fig. 4. Un cas d'une cataracte congéniale douteuse chez un enfant de 4 ans. — C'est une cataracte capsulo-lenticulaire ayant son siége au centre de la pupille dans les couches corticales du cristallin. Dans l'œil droit l'opacité a une forme particulière. — Derrière elle se trouve une partie opaque moins étendue ayant son siége dans le cristallin. — La circonférence de la lentille est assez transparente.— Dans l'œil gauche la capsule antérieure est aussi plus opaque que le cristallin, elle est assez étendue et dentelée à sa circonférence au delà de laquelle la lentille présente sa transparence normale. — L'iris a une couleur peu prononcée, et sa texture est peu développée. — La position normale des cils, et leur aspect crépu sont dignes d'être remarqués. — Le roulement des globes se faisait remarquer alternativement avec strabisme des deux yeux.

Fig. 5. Cataracte capsulaire postérieure en forme de carré dans l'œil gauche d'une fille de 13 ans. Cet œil a aussi été affecté d'un onglet (*pterygium*). Il n'est par certain si cette cataracte a été congéniale. — L'œil droit ne présente aucune anomalie.

Fig. 6. Cataracte capsulaire centrale. — On aperçoit au milieu de la pupille un petit point opaque et une adhérence de l'iris à la cornée (synéchie antérieure). Ces états pathologiques ne sont pas innés, ils appartiennent à des altérations consécutives à l'ophthalmie des nouveau-nés. — Il y a longtemps déjà que M. Ammon a indiqué leur existence à l'attention des observateurs. (Comparez Journal de Græfé et Walther, t. IX, p. 174. — *Zeitschrift für Ophthalmologie*, t. II, p. 485.) Il les signale ici de nouveau pour faire éviter leur confusion avec les états congénitaux.

Fig. 7. Cataracte lenticulaire congénitale compliquée de l'opacité capsulaire centrale. — Les couches superficielles sont assez transparentes. La couleur et la texture du parenchyme iridien ne sont pas normales. — La pupille est large. — Cette cataracte fut observée sur un garçon de 4 ans.

Fig. 8. Cataracte capsulo-lenticulaire congéniale chez un jeune homme de 16 ans. Cet individu n'avait pas la moindre sensibilité pour la lumière, et M. Ammon présumait que les cataractes, très-remarquables par leur aspect uniformément, crétacé étaient compliquées de dégénérescence des fonds des yeux. Les pupilles assez grandes, inégales, excentriques, et un peu difformes, étaient placées un peu en haut et en dedans. — Dans l'état normal les globes étaient gros et proéminents, leurs cornées étaient proportionnelles à leur grandeur, mais elles avaient une forme transversalement elliptique. — Les sclérotiques étaient très-blanches. Les sourcils étaient très-épais, et la tête avait une forme particulière. (Comparez l'introduction à la planche XVI et XVII.)

Fig. 9. L'œil droit d'un garçon cataracteux de naissance que M. Ammon opéra par extraction. Le dessin représente le moment où le cristallin, pendant l'opération, franchissait la pupille, et la substance cristalline ramollie en passant par l'ouverture de la capsule s'épanchait dans la chambre antérieure. — L'iris manque de cercles, sa couleur est peu marquée et difficile à apprécier; la cornée est longitudinalement ovalaire.

Fig. 10. Dessin microscopique d'un iris chez un enfant né aveugle. — L'anomalie représentée ici avait lieu dans les deux yeux. — La pupille est artificiellement dilatée pour faire voir la capsule antérieure. — Sur l'iris qui est très-mince on ne découvre pas de traces de cercles, on ne voit pas non plus de fibres circulaires; les fibres concentriques sont seules apparentes. Le bord de la pupille est très-bien tracé. — Sur la capsule antérieure on aperçoit une opacité centrale pourvue de bords irréguliers; elle est entourée de deux cercles dentelés séparés l'un de l'autre par un espace diaphane. — M. Ammon a observé cette forme pathologique de l'opacité capsulaire seulement une seule fois jusqu'à présent. La tête de l'individu présentait aussi une forme particulière, dont il sera question plus bas (pl. XVI, XVII).

Fig. 11. Cataracte pyramidale innée vue de côté. — A cause de sa conservation prolongée dans l'esprit de vin cette pièce présente une rétraction considérable du corps vitré.

Fig. 12. Cataracte congéniale d'un œil de nouveau-né vue de l'intérieur de l'œil et représentée au microscope. — On y voit la lentille entourée des procès ciliaires. — Entre la capsule et le cristallin on distingue une ligne circulaire qui nous indique l'espace dans lequel séjourne l'humeur de Morgagni. Le cristallin est au milieu opaque et ramolli. Cette opacité nettement limitée en haut diminue en bas graduellement d'intensité. La substance cristalline qui entoure ce noyau commence à devenir opaque.

Fig. 13. Cataracte lenticulaire centrale vue du devant, et représentée au microscope. — La capsule qui entoure le cristallin est transparente. Au milieu de ce cristallin on distingue un noyau blanchâtre formé de plusieurs couches opaques. Ce noyau s'est laissé facilement énucléer du cristallin lorsque ce dernier a été divisé en deux. — L'autre œil présentait les mêmes désorganisations du cristallin, à quelques différences près, relativement à la forme de l'opacité (V. fig. 16).

Fig. 14. Cataracte congéniale lenticulaire centrale de l'œil d'un nouveau-né, représentée au microscope. Sa circonférence est transparente; le centre présente un noyau triangulaire opaque entouré de plusieurs couches troublées dans leur diaphanéité; la périphérie est transparente.

Fig. 15. Coupe transversale d'un cristallin cataracteux offrant à la vue plusieurs couches opaques, représentée à une loupe faiblement grossissante. — Le cristallin est ici dénué de sa capsule et il est couché sur sa surface postérieure. On y distingue plusieurs couches opaques situées les unes au-dessus des autres, enfermant dans leur milieu un noyau blanchâtre irrégulier.

Fig. 16. Voyez l'explication de la fig. 14.

Fig. 17. Le corps vitré d'un globe microphthalmique. La couronne ciliaire est irrégulière et peu développée. La capsule postérieure ratatinée présente une forme irrégulièrement triangulaire. Ce corps vitré était dans son état frais, entièrement transparent.

Fig. 18. Aspect microscopique du corps vitré et du cristallin présentant une cataracte capsulo-lenticulaire centrale retirés de l'œil d'un enfant dont on ne savait pas au juste si l'anomalie des yeux était innée, ou si elle se développa sous l'influence de l'ophthalmie des nouveau-nés. — Le corps vitré était transparent, la couronne ciliaire bien développée, ses replis épais et saillants, quoique un peu irréguliers; le cristallin, transparent à sa, périphérie présentait au milieu de ses couches antérieures un noyau opaque et sa capsule irrégulièrement observée à cet endroit.

Fig. 19, 20. — Représentant un distoma de l'œil humain retiré de la capsule d'une cataracte congéniale (Comparez *Gescheidt die Entozoen des Auges — Zeitschrift für Ophthalmologie,* pl. III, cahier 4).

Fig. 21. Filaria de l'œil humain retiré d'un cristallin cataracteux.

PLANCHE XV, 3e PARTIE.

Maladies congéniales du corps vitré, de la choroïde, de la rétine et de la couronne ciliaire.

Nous ferons précéder la description de ces maladies d'une courte remarque sur un état fœtal de la sclérotique qui complétera ce que nous avons déjà dit à ce sujet dans l'explication de la pl. VI. — Les maladies congéniales de la sclérotique sont très-rares. — Nous en avons déjà parlé dans la pl. VI à l'occasion des micro et mégalophthalmos, dans lesquels la sclérotique présente le développment anormale. — Il arrive aussi assez souvent qu'on observe une coloration blanc-bleuâtre de cette membrane, ce qui a lieu surtout dans un cas où le globe est un peu arrivé dans son développement.— La sclérotique semble être dans ces circonstances comme demi-transparente. Dans l'hydrophthalmie congénitale on rencontre aussi cette anomalie (fig. 2). Nous avons représenté à la pl. XI, fig. 15, un cas dans lequel la sclérotique était aussi très-amincie, mais dans un endroit seulement ; cet amincissement provenait aussi d'un arrêt de développement, car dans les premières époques de la vie fœtale et même quelquefois longtemps après la naissance cette membrane est mince, demi-transparente et blanc-bleuâtre. Ces caractères se remarquent surtout en arrière et en dehors. — On dirait qu'en cet endroit la sclérotique n'est pas encore bien consolidée. — La coloration bleuâtre de la sclérotique s'observe aussi chez les individus affectés de cyanose. — Ce qui s'explique facilement par la finesse de cette membrane, par l'injection veineuse de la choroïde et par l'abondance du pigment (V. fig. 3).

Il est aussi à remarquer que dans les cas de ce genre la sclérotique n'est pas uniformément amincie, mais qu'elle présente dans plusieurs endroits des plaques plus épaisses (Comparez fig. 5, 9, 10, 11); ce qui prouve que la matière plastique n'a pas été également distribuée au moment de la formation de cette membrane fig. 10). Circonstance qui n'a pas pu avoir lieu sans influence sur la conformation du globe. — Nous rappelons encore que la proportion relative de la sclérotique et de la cornée n'est pas toujours la même, et qu'on trouve de nombreuses anomalies au sujet de la jonction de ces organes; elles se rapportent, tantôt à l'une, tantôt à l'autre de ces deux membranes (Comparez pl. VII).

Quant aux anomalies innées de la choroïde, nous les connaissons très-peu. — Le cas décrit par M. Ammon au sujet des colobomes de cette membrane (Comparez pl. XI, fig. 11, 13, 15, 16, et l'introduction à la pl. X et XI), est unique dans la science, ainsi qu'un autre cas non moins important, qui démontre la possibilité de la réunion de la fente choroïdale, au moyen de filaments plastiques (fig. 17). Le premier de ces deux cas s'explique par un arrêt de développement, le deuxième s'explique par un état pathologique intrantérin, et rappelle la structure de la choroïde chez les hibous et chez d'autres oiseaux nocturnes.

Indépendamment de l'absence de pigment dont nous avons déjà fait voir des exemples (pl. VIII), M. Ammon a quelquefois observé que cette membrane présentait des taches d'une couleur clair, mêlées de taches foncées (pl. XIX, fig. 1 de la première partie), qui ressemblent en quelque sorte aux taches que nous avons déjà vues dans l'iris (pl. VIII). Il n'est pas rare non plus de rencontrer des anomalies dans la coloration du pigment qui est quelquefois très-clair, d'autres fois très-foncé, et,enfin, manque parfois dans plusieurs endroits (fig. 5, 9). Ces variétés résultent de l'organisation vicieuse des vaisseaux choroïdaux. — Nous partageons quant à ce point l'opinion de M. Prinz qui, en se fondant sur l'existence de ces anomalies ainsi que sur celle de la rétine, admet la possibilité des glaucomes innés chez les animaux. — M. Ammon a observé plusieurs fois que la choroïde, de couleur très-claire à son centre, sécrétait, au lieu de pigment, une matière séreuse qui s'amassait entre l'iris et la rétine.

Les anomalies congénitales des procès ciliaires ne sont pas très-rares. Ces procès sont souvent inégaux, les uns très-courts, les autres très-longs ou très-volumineux. On observe aussi des modifications dans leur forme circulaire. — Quelquefois le cercle qu'ils forment n'est pas concentrique avec le pourtour de la cornée; d'autres fois il est ovale, ce qui coïncide presque constamment avec le colobome de l'iris. En outre, il est accompagné très-souvent d'une cicatrice dont la direction coïncide avec celle du colobome (pl. IX, fig. 9, 13, 15, 17, 18, 19. — Pl. XV, fig. 18.)

Les vices de conformation dont nous parlons provoquent constamment des anomalies de la zonule de Zinn et de la couronne hyaloïdienne. — Parmi les maladies congéniales de la rétine, nous comptons les fissures qui sont dues à un arrêt de développement de cette membrane, et dont nous ne possédons qu'un seul exemple jusqu'à présent (Pl. XI, fig. 15). Le cas décrit par M. Gescheidt est le même que M. Ammon a observé, et M. Seiler est dans l'erreur, s'il croit qu'il y en a deux observations distinctes dans la science. On a constaté plusieurs fois que la rétine était trop épaisse (Pl. XV, fig. 10, 11). D'autres fois on a trouvé qu'elle était tellement fine et molle, qu'elle s'approchait de l'état de désorganisation complète (Comparez pl. XVI, XVII, XVIII et leurs explications). L'étranglement de la rétine à l'endroit où elle se réunit avec le nerf optique mérite aussi l'attention des observateurs (fig. 9), aussi bien que l'anomalie particulière qu'on a remarquée dans les cas d'absence congéniale du corps vitré, dans laquelle la rétine ramassée en cordon est placée dans le globe comme un battant dans une sonnette (Fig. 5).

Les anomalies du repli rétinien, relatives à sa direction, à sa grandeur, etc., nous sont encore très-peu connues, aussi bien que l'absence de la tache jaune de Sœmmering. Quant aux variétés congéniales du rapport anatomique qui existent entre le bord de la rétine et la zonule de Zinn, et les relations physiologiques entre les deux organes, ils ont jusqu'à présent totalement échappé à l'attention des observateurs.

Le corps vitré est très-souvent liquide, surtout dans les yeux des individus affectés d'hydrocéphale congéniale. — La couleur de cet organe n'est pas toujours la même, elle est quelquefois verdâtre et rougeâtre (voyez *Zeitschrift für Ophthalmologie*, t. II, p. 476), circonstance qui nous paraît mériter à un haut degré l'attention des observateurs. Nous avons représenté déjà dans la première partie de cet ouvrage (V. pl. XVII, fig. 1, 12, 13) les modifications très-variées de cet organe, dans lesquelles il était jaune, très-épais, opaque, floconné et dépourvu de cellules.—Quant au manque absolu de ce corps, M. Ammon a eu occasion de l'observer deux fois. — Dans ces cas, le nerf optique aboutissait au globe comme il y aboutit ordinairement dans l'état normal, mais la rétine était ramassée en cordon se dirigeant d'arrière en avant vers la capsule postérieure épaissie, et présentant ainsi que le cristallin une coloration jaune pâle. — Entre la rétine pelotonnée de cette manière et la choroïde dont le pigment était peu foncé, on a rencontré un épanchement séreux très-abondant (fig. 5) (V. la première partie, pl. XIX, fig. 16). Cette anomalie dépendait probablement de l'altération congéniale de l'artère centrale de la rétine qui s'engage de très-bonne heure dans le globe, en suivant le nerf optique. — Les observations prochaines feront sans doute connaître la valeur de cette hypothèse.

On rencontre très-rarement des vices de conformation dans la zonule de Zinn. — M. Weber, dans sa monographie de la zonule, nous a décrit une espèce de difformité de cet organe. — M. Ammon a eu occasion d'examiner un œil dans lequel la zonule de Zinn manquait totalement. Les vices congéniaux de cette membrane, tels que sa forme ovalaire (pl. XI, fig. 20), cicatrices, fentes, etc. (pl. IX, fig. 14), ne sont jamais primitifs, ils dépendent toujours des anomalies innées de l'iris et des procès ciliaires. — La forme toute particulière de cet organe, dans la fig. 10 de la pl. XV, est digne d'être remarquée.

Fig. 1. Un exemple des taches innées de l'iris et de la choroïde (Comparez 1re partie, pl. XIX, fig. 1). Ce cas a été observé sur un jeune homme photophobe de naissance. — Le développement extraordinaire des sourcils est ici digne d'être remarqué.

Fig. 2. Un cas de cécité congéniale occasionné par l'hydrophthalmie innée chez un enfant de deux ans. Les yeux sont très-saillants et déviés en dedans. — La sclérotique étant très-mince, paraît bleuâtre, son aspect rappelle l'état de cette membrane chez le fœtus. — La cornée est très-voûtée et longitudinale, l'iris est bleuâtre pourvu d'une pupille excentrique. — La forme de la tête n'était pas normale, l'enfant était sujet aux convulsions, au clignotement des yeux et au strabisme.

Fig. 3. Un cas de cyanose chez une fille de douze ans, représenté dans le but de faire voir la part que prennent les yeux dans cette maladie. — La sclérotique paraît bleuâtre, l'iris est d'une couleur particulière qui approche de la couleur lilas, les paupières et les lèvres sont cyanotiques. — Les bouts des doigts appliqués contre la joue ont la forme de spastules; ils sont bleus et pourvus d'ongles larges et très-courts. — La dissection des yeux fit voir un défaut de pigment bien marqué, et la sclérotique était beaucoup plus mince que dans l'état normal.

Fig. 4. Glaucome congénial chez un agneau, observé par le professeur Prinz, de Dresde.

L'iris forme ici un anneau très-étroit, la pupille est large et irrégulière. — La chambre postérieure présente un aspect rougeâtre. Les paupières supérieures tombent (ptosis), et les globes sont trop petits relativement à la tête qui présente une forme particulière (Comparez le préliminaire de cette planche et les planches XVI, XVII et XVIII).

Fig 5. Un cas d'hydrophthalmie choroïdale innée. — Un enfant ayant la tête constituée d'une manière particulière et présentant tous les symptômes d'hydrophthalmie congéniale, les yeux de bœuf, le strabisme, etc., succomba peu de jours après la naissance. M. Ammon ayant obtenu la permission de disséquer les yeux, qu'il n'avait pas observés pendant la vie, trouva dans l'œil droit qui était très-volumineux ce qui suit : la sclérotique était très-mince, tantôt plus, tantôt moins dans différents endroits de son étendue ; la choroïde, également mince, était pourvue en arrière d'un pigment jaunâtre qui en avant était brunâtre et inégalement distribué. — Le cristallin et sa capsule étaient jaunâtres, épais et durs ; la couronne ciliaire épaisse était libre sur sa surface postérieure et fortement adhérente en avant aux procès ciliaires, qui ne présentaient aucune anomalie. — La rétine prenant sa source du nerf optique, au lieu de s'étendre sur la choroïde, était pelotonnée sous forme d'un cordon qui se dirigeait vers la capsule postérieure. — Le corps vitré était totalement absent, et l'espace existant entre la choroïde et la rétine pelotonnée était rempli de la sérosité. — Ce cas présente une ressemblance frappante avec celui qui a été décrit dans la première partie de cet ouvrage, pl. XIX, fig. 16.

Les figures 6 et 8 sont en rapport : ce n'est que par inadvertance qu'elles ont été séparées.

Fig. 6. Le segment postérieur de l'œil d'une jeune fille née aveugle, dont la tête est représentée dans la pl. XVII, fig. 4 et 5. Le globe avait une forme assez régulière, mais en avant il était trop large et pourvu d'une cornée presque conique. — On voit dans la fig. 6 le pigment d'un aspect particulier formant sur la choroïde une couche mollasse et épaisse. — La coupe scléroticale est assez épaisse, mais le cercle qu'elle forme n'est pas régulier. — Le corps vitré s'était séparé du globe au moment de l'incision, et la rétine s'était pelotonnée aussitôt ; cette membrane paraît épaisse, opaque, jaunâtre sur sa surface externe et comme étranglée à l'endroit où elle s'attache au nerf optique. — La tache de Sœmmering présentait l'état normal.

Fig. 8. Le segment antérieur du même œil vu de dedans. — La sclérotique est aussi irrégulière, tantôt plus, tantôt moins épaisse. La rétine offre peu d'épaisseur, les procès ciliaires sont courts, irrégulièrement pliés et inégaux quant à leur longueur ; — ils forment un ovale. La capsule ainsi que le cristallin sont transparents ; cependant sur la capsule postérieure, à l'endroit où l'artère centrale de la rétine touche à la membrane, on aperçoit une opacité nébuleuse ressemblant à un léger boursouflement.

Fig. 9. Coupe longitudinale de l'autre œil de cette fille. On y voit très-bien la figure du globe et le rapport de la sclérotique avec la cornée ainsi que la forme de cette dernière. L'aplatissement du cristallin, la couleur du pigment, l'étranglement de la rétine, et la forme bulbeuse du nerf optique, sont très-distincts. — Ce dernier est pourvu de névrilème très-épais à l'endroit où il s'engage dans l'œil.

Fig. 7. La face interne du segment triangulaire excisé d'avance en arrière du globe d'un enfant, représenté au microscope. — En haut, dans le coin, on voit la cornée, plus bas l'uvée, le procès ciliaire et le péristoma de Dœlinger. — On aperçoit ensuite une interruption dans la continuité de la choroïde, qui forme ici une serie de mailles réunissant le corps ciliaire avec le reste de la choroïde. — Une pareille anomalie dans la structure de cette membrane n'a jamais été observée jusqu'à présent. — La rétine est incisée et les bords de l'incision se sont écartés vers les deux côtés, de sorte qu'on voit plus distinctement la disposition des mailles de la choroïde. La partie inférieure de la figure représente la surface interne de la rétine.

Fig. 10 et 11. L'intérieur des deux hémisphères du globe gauche hydropique d'un enfant affecté d'hydrocéphale, dont nous avons déjà examiné l'œil droit dans la fig. 5. — L'œil qui nous occupe ici était considérablement plus grand que son congénère.

Fig. 10. Représente l'aspect interne du segment antérieur. — La sclérotique est mince et un peu irrégulièrement conformée, la surface interne de la rétine paraît très-épaissie ; sa terminaison du côté de la couronne ciliaire forme des replis concentriques, épais à leur naissance, se terminant par des extrémités pointues tout près du cristallin qui est très-petit, opaque et ratatiné. — Le corps vitré, qui était très-liquide, s'était écoulé aussitôt que le globe avait été ouvert. — Ce vice de conformation rappelle le cas que nous avons fait voir dans la première partie de cet ouvrage (pl. XIX, fig. 10 et 14).

Fig. 11. Fait voir l'intérieur du segment postérieur de cet œil. — La sclérotique, très-mince, contient la rétine épaissie, molle, dépourvue de la tache jaune de Sœmmering et présentant des plis particuliers.

Fig. 12. Un cas de cataracte centrale provenant de la distension congéniale de l'artère centrale.

PLANCHE X, 3e PARTIE.

Amaurose congéniale.

Les planches XVI, XVII et XVIII constituent un groupe à part qui contient une série de dessins représentant la forme des têtes des aveugles-nés et les démonstrations anatomiques relatives à ce sujet. — Il suffit de jeter un coup d'œil rapide sur les dessins des planches XVI et XVII, pour être frappé des particularités dans les formes des crânes qui y sont représentées. — Ils n'ont rien de commun, et cependant chacun d'eux présente quelque chose d'insolite. — Chez les uns le front est ou trop large ou trop étroit (pl. XV, fig. 2 et 5); chez les autres le sommet du crâne est trop élevé (pl. XV, fig. 3 et 6); chez quelques autres le front est trop aplati (pl. XVII, fig. 7 et 8). Cette difformité du crâne, que M. Ammon dévoila le premier à l'attention des observateurs (*Zeitschrift für Ophthalmologie*, t. II, p. 410), dépend évidemment du développement anormal du cerveau, et paraît coïncider avec un état amaurotique et une disposition particulière du globe oculaire, surtout avec une conformation spéciale de la cornée, qui est le plus souvent conique. Dans des cas de cette catégorie que M. Ammon a eu occasion de disséquer (pl. XVII, fig. 4 et 5, et pl. XVIII, fig. 4), il trouva non-seulement des vices de conformation du cerveau et des nerfs optiques, mais aussi des globes eux-mêmes (pl. XV, fig. 6, 7 et 9) ; il espère que des recherches anatomiques ultérieures fourniront constamment des résultats semblables. — Très-probablement que dans ces cas le cerveau se trouve gêné dans son développement organique par la trop grande abondance et par le séjour prolongé du liquide qui lui fournit sa membrane d'enveloppe. — Il se développe d'une manière anormale et attire dans la sphère vicieuse les globes des yeux qui, d'après les recherches de M. Huschke, communiquent avec lui, dans les premiers mois de la vie fœtale, par l'intermédiaire des nerfs optiques creux à cette époque, et qui ne se remplissent que plus tard de pulpe nerveuse. — Les filaments du nerf optique arrêtés dans leur formation, ainsi que ceux de la masse entière du cerveau, ne prenant que très-imparfaitement leur racine dans la couche séreuse de la rétine, de sorte que cette membrane reste arriérée dans le développement de sa texture. C'est probablement de la même cause que proviennent les étranglements du nerf optique dont nous avons vu un exemple pl. XV, fig. 9, ainsi que la finesse extrême et la mollesse qu'on observe quelquefois dans la rétine. — Outre ces défauts, on en aperçoit d'autres relatifs au pigment choroïdale (pl. XV, fig. 9), à la choroïde elle-même, à la sclérotique et à la cornée qui prend ordinairement dans cette circonstance une forme conique. — Le cristallin et le corps vitré présentent aussi quelquefois des anomalies dont nous avons vu un exemple dans la communication du professeur Prinz, de Dresde, relative au glaucome inné chez un agneau (*Zeitschrift für Ophthalmologie*, t. III, p. 376. — Comparez pl. XV, fig. 4). Ce savant trouva chez d'autres animaux nés-aveugles, des résultats de même nature. — Il a observé aussi des anomalies du cerveau et du nerf optique, en présence de celles de la rétine, de la choroïde, du corps vitré du cristallin et de la cornée.

Il est à présumer, d'après ce que nous venons de dire, que l'amaurose congéniale provient le plus souvent des anomalies du cerveau arriéré dans son développement, état dont l'origine est cachée dans les ténèbres de la première formation du fœtus.

Il est remarquable que l'amaurose congéniale est le plus souvent accompagnée de conicité de la cornée. — M. Ammon a vu cette difformité chez les individus représentés dans les pl. XVI et XVII, et il pourrait faire voir une série d'aveugles de naissance, à l'institution des aveugles de Dresde, qui présentent différents degrés de cette conité. Ordinairement elle n'est pas très-apparente dans les premières années de la vie, mais elle augmente rapidement à l'âge de puberté. — C'est alors qu'on voit qu'un point de la cornée se soulève au-dessus du niveau de cette membrane et qu'il s'obscurcit graduellement. — Cet obscurcissement provient évidemment du frottement que la paupière, excitée par le sommet du cône, exerce sur la cornée en se contractant spasmodiquement. — Les fig. 9 et 15 représentent la coupe d'une pareille cornée conique. — Assez souvent cette anomalie est compliquée d'une cataracte. — Ayant occasion d'observer les individus frappés d'amaurose congéniale dans différentes périodes de la vie, M. Ammon trouva une grande différence sous le rapport moral entre ces individus et ces malheureux qui ont perdu la vue à la suite de la blennorrhée des nouveau-nés. Il y a aussi à remarquer que la plupart d'entre eux est affectée d'une surexcitation nerveuse et qu'elle est sujette à différentes maladies convulsives.

Fig. 1 et 2. Représentent la tête d'un garçon de quatorze ans, affecté d'amaurose congénitale et de conicité de la cornée. — Il est issu de parents qui n'ont jamais été malades aux yeux, et il est seul aveugle dans sa famille. Déjà dès sa tendre enfance ses cornées étaient coniques; cette anomalie s'était considérablement accrue à l'âge de la puberté. — Ce jeune homme, qui a une grande disposition pour la musique, est entièrement aveugle.

Fig. 3. Tête d'un autre jeune homme de quatorze ans, affecté d'amaurose congéniale; les cornées de ses deux yeux étaient aussi un peu coniques au centre, elles ne présentaient aucune opacité.

Fig. 4 et 5. Tête d'un idiot affecté d'amblyopie congéniale. — Cet homme peut reconnaître seulement les gros objets. — Il se conduit seul, il louche tantôt d'un œil, tantôt de l'autre (strabisme alternatif), et il est épileptique; ses cornées sont un peu coniques.

Fig. 6 et 7. Tête d'un garçon de quinze ans, affecté d'amaurose congénitale. — La forme de vertex qui ressemble à une selle de cheval mérite d'être remarquée. — Les cornées de deux globes étaient très-coniques.

Fig. 8 et 9. Tête d'un autre jeune homme amaurotique de naissance, ayant deux cornées coniques. — Il louche, sa physionomie très-désagréable est en proie à des contractions spasmodiques continuelles.

PLANCHE XVII, 3e PARTIE.

Amaurose congéniale.

Fig. 1. Profil d'un enfant âgé d'un an, affecté d'une amaurose congéniale. — Le sommet du crâne est très-élevé et l'occiput est aplati. — Cet enfant avait l'air d'un vieillard et tenait toujours sa tête inclinée en avant. — Il était très-prédisposé aux convulsions épileptiformes. — La forme conique de la cornée commence déjà à se montrer.

Fig. 2. Profil d'un garçon de 14 ans amaurotique de naissance. — Le sommet de la tête présente la même forme que dans le cas précédent, le front est aplati. — Cet individu portait la tête penchée en avant et l'inclinait souvent à droite et à gauche. — Les cornées présentaient une forme conique et les globes étaient soumis à une vacillation continuelle (nystagmus).

Fig. 3 et 6. Tête d'un jeune homme amaurotique de naissance, représentée de face et de profil. — Les cornées étaient coniques à un haut degré. — Les deux frères de cet individu étaient, comme lui, nés aveugles. Ses parents étaient d'une constitution débile, le père était rachitique et la mère scrofuleuse. — L'augmentation de la conicité de la cornée à partir de l'âge de la puberté était très-remarquable. — On observait en outre dans les yeux de cet individu des cataractes centrales et de la vacillation des globes, qui étaient profondément situés dans leurs orbites. — Contrairement aux deux premiers cas, représentés dans cette planche, cet individu portait la tête toute droite.

Fig. 4 et 5. Représentent la tête d'une fille amaurotique de naissance. — Les cornées des deux globes étaient coniques. — Cette fille avait une sœur aussi née-aveugle et comme elle sujette aux convulsions épileptiformes. — Cette fille succomba dans sa jeunesse. — Les résultats de l'autopsie se trouvent représentés dans la planche XVIII, fig. 4, et dans la planche XV, fig. 6, 8 et 9.

Fig. 7 et 8. Représentent la tête d'une fille née amaurotique. — La forme du crâne saute aux yeux; la cornée de chaque œil était conique. — Cette fille se porte bien, n'est nullement prédisposée aux convulsions; on ne remarque rien de particulier dans ses facultés intellectuelles.

Fig. 9. La tête d'un jeune homme de 14 ans né aveugle. — Elle est pointue et irrégulière. — Les cornées dans ce cas étaient plutôt globuleuses que coniques.

PLANCHE XVIII, 3e PARTIE

Amaurose congéniale.

Cette planche représente les anomalies du cerveau coïncidentes avec les altérations congéniales des nerfs optiques et des globes. — Elle peut servir à nous faire comprendre la cause de l'amaurose congéniale, qui s'observe en même temps que la difformité du crâne et des globes oculaires.

Fig. 1, 2, 3. Ce sont des copies de l'ouvrage du professeur Arnold de Freibourg. — *Anmerkungen über den Bau des Hirns und Rückenmarkes in Abbildungen*. Zurich, 1838. L'auteur donne les renseignements suivants sur ce cas remarquable. — Il est conservé dans le musée anatomique de Zurich. Un enfant femelle né à terme, décédé dans la cinquième journée après la naissance. — Il présente des anomalies suivantes : six doigts à la main gauche et six orteils au pied droit. Un double bec de lièvre dont la portion intermédiaire consiste en une partie de téguments unis à une portion de l'os maxillaire. Ce bec de lièvre ressemble en quelque sorte à une verrue séparée par une fissure de la cloison du nez. — La portion d'os maxillaire à laquelle il adhère est molle, non ossifiée, et contient deux dents incisives obliquement placées un peu au-devant de l'autre. — La fente du palais charnu et osseux est très-considérable, elle a six lignes en avant et huit lignes en arrière. Le palais charnu rudimentaire, qui existe de chaque côté, se termine à droite et à gauche par une languette filiforme. — Les cornets des fosses nasales sont parfaitement formés, tandis que la cloison nasale est très-imparfaite. — Les globes des yeux, et surtout le gauche, sont beaucoup plus petits que dans l'état normal. — Le front paraît beaucoup plus étroit qu'à l'ordinaire chez un nouveau-né. Il a à peine un pouce dix lignes d'une fontanelle temporale à l'autre. Les deux moitiés de l'os frontal sont soudées. Les pariétaux bien ossifiés présentent six lignes d'écartement entre leur bord interne. Les nerfs olfactifs manquent entièrement (fig. 2, 1); le nerf optique droit est gros comme un fil (fig. 2, 4), son congénère est à peine plus mince que dans l'état normal (fig. 2, 4); d'autres nerfs cérébraux ne présentent du reste rien d'extraordinaire. — L'artère droite du corps calleux manque entièrement, elle est remplacée par un rameau fin prenant sa source de l'artère de la fosse de Silvius et s'anastomosant avec l'artère du corps calleux gauche. — Les deux hémisphères du cerveau sont réunis en avant (fig. 2, 1). C'est pour cela que l'artère du corps calleux passe en avant du lobe antérieur, se place immédiatement derrière l'os frontal et se recourbe en haut. — Arrivée sur la surface supérieure des deux lobes réunis, cette artère passe ensuite entre eux (V. fig. 2, 1). — C'est à partir de ce point que les deux hémisphères restent séparés jusqu'en arrière. — Quant au reste, le cerveau ne présente aucune autre anomalie. Le globe *de l'œil droit* est ratatiné, son axe n'a que trois lignes de largeur (fig. 3). Ce globe était uniquement constitué par la sclérotique, la choroïde et le corps vitré. — La partie antérieure n'était pas transparente, elle était blanche et fibreuse comme le reste de la sclérotique, qui était recouverte d'une membrane vasculaire, ne ressemblant pas plus à la conjonctive cornéale que la partie antérieure du globe oculaire ne ressemble à la cornée. — L'iris manquait totalement. — La choroïde s'étendait du fond de l'œil en avant où elle se formait en forme de sac; on ne remarquait aucune trace du corps ciliaire ni de la couronne ciliaire. — Elle était réunie à la sclérotique moyennant une membrane très-délicate (arachnoïde) que l'on reconnaissait dans toute son étendue. — L'intérieur de la choroïde était rempli totalement par le corps vitré. — Le cristallin et la rétine manquaient totalement. — *L'œil gauche* paraissait à l'extérieur beaucoup plus développé, son axe avait six lignes de longueur (fig. 1). — La cornée était petite, d'une ligne et demie de diamètre, et transparente en partie. La choroïde, le corps et la couronne ciliaire présentaient l'organisation normale; l'iris était très-étroit surtout en bas et en dedans. A cet endroit on remarque une bandelette d'une substance blanche provenant du ligament ciliaire, se dirigeant vers l'intérieur de l'œil. — La rétine est très-bien développée. — Le corps vitré est fendu à partir du nerf optique jusqu'à la bandelette mentionnée qui s'insère au cristallin. Dans cette fente du corps vitré est logé en dehors de l'axe de l'œil le cristallin rond, dirigé obliquement en bas et en dedans. Les vaisseaux de la capsule postérieure sont nombreux. Les vaisseaux de la capsule antérieure s'anastomosent avec ceux de l'iris. — La membrane pupillaire a déjà disparu. — Les artères de cet enfant ont été injectées par le docteur Hodes.

Fig. 1. OEil gauche. 1 La partie inférieure de la sclérotique, 2 la cornée, 3 la partie supérieure de la sclérotique, 5-6 le corps vitré, 6-7 le cristallin, 8 la coupe de la sclérotique.

Il est bon de remarquer dans ce cas intéressant, outre le manque de nerfs olfactifs, qu'on observe assez fréquemment en présence de la fente palatine, 1° la fusion des lobes cérébraux antérieurs et la réunion des deux moitiés de l'os frontal; 2° l'absence d'une artère du corps calleux; 3° l'état rudimentaire de l'œil droit indiquant l'arrêt de développement de cet œil, survenu dans les premiers mois de la grossesse; 4° colobome du corps vitré coïncidant avec un état anormal dans la position du cristallin de l'œil gauche.

Il reste à savoir si l'on peut aussi considérer cette dernière anomalie comme un arrêt de développement. D'après les recherches de M. Ammon sur le développement de l'œil, cette hypothèse ne serait pas plus admissible pour le colobome du corps vitré que pour le colobome de l'iris. — Personne n'a jamais, jusqu'à présent, observé de colobome du corps vitré; ni l'excellent ouvrage de M. Seiler, ni celui de M. Sc œn n'en fait mention; il paraît alors que le cas que nous venons de relater constitue le premier de ce genre dans la science.

Fig. 2. 1, Les lobes cérébraux antérieurs vus du côté de la base du cerveau; 2-3, lobes moyens; 4, infundibulum et nerf optique altéré; 5, corps olivaires; 6, *eminentia caudicans*; 7; pont de Varol; 8, moelle allongée; 9 et 10, cervelet.

Fig. 3. L'œil droit décrit plus haut.

Fig. 4. Représente la base du cerveau dans sa grandeur naturelle, d'une fille aveugle-née dont la tête est représentée pl. XVII, fig. 4 et 5. — Cette enfant a atteint l'âge de 10 ans; très-nerveuse et irritable, elle était sujette à l'épilepsie. — Elle mourut peu de temps après avoir quitté la maison de ses parents, à la suite d'une fièvre typhoïde occasionnée par la nostalgie. Les hémisphères et les lobes du cerveau, surtout les moyens, étaient parfaitement développés. La masse cérébrale ne présentait aucune anomalie. — La séreuse des ventricules était un peu plus épaisse que dans l'état normal. — Les vaisseaux injectés et l'épanchement séreux dans les ventricules étaient probablement les effets de la maladie. Les plexus choroïdaux étaient le siége d'un gonflement œdémateux. — Si l'on compare ce cerveau avec celui d'une autre personne de même âge, on s'aperçoit de la petitesse des nerfs optiques, de leur trajet particulier, de leur pauvreté en pulpe nerveuse, ainsi que de la petitesse et de la forme du cervelet et du contour particulier de la base entière du cerveau. — Ce qui sautait surtout aux yeux, c'était cette circonstance, qu'à l'endroit d'entrecroisement des nerfs optiques, là où ces nerfs commencent à se faire voir sur la surface inférieure des lobes antérieurs, la substance cérébrale formait une saillie considérable qui ne pouvait que comprimer ces nerfs avant leur entrée dans les trous optiques. — Les globes présentaient aussi des altérations notables que nous avons décrites déjà. (Voyez pl. XV, fig. 6, 8, 9).

Explication des nombres. 1-2, Lobes antérieurs; 3-4, nerfs olfactifs très-minces; 5-6, coupes des nerfs optiques; 7, entrecroisement des nerfs optiques qui paraît très-saillant ainsi que la partie du cerveau qui l'avoisine; 8, corps olivaires; 9, entonnoir; 10-11, lobes moyens; 12-13, pont de Varoll; 12-13, la sixième paire; 15, moelle allongée; 16-17, lobules très-petits du cervelet.

PLANCHE XIX, 3e PARTIE.

Cyclopie.

Cette planche ainsi que la suivante représentent différentes formes de la cyclopie. — Nous allons faire précéder leur explication d'une courte notice concernant la nature et l'étimologie de cette singulière anomalie.

Sous les noms de monophthalmie et de cyclopie on désigne deux états innés tout à fait différents.—Par la monophthalmie on comprend l'anomalie dans laquelle il n'existe qu'un œil qui ait conservé sa position normale, et n'offrant aucune multiplicité relativement aux organes qui le composent. M. Seiler donne à ce genre le nom de monophthalmie parfaite. — La cyclopie (rhinocéphalie) désigne au contraire un état dans lequel il n'y a en effet qu'un seul œil résultant de la fusion des deux yeux. C'est de cette anomalie exclusivement que nous allons nous occuper ici.

Elle a été observée chez l'homme ainsi que chez les animaux. La conformation générale du crâne, et spécialement la déviation des orbites, des organes olfactifs et des organes auditifs de leur état normal sont des signes caractéristiques de cette anomalie.—Il nous est impossible d'entrer ici dans le détail de ces caractères, car d'après la diversité des cas observés, cette désignation, même très-imparfaite, nous ferait dépasser les limites restreintes de cette notice. Nous renvoyons, quant à ce sujet, à l'excellent travail dont M. Vrolik a dernièrement enrichi la littérature ophthalmologique. (*Over den Aard en Vorsprong der Cyclopie Amsterdam*, 1834.— En extrait dans *J. Muller, Archiv für Anatomie und physiologie*, 1836, *sixième livraison.* — *Compte rendu de travaux annuels*, p. 177). Cet auteur établit cinq catégories de cette anomalie, division qui nous paraît très-commode pour ne pas nous perdre au milieu de la diversité des formes qui se laissent observerr.

La première catégorie contient les cas dans lesquels l'œil n'est pas visible à l'extérieur, dans lequel le nez manque ou est remplacé par le museau, ce qui est très-rare. Outre les cas connus de cette catégorie, observés par Prochaska, Carlisle, Seiler et Sandifort, M. Vrolik en cite un qu'il a lui-même observé chez un individu femelle. Deux replis cutanés superposés couvraient une orbite unique, le supérieur était pourvu dans son milieu d'une languette; l'inférieur avait, à l'endroit correspondant, une fente qui semblait indiquer qu'il était composé de deux parties distinctes. — Aux deux angles de l'orbite on remarquait d'autres plis s'étendant jusqu'à l'ouverture buccale qui entourait cet endroit où le nez devait être placé. — La bouche et les oreilles étaient normales. — La partie orbitale de l'os frontal manquait, elle était remplacée par une membrane qui s'insérait aux petites ailes du sphénoïde. Cette membrane remplaçait aussi l'ethmoïde sans présenter d'ouverture pour le passage des nerfs. Les petites ailes sphénoïdales étaient étroites et non réunies. Le trou optique du sphénoïde manquait, mais la fissure orbitale supérieure existait. — L'épiphyse zygomatique du maxillaire supérieur et l'épiphyse correspondant du temporal ne se touchaient nullement; l'arcade zygomatique n'était pas par conséquent fermée. — Les deux maxillaires supérieurs étaient réunis, et leurs parties faciales peu développées étaient pourvues de grands trous infra-orbitaux; au lieu d'un globe, il n'y avait qu'un amas de tissu cellulaire entouré de faisceaux musculaires. Les lobes antérieurs du cerveau manquaient entièrement et ils n'étaient en aucune façon séparés des lobes postérieurs. — L'éminence quadrijumelle était peu distincte et les souches optiques à peine visibles. — Les nerfs olfactifs et les nerfs optiques manquaient, mais les nerfs accessoires de l'orbite existaient.

Dans la deuxième catégorie l'œil est extérieurement bien distinct. Haller, Ruben, Gurlh, Eller, Heurmann, Rivier, Ullersperger, Otto, Vrolik, etc., ont décrit des cas qui appartiennent à cette catégorie. — Dans le cas d'Ullersperger on remarquait derrière la fente palpébrale qui était quadrangulaire et composée réellement de quatre paupières pourvues de leurs cils, une cornée aplatie recouverte d'une conjonctive et attachée aux quatre paupières. — Les points lacrymaux manquaient. — Dans l'angle supérieur de la fente palpébrale était située une excroissance charnue en forme de poire, dépassant de beaucoup le niveau de l'œil. — Les oreilles avaient leur forme normale. — Le sphénoïde était entièrement déformé. — Les orbites manquaient et l'orbite commun et anormal occupait la place du nez. — La lame criblée de l'ethmoïde et son épiphyse de *crista galli* manquaient, ainsi que le trou optique. Entre les deux parties orbitales de l'ethmoïde se trouvait un grand trou communiquant avec les orbites et livrant passage aux nerfs optiques. — Dans le globe on distinguait bien la cornée, la sclérotique, la choroïde, la rétine, l'hyaloïde, le corps vitré et les deux cristallins parfaitement organisés. — Les nerfs optiques ne se croisaient pas, mais ils se glissaient l'un à côté de l'autre dans le trou indiqué plus haut. — Parmi les muscles du globe on distinguait cinq droits et deux obliques, deux élévateurs de la paupière supérieure. — Les organes lacrymaux et les organes olfactifs n'existaient pas. — Le muscle oribculaire des paupières s'étendait seulement jusqu'à l'ouverture orbitale. — L'os maxillaire supérieur était déformé. (Comparez *Beschreibung der pathotogischen præparate in Würzburg*, p. 218.) — Les cas dans lesquels existe un museau avec un seul œil constituent une subdivision spéciale de cette catégorie. — C'est à celle-ci qu'appartiennent les cas de MM. Vrolik, Tiedemann et Lacroix.

Dans la troisième catégorie, trouvent leur place les cas où les organes internes de l'œil sont plus ou moins doublés, que le museau existe ou non. — C'est ici que se placent les observations de Mekel, de Vrolik, ainsi que celles d'Ullersperger. — La duplicité qu'on observe dans les organes du globe a aussi quelquefois lieu relativement à l'orbite, ce qui a, par exemple, eu lieu dans le cas décrit par Sandifort. — L'os frontal est dans ces cas ou simple ou divisé en deux moitiés.

Dans la quatrième catégorie, la séparation des deux globes est plus évidente; ils y sont ordinairement séparés au moyen d'une cloison. — Sandifort, Mekel et Tiedemann ont observé des cas pareils. — Le museau manque rarement ici.

Dans la cinquième catégorie, M. Vrolik classe les cas dans lesquels les deux globes sont séparés entièrement ou en grande partie, le museau est dirigé en bas au lieu d'être retroussé. — Cette forme se rapproche plus ou moins de la forme normale, mais il faut bien discerner ici, si le museau regarde en bas, parce qu'il lui manque une charpente osseuse, ou si cette position lui est imprimée par la direction des os qui le supportent. — Ce n'est que cette dernière anomalie que M. Vrolik place dans cette catégorie.

L'auteur de cet ouvrage n'ayant pas eu le travail de M. Vrolik à sa disposition emprunte la classification indiquée à l'analyse qui en a été faite dans les archives de M. Müller; il a ausi jugé à propos de faire suivre ce qui vient d'être dit de remarques intéressantes dont la rédaction des archives termine son compte rendu.

Les recherches de M. Vrolik démontrent que l'absence des nerfs olfactifs n'est pas constante dans la cyclopie; elle ne l'est pas non plus dans la fente du palais. — MM. Tiedemann et Gurlt l'ont admis, et Mekel avait déjà remarqué avant eux que l'état des organes olfactifs n'est nullement en rapport avec la cyclopie. — Sœmmering a même trouvé une fois l'absence complète du nez coïncidant avec une organisation parfaite des yeux. — La complication la plus fréquente de cette anomalie, c'est l'absence de la cavité buccale et de la mâchoire inférieure ainsi que la fusion des oreilles avec les organes voisins. — Il parait résulter des observations connues jusqu'à présent que l'absence des nerfs olfactifs n'est pas constamment suivie de l'absence du museau. — MM. Eller et Heurmann observèrent en outre qu'il n'y avait qu'un globe, dans lequel aboutissaient deux nerfs optiques, tandis que M. Vrolik ne trouve qu'un seul nerf aboutissant dans un œil, dont le plus grand nombre des parties organiques était doublée. Il est donc évident que l'absence des nerfs ou leur état anormal ne détermine nullement l'absence ou la conformation vicieuse des organes, pas plus que l'anomalie d'un organe ne peut être considérée comme le résultat de l'anomalie d'un autre.

M. Vrolik admet, conformément à l'opinion de M. Huschke, que la cyclopie provient d'un arrêt dans le développement organique. — D'autres admettent que les deux yeux, au commencement bien séparés, se réunissent plus tard, et qu'il en résulte une confusion de leurs parties constituantes. — Comme exemple et comme preuve de la possibilité de cette réunion, ils citent la fusion des globes qui a quelquefois lieu chez les monstres provenant de la réunion de deux fœtus. — Mais malgré tout ce qu'on fait valoir à l'appui de la première hypothèse, M. Ammon ne peut croire que la cyclopie soit le résultat d'un arrêt de développement; il admet qu'elle provient d'une altération pathologique chez l'embryon. Ses recherches sur le développement organique de l'œil lui ont suffisamment démontré que dans la série successive des transformations, que l'on observe durant la vie fœtale, il n'en existe aucune qui présente la moindre analogie avec l'anomalie en question, et que dès le premier moment les deux globes se présentent comme deux organes entièrement séparés l'un de l'autre.

La cyclopie se rapproche sous le rapport physiologique de l'anophthalmie congéniale, et cette dernière se rapproche à son tour de la microphthalmie. — L'anophthalmie peut être monoculaire (monophthalmie) ou bioculaire (anophthalmie complète). (Voyez pl. I, fig. 7).

La monophthalmie congéniale a été très-rarement observée; Rudolphi a vu manquer l'œil droit chez un nouveau-né qui ne présentait pas même de trace de l'orbite, si ce n'est une fossette horizontale noire qu'on remarquait à sa place. La peau passait directement du front sur la joue, toutes les parties constituantes de l'œil manquaient totalement; on n'a pas trouvé de traces des nerfs des cinquième, quatrième et sixième paires; quant au nerf optique, il n'a présenté à l'endroit de l'entrecroisement qu'un cordon mince dépourvu de substance médullaire, se terminant par un bout pointu. La couche optique droite était plus saillante du côté de la base du cerveau, et un peu avancée vers le côté gauche.

MM. Philippe de Walther et Ammon ont observé un autre cas semblable sur le côté gauche, dans lequel on apercevait quelques vestiges des paupières réunis. — Quant à l'absence congéniale de deux yeux (anophthalmie complète), la science en possède un nombre plus considérable d'exemples, de sorte qu'il est permis d'indiquer les différents degrés de cette anomalie. — C'est à Mekel que nous devons les premiers indices de la gradation dont nous parlons.

Les individus anophthalmiques présentent ordinairement quelques vestiges des paupières qui sont ou collées, ou fermées, ou entrebâillées. Dans le premier cas, il n'existe ordinairement aucune trace des globes. — Dans le dernier on en rencontre des rudiments composés d'un amas de tissu cellulaire, ou des véritables globes très-imparfaits. — Ce caractère séméotique d'anophthalmie trouve son commentaire dans l'anatomie pathologique. — Relativement à ce point, on peut diviser d'après Mekel les observations connues jusqu'à présent en trois classes:

1° Absence complète des globes et des orbites, — à leur place un tissu cellulaire. — C'est le plus haut degrés d'anophthalmie;

2° Absence des globes avec l'existence des organes lacrymaux;

3° Les globes à l'état rudimentaire.

Première classe. Anophthalmie caractérisée par l'absence des globes et des orbites remplacées par un amas de tissus cellulaires. — Ici appartiennent les cas de Storch, de Fidlitz, de Pittschaft, de Ficher, de Biermeyer, de Lobstein, de Dressel, de Daniel Seiler, d'Ammon, décrits par M. Gescheidt, etc., etc. — Dans tous ces cas, les paupières étaient ou réunies ou très-peu fendues, et dans les orbites, un peu plus ou un peu moins bien organisées, on trouvait du tissu graisseux, rougeâtre, ordinairement sans trace de conjonctive. — Storch trouve seul les orbites bien développées. — Sprengel a vu un des cas les plus rares dans lequel, les os du front se transformaient directement en os des pommettes. — Ossiander et Lobstein ont fourni des descriptions exactes de cas pareils. — Ossiander trouva l'absence complète des nerfs optiques, et la fusion des deux hémisphères cérébraux en une seule masse, et présentant une seule grande cavité ventriculaire. Dans l'observation de Lobstein, le crâne était en outre mal développé. — On voit que l'évolution organique s'était arrêtée très-bas dans le cas dont nous venons de faire mention. L'organisation vicieuse, une maladie de fœtus, l'hydrocéphale par exemple, semblent avoir occasionné ces désordres, dont le plus grand nombre appartient à la classe des arrêts de développement.

Deuxième classe. Les observations dans lesquelles l'absence des globes coïncide avec l'existence des organes lacrymaux ne sont pas très-nombreuses : Weidele trouva, chez un enfant qui a vécu quelques semaines, une absence complète des globes avec l'existence des glandes lacrymales, des muscles et de l'embranchement des vaisseaux. — Malacarne et Schœn citent des observations semblables. — Le sujet observé par Schœn a vécu pendant cinq jours. Les paupières, les cils et les sourcils existaient ainsi que la troisième, la quatrième, la cinquième et la sixième paire de nerfs. — Les nerfs optiques et leur entrecroisement manquaient à ce point qu'il n'en existait pas de traces. — La masse cellulaire graisseuse représentant le globe était pourvue des muscles qui s'inséraient dans leurs endroits normaux. — Les élévateurs des paupières étaient aussi présents, ainsi que les glandes et les points lacrymaux, tandis que la caroncule lacrymale manquait entièrement. Dans le cas de Malacarne la caroncule manquait aussi.

La troisième classe contient les cas dans lesquels il n'existe qu'un rudiment du globe. — C'est ici qu'appartient, d'après Mekel, le cas de Klinkosch qui ressemblait en quelque sorte à la cyclopie. Il y avait un hydrocéphale; les os de la face étaient, dans leur plus grand nombre, peu développés, ou ils manquaient totalement. A la place de l'œil droit et des paupières, il n'y avait qu'une trace de cicatrice. L'œil gauche, recouvert des paupières réunies, était placé profondément dans l'orbite; il consistait en une poche ressemblant à celle d'un hydatide que Meckel regardait comme la sclérotique amincie. — Ce globe contenait le corps vitré et le cristallin entouré en parti d'une couronne ciliaire, d'iris, de choroïde et de rétine, il n'y en avait pas de traces. — Les organes lacrymaux, extérieurs et intérieurs, manquaient totalement ainsi que tous les nerfs et tous les muscles. — Le cerveau n'était pas partagé en deux hémisphères. Les ventricules latéraux et le troisième ventricule formaient une seule cavité contenant un liquide séreux. La glande pituitaire, l'éminence quadrijumelle se laissaient difficilement reconnaître. Les couches optiques et les corps striés étaient plus faciles à distinguer. Les six premières paires de nerfs manquaient entièrement, et les autres étaient normales. — Il faut compter aussi dans cette classe les cas que M. Schukerski a observés sur plusieurs enfants d'une famille issue de parents sains et bien conformés. Les paupières étaient mobiles, couvrant des petites orbites tapissées de conjonctives qui contenaient des masses hygromateuses circonscrites provenant probablement des globes dégénérés. — Ces masses renfermaient un liquide jaunâtre. C'étaient des rudiments des globes devenus hydropiques dans les premières périodes de la vie fœtale. — Le cas décrit par M. Rau (*Monatschrift*, t. III, p. 57) est très-analogue à celui que nous venons de raconter. Dans ce cas, il n'y avait aucune trace du globe du côté gauche; du côté droit, on a trouvé un grand hygrome. — Une grande proéminence des maxillaires supérieures, rappelant en quelque sorte l'organisation de la face chez les animaux, méritait d'être remarquée. — Il n'est pas certain qu'il s'agisse, dans le cas qui vient d'être cité, réellement des rudiments de l'œil, car, à part la fantaisie de l'observateur qui s'efforce de trouver une anologie entre le corps observé et le globe de l'œil, il n'y a rien du reste qui parle à l'appui de la désorganisation de l'œil. — Ce qui est certain, c'est que dans ces cas, comme d'autres d'anophthalmie congénitale, l'anomalie en question prend sa source d'un état pathologique du fœtus. — Outre l'organisation défectueuse des os de la face et du crâne, les anomalies relatives au cerveau et aux nerfs qui en sortent parlent à l'appui de cette admission. — La présence de l'hydrocéphale semble prouver dans beaucoup de cas que l'œil, qui n'est qu'un produit de cerveau, a pris part à l'état pathologique de cet organe. — Cette participation est quelquefois beaucoup moins considérable que dans des cas précédents : ainsi Beer observe l'anophthalmie congéniale chez trois individus dont l'un a pu distinguer la lumière d'avec les ténèbres, et les deux autres voyaient même un peu davantage. Rœderer et Morgagni ont disséqué des cas semblables et ont trouvé qu'il n'y avait que certaines parties du globe qui étaient ou désorganisées ou absentes.

Il est surtout remarquable que dans le plus grand nombre des cas d'anophthalmie congénitale, qu'on a eu occasion de soumettre à des recherches anatomiques, les nerfs optiques étaient présents, et que les autres six ou huit premières paires nerveuses manquaient totalement. Cette circonstance paraît prouver que l'anophthalmie n'appartient que très-rarement au nombre des arrêts de développement, et qu'elle est le plus souvent le résultat d'un état pathologique chez le fœtus. — Au nombre des arrêts de développement appartiennent les cas dans lesquels manque non-seulement le globe, mais aussi l'orbite, les organes accessoires de l'œil et le nerf optique. — En général, la cause de l'anophthalmie se rapporte à ce qu'il paraît à un état mixte, dans lequel une fois un arrêt de développement, une autre fois un état pathologique paraît prédominer dans la production de l'anomalie. — La valeur physiologique de cette anomalie rappelle à l'esprit l'anencéphalie et l'hydrocéphalie congénitales. — L'anophthalmie innée a été aussi observée chez les animaux. Rudolphi et Aldrovandi ont publié des cas de ce genre. — Une autre observation fort intéressante de cette catégorie a été publiée par M. Miraud (*Monatschrift*, etc. t. III, p. 113). Elle se rapporte à un cheval ayant en outre d'autres vices de conformation. Son orbite gauche était tapissée d'une membrane ayant une couleur foncée, au fond de laquelle on apercevait un rudiment du globe, qui était mobile et contenait des vestiges de la sclérotique, de la choroïde, de la rétine et du corps vitré. — Le globe du côté droit était un peu plus développé, il se composait de traces de la sclérotique, de la cornée, de la choroïde, de la rétine, de la zonule de Zinn et du corps vitré.

Les figures de la planche XIX sont recopiées de la dissertation de M. Raddatz, *de Cyclopia*, Berlin 1829.—Les fig. 1, 2, 3, 4 représentent la tête d'un fœtus qui mourut peu de temps après sa naissance.—Cette tête était, en proportion du corps, très-petite; elle était couverte de cheveux. — Les sourcils des deux côtés formaient une seule arcade correspondante à la cyclopie. — Il y avait trois paupières, une supérieure et deux latérales qui correspondaient à la paupière inférieure; chacune d'elles était pourvue d'un point lacrymal. — Le petit globe, conservé longtemps dans l'esprit de vin, a perdu sa conformation primitive. Le nez manquait; la bouche, bien conformée, quoique un peu petite, était pourvue d'une langue normale. — L'oreille gauche ne présentait aucune anomalie, mais sa congénère, placée plus près du menton, était difforme, à ce point qu'on la reconnaissait à peine. Le cou était trop court; du reste, le corps entier était assez bien conformé. — Le crâne semblait être hémicéphalique, car il était aplati et prolongé. — La face très-petite était placée sur la même place que le crâne, et l'orbite semblait être dirigée en haut. — Les fontanelles manquaient totalement. L'os frontal et les zygomatiques constituaient une seule pièce. — L'os frontal était dépourvu de suture, mais il conservait ses bosses frontales. — Les bords orbitales. — Les bords orbitaux supérieurs formaient une seule arcade, l'échancrure ethmoïdale manquait ainsi que l'épine et l'épiphyse nasale. — Les portions correspondantes des zygomatiques étaient pourvues de leur suture et du trou normal. — L'os occipital était partagé en quatre parties qui étaient beaucoup plus réunies que dans l'état normal. — L'épine occipitale était présente, les condyles occipitaux étaient fendus et le grand trou était normal ; à l'endroit de la petite fontanelle on rencontrait un petit os triangulaire. — Les os lacrymaux des deux côtés étaient très-différents de leur état normal. — Les grands trous mastoïdiens étaient bien distincts. — L'épiphyse zygomatique du côté gauche manquait et était remplacée par un os épais et difforme. L'anneau tympanique était indiqué par une masse osseuse et le méat auditif externe manquait; l'épiphyse zygomatique de l'autre côté ainsi que l'anneau tympanique qui lui correspondait étaient normaux. — Les pyramides temporales un peu difformes, mais ne présentant du reste rien d'extraordinaire.

Le corps du sphénoïde était dépourvu de crête ethmoïdale et des épiphyses cuniformes. — Les grandes ailes étaient peu éloignées les unes des autres. — Les épiphyses ptérygoïdes étaient présentes, mais leurs ailes interne étaient tellement rapprochées qu'elles se touchaient réciproquement. L'os ethmoïde était absent. — Les os maxillaires supérieurs manquaient dans leurs parties nasales, ils présentaient imparfaitement une cavité très-large correspondant aux fosses nasales. — La partie orbitale de cet os faisait voir une partie d'une suture et une trace du conduit infraorbital. — A l'épiphyse nasale, rudimentaireétaient fixés les os lacrymaux. — Les procès zygomatiques maxillaires étaient très-larges, l'épiphyse alvéolaire avait huit alvéoles, et les épiphyses palatines étaient très-étroites et sans suture. Les cornets inférieurs, les os nasaux et la cloison du nez manquaient totalement. — Les épiphyses maxillaires des os zygomatiques étaient très-larges, les épiphyses témporales étaient normales; l'épiphyse frontale du côté droit formait un petit os séparé, d'une forme quadrangulaire. — L'os maxillaire inférieur ne présentait aucune anomalie, à l'exception d'une épiphyse qui se dirigeait du côté de l'os qui remplaçait l'épiphyse zygomatique du temporal gauche. — Les fig. 1, 3, 4 démontrent ces détails.

Fig. 1. Représente la tête vue de face.

a, *a*. Deux suurcils réunis en arcade.

b. La paupèire supérieure.

c, *c*. Les paupières inférieures.

Fig. 3. Le crâne vu par le haut.

a, *a*. La partie occipitale de l'occiput.

b, *b*. Os triangulaire.

c. Le frontal réuni avec les pariétaux.

d. L'éminence frontale.

e, *e*. Les temporaux.

f. L'épiphyse zygomatique.

g. Plusieurs os correspondant à l'épiphyse zygomatique.

h, *h*, *h*. Grandes ailes du sphénoïde.

i, *i*. Les os zigomatiques.

k. L'os maxillaire supérieur.

l. Partie orbitale de cet os.

m. Les os lacrymaux.

n, *n*. La mâchoire inférieure.

Fig. 4. Le crâne vu par le bas.

a, *a*. La partie occipitale de l'occiput.

b, *b*. La partie condyloïdienne.

c, *c*, *c*, *c*. Les condyles fendus.

d. La partie basilaire.

e. Les os temporaux.

f. Les pyramides temporales.

g. Rudiment de l'anneaux tympanique.

h. Procès zygomatiques du temporal droit.

i. Les osselets remplaçant le procès zygomatique gauche.

k. Le corps du sphénoïde.

l. Les grandes ailes.

m. Les ailes externes des épiphyses ptérygoïdes.

n, *n*. Les ailes internes.

o. L'os palatin.

p, *p*. Les os zvgomatiques.

q. L'épiphyse palatine de la mâchoire supérieure.

r, *r*, *r*, *r*, *r*. Les alvéoles dentaires.

Fig. 2, 5, 6. Un autre cas de la cyclopie chez un fœtus du sexe masculin, au huitième mois de la grossesse, observé par le docteur Raddatz.

La forme et l'extension de sa tête firent présumer l'existence d'une hydrocéphale. — La face était très-petite relativement aux dimensions de la tête. — Au milieu du front on remarquait un œil pourvu de deux paupières, sans cils et sans sourcils. Le globe, très-petit, était tellement ratatiné par sa conservation très-longue dans l'esprit de vin, qu'il était impossible de le disséquer. Les points lacrimaux et le nez étaient absents. — La bouche était petite, mais normale. L'oreille droite était normale; la gauche était indiquée par un rudiment composé de deux portions inégales entre lesquelles il y avait une trace du méat auditif. La tête surmontait un cou très-court. Le reste du corps ne présentait aucune anomalie. Le crâne, long et large, dépassait beaucoup ses proportions normales à la face. — L'orbite unique était allongée dans le sens horizontal; l'ethmoïde, les os lacrymaux et les os palatins ne prenaient aucune part à sa formation. — Les ouvertures antérieures et postérieures nasales étaient fermées. — Les sutures qui séparaient les os présentaient une largeur démesurée et contenaient une quantité d'os vormiens. Les points d'ossification des os étaient très-saillants, circonstance qui donnait à la tête la forme anguleuse. Les os eux-mêmes étaient très-minces, et leur structure fibreuse était très-manifeste. Du reste, ils ne présentaient aucune anomalie commune à toutes. — Quant à leur déformation spéciale, voici les principales :

L'os frontal formait une seule pièce pourvue de l'éminence frontale. — Le bord orbital supérieur formait une seule arcade entre les deux épiphyses zygomatiques, et l'épiphyse nasale manquait entièrement.

Les pariétaux très-grands avaient une forme hémisphérique; leurs points d'ossification faisaient des saillies, et leurs sutures antéro-postérieures étaient très-courtes; au-devant d'elles on remarquait un grand os vormien qui occupait la place de la grande fontanelle. — *L'os occipital* était normal, mais les temporeaux étaient très-difformes. — Ils étaient déprimés vers le bord du crâne. La partie squameuse du côté gauche, très-petite, manquait d'épiphyse zygomatique et d'anneau tympanique; à sa place on remarquait un petit os présentant quelque similitude avec le marteau. — Le corps et les petites ailes du sphénoïde manquaient. Les grandes ailes formaient un corps convexe pourvu d'une ouverture au centre. Les ailes ptérygoïdiennes étaient plus courtes qu'à l'ordinair. L '*ethmoïde* était absent et l'échancrure ethmoïdale du front était bouchée par une forte membrane. Les os maxillaires supérieurs étaient soudés et ne présentaient aucune trace de suture. — Les trous infrà-orbitaires et leurs conduits étaient bien distincts. Les épiphyses nasales manquaient, mais les épiphyses zygomatiques et alvéolaires étaient bien formées; ces dernières étaient pourvues de six alvéoles dentaires.—Les os palatins présentaient une trace très-légère de suture; leurs parties verticales étaient absentes. Il n'y avait pas non plus d'os lacrymaux, de naseaux, de cornets et de cloison du nez. — Les os zigomatiques étaient les plus développés. — L'os maxillaire inférieur était dépourvu de l'épiphyse coronoïde gauche. — Les figures suivantes représentent tous ces détails.

Fig. 2. L'aspect de la face.

a. La fente palpébrale.

b. L'oreille droite.

c, *d*. Rudiments de l'oreille gauche.

Fig. 5. Le crâne du côté de la base.

a. La partie occipitale de l'occiput.

c. Les condyles.

b. Les parties condyloïdes.

d. La partie basilaire.

e, *e*, *e*, *c*. Les pariétaux.

f, *f*. La partie mastoïde du temporal.

g, *g*. La partie squameuse du temporal.

h, *h*. Pyramide.

i, *i*. Rudiment de l'anneau tympanique.

k. L'anneau tympanique et les osselets auditifs.

l. Le corps du sphénoïde.

m, *m*, *m*. Les grandes ailes.

n, *n*. Les ailes internes des épiphyses ptérygoïdes.

o, *o*. Les ailes externes.

p. L'os palatin.

q. Les épiphyses palatines du maxillaire supérieur.

r, *r*, *r*, *r*. Les alvéoles dentaires.

s, *s*. Les os zygomatiques.

t. L'os frontal.

u. Fontanelles temporales postérieures.

v, *v*. Fontanelles temporales antérieures.

Fig. 6. Le crâne vu de face.

a, *a*. Les pariétaux.

b. L'os vormien occupant la fontanelle antérieure.

c, c. Autres os surnuméraires.
d. La partie frontale du vertex.
e. La partie orbitale du front.
f. Fontanelles temporales antérieures
g. La partie squameuse du temporal.
h. Les grandes ailes du sphénoïde.
i, i. Les ailes externes des épiphyses ptérygoïdes.
k, k. Os zygomatiques.
l. L'os maxillaire supérieur.
m. La partie orbitale du même os.
n. L'os maxillaire inférieur.

PLANCHE XX, 3e PARTIE.

Cyclopie.

Fig. 1, 2, 3. Représentent un cas de cyclopie observé et décrit par M. E. H. Weber à Leipzig. C'est aussi à la bienveillance de cet auteur que nous devons les dessins appartenants à cette observation, qui ont été exécutés par M. Aulich.

L'enfant cyclope était né à terme et a vécu pendant plusieurs heures. — Après sa mort il a été mis dans l'esprit de vin et conservé de cette manière pendant quelque temps, ce qui a empêché la dissection détaillée du cadavre.

Fig. 1. Le globe oculaire était très-aplati dans son axe antéro-postérieur.

Fig. 2. La fente palpébrale avait la forme rhomboïdale, ayant deux angles pointus et deux angles ouverts (fig. 1). Les angles pointus étaient placés en haut et en bas, et les angles ouverts sur les deux côtés. De cette manière, la paupière supérieure était éloignée beaucoup plus de la paupière inférieure qu'un angle de l'œil ne l'était de l'autre angle. Cette conformation provient de la fusion des quatre paupières dont les deux supérieures se sont réunies dans l'angle en haut, et les deux inférieures dans celui en bas. — Les cils des paupières supérieures réunies étaient plus longs, et la peau située au-dessus était recouverte de poils qui ressemblaient aux sourcils. Dans l'angle supérieur et dans l'angle inférieur, on remarquait des traces du repli semi-lunaire et du sillon qui entoure la petite cavité lacrymale, mais il n'y avait ni points lacrymaux ni caroncules.

Fig. 3. Les muscles du globe étaient tellement confondus et soudés entre eux, qu'il était impossible de reconnaître leur nombre et de distinguer les droits des obliques. A juger d'après leurs insertions au globe, il y en avait cinq ou six. Il n'y avait aucune trace de la poulie (trochée).

Fig. 4. La sclérotique ne présentait aucune trace de fusion des deux globes; les deux cornées étaient au contraire réunies, de sorte qu'elles formaient une figure rhomboïdale avec des angles arrondis (fig. 1). La grande dimension de ce rhomboïde, ou plutôt de cet ovale irrégulier, était horizontale. Il était évident que chacune des deux cornées composantes devait être ovale, plus longue de haut en bas que d'un côté à l'autre, et que celle du côté droit était plus petite que celle de gauche.

Fig. 5. Derrière chaque cornée il y avait un iris ovale. La gauche était plus grande et occupait à peuprès sa position normale dans l'œil. La gauche était repoussée vers le côté. Dans tous les deux la dimension verticale était plus longue (fig. 2).

Fig. 6. Derrière chaque iris il y avait un cristallin (fig. 3). Celui du côté gauche avait la position et la grandeur normales; celui du côté droit était latéralement déplacé et se tournait de manière à ce que son bord était dirigé en avant, une face à droite et l'autre à gauche. Ce cristallin était beaucoup plus petit, et son bord dirigé en avant était aplati.

Fig. 7. La choroïde tapissait la cavité unique de la sclérotique. Dans la partie inférieure de la choroïde, on remarquait un endroit blanc, large d'une ligne et demie à deux lignes, qui s'étendait du passage du nerf optique en avant et à droite.

Fig. 8. Le nerf optique était simple à l'endroit où il aboutissait au globe. Dans la cavité de ce globe, la choroïde et la rétine semblaient constituer une cloison horizontale qui divisait cette cavité en deux compartiments, le gauche plus grand et le droit plus petit (fig. 2). Dans ce dernier le corps vitré était si petit que la choroïde était presque appliquée contre la surface interne du cristallin qui était, comme il a été dit plus haut, tourné autour de son diamètre vertical. La cloison choroïdale consistait-elle en deux lames distinctes ou en une seule? C'était difficile de savoir.

Fig. 4 et 5. Copies de l'ouvrage de Sœmmering.

Bei Fragen zur Produktsicherheit wenden Sie sich bitte an:
If you have any questions regarding product safety, please contact:

Walter de Gruyter GmbH
Genthiner Straße 13
10785 Berlin
productsafety@degruyterbrill.com